語り・妄想・スキゾフレニア

精神病理学的観点から

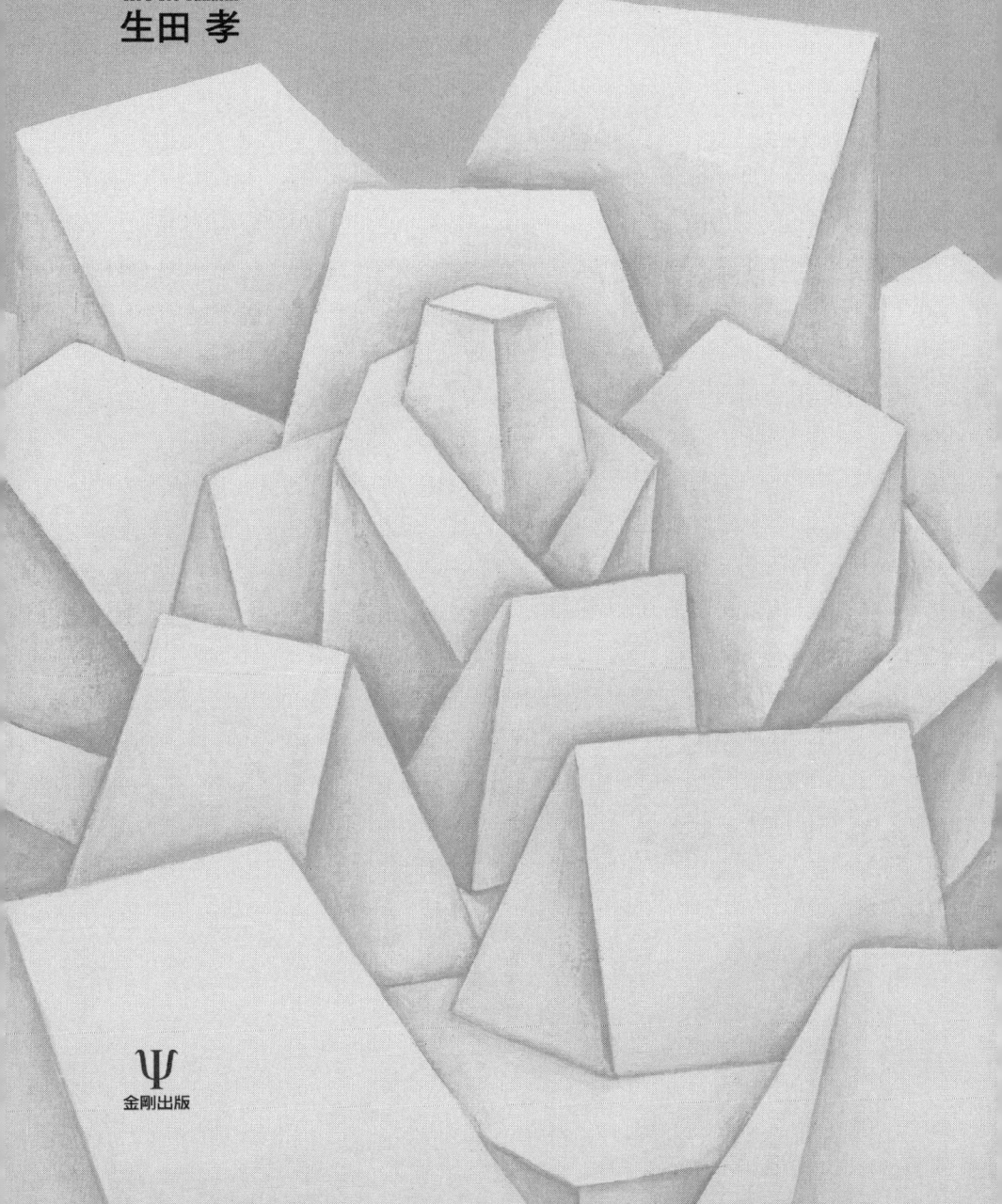

IKUTA Takashi
生田 孝

金剛出版

いまは亡き父,
母そして姉に

はじめに

　本書は，私の著作集の二作目にあたるものである。前著は，『青年期心性の臨床——精神病理学の視点から』（金剛出版，2000年）として出版された。それから10年たって，二冊目とはかなり遅いペースと言えるかもしれない。言い訳ではないが，筆者は民間の総合病院に勤務する一常勤医であり，平日は朝から夜まで日常臨床に追われているため，勉強と研究に割ける時間は，それが終わってからにならざるをえない。大学の研究職にポストを得ていない負け犬の遠吠えかもしれないが，しかし，もともと大学に積極的に残る積りはなかったのだから致し方ない。しかも私のように一度理学部で研究生活を経験したことのある身にとって，中井久夫先生も書いているように，医学部のほとんどが「ぼうだいなBクラス研究者の集団」としか見えなかったことも事実である。もっとも大学に残ることそれ自体は，基礎医学研究は別として，私が医師になった頃から急速にその魅力が色あせていった。私たちの（と言っても私は遠回りをしているので，同じ年頃の医師に対して周回遅れであり，私より約10歳下の）年代が，いわゆる「大教授」を身近に体験した最後の世代なのかもしれない。それは，精神科固有の問題ではなくて，医学部一般の，それどころか学問全体において世界共通の現象のようだ。ある種のカリスマ性を有して存在すること自体に威厳があり，浩瀚な知識を持ち，慈父と厳父を兼ね備えたようなグレイトファザー的大教授は，もはやどこにもいなくなってしまった。いまはただ専門領域が狭く，専門外のことについてはほとんど見識を欠き，カリスマ性も乏しい小粒の教授しか眼にしなくなってしまった。このことは現役教授たちの責任

というよりも，リオタールが言うところのいわゆる「大きな物語」が終焉した世界に，われわれは不可避的に生きざるをえなくなっていることに由来しているのであろう。

経済的にも医学部教授の給料が，精神科病院に赴任したての新米精神科医の月収と大した違いがないどころか，むしろ少ないことさえあることが，アカデミカー（大学人）として現代において生きることの難しさを示している。もちろん年収の多寡など，ある意味において瑣末的なことであり，大問題ではない。だが，戦前の文系大学教授でさえも，自宅にお手伝いさんを雇って書生をおけるほどの高給を食んでいた時代を思えば，学者に対する社会的位置づけはデフレの一途をたどっている。それ以上に，大学で臨床医学を研究するということ自体に，以前と比較すれば魅力が格段に失われてきている。それは教育制度，研究体制，文科省と厚労省の施政方針の相違，医療保険制度，市民意識，時代精神等々に関係しているであろうが，ここでは論じないことにする。

私の専門領域は，書名の副題にあるように精神病理学という学問である。それがどのような学問かは，本書を読む同学の士には釈迦に説法であろう。ただ専門外の読者もおられるだろうから，私なりの理解を述べれば，精神病理学とは，異常も含めた（何を異常ととらえるかも含めて）精神現象を広い意味で心理学的，認識論的，人間学的，現象学的，存在論的に，さらに言うなら哲学的態度で臨床の場において患者との相互作用を通して理解しようとする営為である。つまり臨床哲学なのである。しかしこの専門領域自体がいまや大学の講座精神医学において絶滅危惧種となっている。そもそもその分野自体が，つまりその分野の研究者が最初から存在していない大学精神科の方が昔から多かったのである。以前からそうであった場合は仕方ないのであるが，以前にはその分野の研究者がいた大学精神科からでさえ潮が引くようにいなくなってしまった。そして今や最後の砦となったいくつかの大学にその命運が託されている。しか

し，精神病理学のフィールドが臨床の現場であるかぎり，大学の灯が消えかかっているとしても，在野の精神病理学徒が絶えることはないであろう。

　もちろん過去の歴史において精神病理学が精神医学の主流であったことはないし，また主流たりえないのであるが，もし主流になったとしたらそれは多分に奇妙な学問的事態であろう。精神医学の主流は，あくまでも生物学的なものであるべきで，実際に過去においてもそうであったし，未来もそうであり続けるであろう。だから精神病理学の存在意義は，主流に対するアンチテーゼとして，マイノリティであることにこそあるのである。つねに控えめではあるが精神医学にとって伏流水のように流れていた精神病理学が，しかしいま涸れだしている。それは精神病理学の危機であるのみならず，科学のみに自らを解消して収斂することのできない精神医学にとっての危機でもある。その背景には，医学の自然科学主義化が隅々までに行き渡り，「サイエンスにあらざれば医学にあらず」という科学イデオロギーが文部行政，大学当局，医学部教授会において支配的となってしまった時代の趨勢がある。いまや業績至上主義が猖獗を極め，インパクトファクターによってウエイトをかけられた論文業績の積分値のみが一人歩きをしている肌寒い現実がある。他方，アメリカでは精神医学の振り子が，生物学の極一杯に振り切れたようにも見えるので，いよいよこれから徐々に精神病理・精神療法・精神分析へと振り子が戻るであろうと主張する人もいて，まもなく出るであろうDSM-Vにその傾向を見ようとする向きもあるが，いまだ先は読めない。そもそも「精神分析をせずして精神科主任教授になれず」であった過去のアメリカに立ち返ることは不可能であろうし，もともとアメリカは精神病理学が不毛であるどころか，不在の地であったことも忘れてはならない。

　精神病理学的精神は，そもそも生物学との直接的競争の土俵に乗らないし，乗るべきでもない。生物学的精神医学や計量的統計的精神医学と競い合おうとす

ること自体，一種のカテゴリーミステイクなのである。そうではなくて，Schneiderが述べているように，生物学的精神医学と精神病理学は，精神医学を支える二本の大きな柱なのであり，両者は不可欠の相補的関係にある。だから，どちらか一方が傾けば，他方も傾くことになるしかない。昨今の生物学的精神医学の行き詰まり（と私には見えるのだが）は，その証左の一つなのかもしれない。精神病理学がたとえレッドブックに収載されそうな学問領域に（もちろん私はそうは考えていないが）見えているとしても，そして精神症状学がいかにアメリカナイズされて浅薄化・平板化しているとしても，その記述の基礎は，精神病理学の言葉に依拠する以外にはないのである。およそ精神科医や精神医学者が学問的思考する際にターミノロジーは，精神病理学と（精神力動面も含めるなら）広義の精神分析に拠っているといっても過言ではないのだから。

　われわれは，別に大学での立身出世を求めて精神病理学徒たらんと欲しているのではない。俗に言えば，好きでやっているのであり，やらざるをえない性(さが)をかかえているのである。嫌々ながら精神病理学を研究している人がいるとしたなら，それは学問的態度として形容矛盾である。いまも昔も精神病理学の最良のフィールドは日常臨床にあり，それは大学でも市中病院でも開業しても実践しうるのであるが，今や大学においてそのプラクシスが急速に困難となり，やせ細りつつあるように私には見える。そのような状況を背景として，私は結果的に大学を去って，市中病院に籍を置くことになったが，今もってそのことについて臨床的意味で悔いはない。

　私は，1992年末にドイツから帰国して以来，総合病院に勤め続けている。現在勤務している聖隷浜松病院（静岡県）は，外来のみの精神科を持つ総合病院である。1995年に赴任し精神科を開設して以来すでに15年が過ぎてしまった。もともと私は，一つ所に落ち着くタイプではなくて，それ以前に同じところにいたのは最大5年であった。異動して数年が経つと，職場に多少とも慣れて新

鮮味が薄れ，何かお尻の辺りがむずむずして放浪癖がうごめきだしたものであった。ところが，現在所属している病院では，不思議とこの現象が起こらない。それが年齢のせいなのか，職場環境のせいなのか，多分に私は後者ではないかと感じている。

　私が勤務している静岡県には，昔は医学部がなかったために，県内の病院は県外に医師の供給を頼らざるを得なかった。最近では，かつて新設医科大学であった浜松医科大学もそれなりの歴史を刻み，県内最大の医師供給源となっている。しかし，それ以前の伝統が今でもかなり残っており，各病院は県外の複数の大学から医師の供給を仰いできた。さらに医局人事によらない独立系の医師も一定の割合を占めている。そのせいか，たとえば私の病院の場合，入院病床数760に対して医師数が240人もいるのだが，全国医学部の半数以上の約50大学の出身者が勤務している。当然のこととして，特に有力な学閥支配もなく，各診療科においてはできれば複数の大学医局との人事交流が望まれている。このような開かれた病院経営は，おのずからかなり風通しのよい診療環境をもたらしている。それまで私は，大阪と愛知でしか診療経験がなかったのであるが，私の知る限り，大きな病院ではたいてい院長ポストは△大学，副院長ポストは△か□大学と決まっていて，個人の資質よりも学閥が支配的であった。各診療科も大学医局の系列下にあり，人事の際の登用も勢力図に準じることが多いようであった。2004年から医師の2年間卒後初期研修が必修化されて以来，状況に多少の変化は生じたようであるが，病院の大学系列化に大きな変化はないと私は見ている。また国公立病院の事務方には優秀な人もまれにいるのではあるが，トータルで見ると公務員の機動力の乏しさや頭の固さ，前例踏襲主義には辟易することが多かった。さらに精神科病院にも勤務したことがあるが，それらは日本においてはほとんど私立病院で構成されているために，オーナー家（創業家）が理事長や院長として公然のあるいは隠然たる勢力を保持しており，い

くら英明君主であろうとも，その体制の本質からしてある種の閉鎖的雰囲気が漂わざるをえず，いくぶん私の肌には合わないところがあった。

その意味で，学閥もなく，オーナー家もない私の勤務先は，かなり自由闊達の空気にあふれているので，ついつい長居をすることになってしまったのであろう。働きやすい環境の背景には，病院の経営母体である聖隷福祉事業団が日本最大の社会福祉法人であるせいか，その最高意思決定機関である理事会や執行役員会の構成メンバーにおいて医師はその3分の1も占めていないことがある。つまり組織全体は医師主導ではなくて，むしろ病院業務のジェネラリストとしての経歴を積んだ薬剤師や放射線技師あるいは事務職のようなコウメディカルの人たちによって実質的に運営されているのである。これが，私は同事業団の最大の強みではないかと見ている。しょせん医師は病院経営の専門家でも，社会福祉の専門家でもないのだから。つまり私の病院における医師の位置づけは，一言でいえば職人さんである。「職人さんはどんどん好きなことをやってください。患者さんのためになるなら多少採算が取れなくても，先生がやりたいというなら，お金を工面しますから，存分におやりください。どうせお金は（いずれ保険制度に繰り込まれることで，そしてパイオニアの利益として）あとからついてきますから」と当事業団は日頃から言っており，それがスピリットでもあるようだ。それによって日本で最初に，ホスピスや，有料老人ホーム，介護福祉専門学校等ができたのである。

話がかなりそれてしまったが，このような一民間総合病院で精神科臨床に従事しながらコツコツと書きためたものが本書である。収載しなかったものもいくつかあるが，それはまた別の機会を待ちたい。いずれにせよ市中病院に勤務しながらもこれくらいのことはできるのであり，むしろ臨床のフィールドは「現場」にこそあるのですよ，と読者に感じていただければ幸いである。

なお本書の題名を『語り・妄想・スキゾフレニア』としたが，本文中にスキ

ゾフレニアという言葉は出てこない。精神分裂病という名称が，統合失調症にかわったので，それを使うべきなのであろうが，さまざまな理由から，私はこの名称変更には消極的賛成であって，個人的にはスキゾフレニアが一番良かったのではないかと当時も今も考えているので，本書の題名には用いることにした。私が精神科医になった最大の理由は，この病気への興味関心からである。だからそれに伴って，患者の語りと妄想もまたつねに私の関心事であったし，これからもあり続けるであろう。なお本書では，日本精神神経学会の方針に従って，初出時点で分裂病と記されていたものも，一部を除いては統合失調症の表記に置き換えた。

　私は，若い頃は老けて見られ，中年を過ぎると逆に若く見られることが多くなった。精神的にはいまも30歳頃のままで足踏みをしている感じである。しかし，自分自身ではいくら若い積もりでいても，いつの間にか還暦を迎えてしまったのだが，全然その実感がわかない。私たち世代はいわゆる団塊世代に属し，その前の世代ほどの困難には見舞われなかったであろうが，大学闘争や高度成長，バブルの崩壊なども経験し，以後の世代より多少は波乱万丈の人生を送らざるをえなかった。大学に絶望して訣別していった友のことも，私の感傷的過去の一部である。しかしながら前述のように私は，同年齢の精神科医より経験において一周遅れているので，今後ともあと10年くらいはこのまま現役続行で，本書に続くものをさらにまとめたいと願っている。

　　　　　　　　　　　　　　　　　　　　　　　　2010年11月
　　　　　　　　　　　　　　　　　　　　　　　浜松にて　生田　孝

目 次

はじめに 3

語りと対話

1. 精神医学・対話・哲学 16
2. 語りからみた心身症 32
3. 家の継承を主題とする女性うつ病者について 52
   ── 奥三河地方における考察 ──

妄想論

4. 統合失調症の妄想における確信の構造 86
   ── 妄想と「反」常識 ──
5. 統合失調症における妄想の構造 115
6. 妄　想 128
   ── 臨床的側面 ──
7. 精神病理学的妄想研究の方法論的基本問題 146
   （Blankenburg W／生田訳）

統合失調症論

8. 幻聴と共通感覚 168
9. 私的言語から見た統合失調症体験 191
10. 精神医学における直観の意義 219
    ──「統合失調症性」との関連において ──

精神医学の動向および随想

11. ドイツ語圏における精神病理学の最近の動向について 234
12. マールブルクとブランケンブルク精神病理学 255
    ── 私の留学体験記 ──
13. 文献紹介 自明性の喪失 ── 分裂病の現象学 ── 273
14. 脳と心の関係について 278
    ── 精神医学の立場から ──
15. パッションについて 288
16. 「好意」とは「敵意」なりしか 294

あとがき 303

語り・妄想・スキゾフレニア——精神病理学的観点から

語りと対話

精神医学・対話・哲学

1

語りと対話

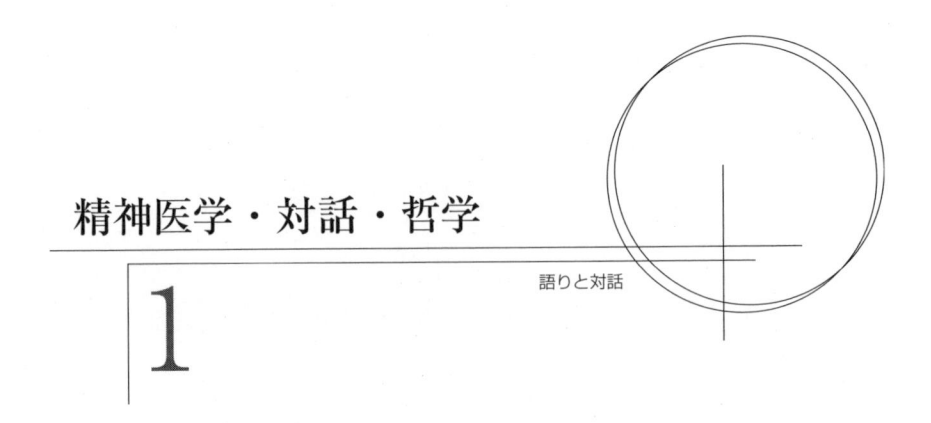

「ときおり治し，しばしば助け，つねに慰める」
（古来からの西洋医学の格言）

I　臨床とは

　医学において，とりわけ精神医学では「臨床」という場面が決定的な意味を持っている。臨床とは，床に臨む，つまりベッドサイドの意味であり，それに対応する形容詞のクリニカルもギリシア語のクリニコスつまりベッドに由来している。この場合のベッドとは病床の意味であり，病んで臥している病者のかたわらに立つことを意味している。これは，ベッドによって病者を現した隠喩的表現であり，病者はむろんベッドに臥している必要はない。とりわけ筆者の働いている総合病院における精神科臨床のおもな活動の場は，外来診療にある。つまりほとんどの患者は，自らの意思で来院し，そしてまた自宅に帰って行く。

　初めて患者が来院した場合，つまり初診の場合の様子を説明してみよう。まず筆者が，その日初めてやって来た患者を診察室に呼び入れる。患者が着席する。この間，筆者は，患者が歩いて診察室に入り着席するまでの歩き方

や振る舞い，表情やしぐさなどをさっと読み取る。この段階においてすら，かなりの情報を患者が語らずとも入手することができる。

　人が外部に発信する情報は，それが意図的であるか否かを問わず，以下の3つに分けることができる[4]。第一は，生理的情報。たとえば，発熱や発汗，顔の紅潮などである。これらは自分の意思でコントロールできない自律神経系に関係しているだけに，その情報は正直に生体のあり方を示してくれる。次に来るのが，行動ないしは振る舞いである。大股に胸を張って歩いてくるか，うつむき加減にうなだれて入室してくるか，ハンカチで目頭を押さえているか等々で，言葉は語らずとも多くのことがそれによってわかる。三番目は，本人の発する言葉の情報である。ただしこれは，意図的に嘘をつくことができるし，また無意識レベルでも情報が隠蔽されることがある。

II　対話と産婆術

　本論では，第一と第二のつまり生理的レベルと行動レベルからの情報を前提として，第三の言葉の水準において，精神科臨床の場面における対話について考えてみよう。会話と対話はどのように違うのであろうか。両者は同じようでありながら微妙に異なっている。対話は，膝を交えてお互いの理解を深め合うために内面にまで踏み込んで話し合うというような，会話よりもより深い相互理解を目指している響きがある。

　とりわけ哲学において対話は，その成立において決定的に重要な役割を演じた。ソクラテス，プラトン，アリストテレスによって練り上げられた対話とは，「文字通りお互いに異なる（ディア）論理（ロゴス）が開かれた場でぶつかりあい，対決を通じてより高められた認識に到達しようとする運動[10]」にほかならなかった。この対話の精神は，他者との対話そして自己自身との対話として，西欧哲学にその系譜が脈々と受け継がれている。実際，弁証法（ディアレクティーク）という言葉もこの対話（ディアレクティケー）に由来している。

　とりわけ，対話問答という思考活動を妊娠・出産活動にたとえ，そこにお

いてソクラテスが産婆の役割を果たしている，とプラトンが述べたことはつとに有名である。いわゆる，産婆術（マイエウティケー）がそれになる。この場合，ソクラテスの役割は，比喩的に出産する人そのものでも，出産された赤ん坊でもなく，あくまでも出産の介添え役としての産婆に過ぎない。そこで対話する人は，ソクラテスから知を学ぶのではなくて，ソクラテスを協力者・介添え役として自分の思考プロセスを自らで探求していくのである。その際に，対話者は自分が暗黙に依拠していた信念やそれが含意していた事柄を顕在化させざるをえなくなる。そうすることで自己の内部における知識や信念の矛盾点を照合したり修正してゆき，新たな知に到達することになる。そしてその知は，本来的にソクラテスから譲り受けたものではなくて，対話者が潜在的にもっていた知をソクラテスの介助によって対話者自身の力で発掘し顕在化することができたものなのである。

III 精神療法とは

　この産婆術の比喩は，精神科治療場面と多くの共通点を持つとともに，また違いをも有している。精神科診療において，医師は必ず「精神療法」という医療保険請求を行う。それが現実世界における医療行為そして経済活動の，つまり精神科医の収入の多くの部分を形成している。では，この精神療法とはいったい何なのであろうか。治療者と患者は，精神療法という名のもとで何をしているのだろうか。ちなみに『精神医学事典』で精神療法の項を参照するなら，「精神療法とは，心理的な問題をもつ人に対する職業的専門家による心理的治療のことをいう」[8]とあるが，同義反復的でことの要領を得にくい説明となっている。さらにその作用機序として，次の4つがあるとされている。患者に感情を吐き出させ表現させるもの，つまり表現的精神療法。相手をサポートするのが支持的精神療法。相手の自己洞察を促す洞察的精神療法。よりよい適応を学習させる訓練療法。

　これらの作用機序に対応する多くの精神療法が昔から存在してきた。現在でもさまざまな方法があり，数え方によっては数十にもおよび，それらが得

意とする治療対象としての精神疾患もさまざまである[9]。たとえば，現在でも日本において比較的よく行われているものを列挙するならば，精神分析，行動療法，認知療法あるいはその双方を合わせた認知行動療法，さらには森田療法や内観療法などを挙げることができる。精神分析の流れだけをとっても，フロイト派，それを革命的に変革したラカン派，別に独立の学派を形成したユングの分析心理学，あるいはアドラー心理学などがあげられる。これらは治療技法や方法論がそれぞれ異なっており，その依拠する理論にも大きな違いが認められる。各理論を同じ水準に並べたならば，それぞれの理論の重心点は異なっており，場合によっては相矛盾したことをいっているのではないかとさえ思われるほどに，その違いが目立つ。

　たとえば，精神分析では過去の体験の想起と解釈および徹底操作が必須の要件となる。治療者は，精神分析の理論的枠組みの中で許容されうる解釈を患者が自分で行うことができるように，寄り添う。そして患者がその解釈を受け入れることによって，症状が消褪すると考えられている。行動療法では，逆に過去を問題にするのではなくて，症状は間違った刺激−反応系を形成してしまった結果であるととらえて，だからこそそれを正しい刺激−反応系に置き換えることで症状を消そうとすることが理論的前提となる。つまり，症状とは不適応行動なのである。他方，認知療法では，「誤った確信」が症状を形成しているととらえる。これによれば精神障害とは，自己の誤った確信体系の集積に還元されることになるため，このようなすでに形成された思考パターンの変換が治療の主目的とされる。また森田療法では，心気症的な基礎気分状態つまりヒポコンドリー基調を心的基本傾向に持つ人が，心身に過度の注意を向けるために本来自然に循環してくるはずの心身のリズムが悪循環に陥り，その過程が亢進することで症状が発現してくるととらえる。この悪循環の過程を，森田は精神交互作用と呼んだが，この悪循環を断つことが森田療法の中心課題となる。そしてこのためには，充分な休養と悪循環にこだわらない「あるがまま」の姿勢を体得することが，その治療の基本となる。さらに内観療法では，それまでの思い悩みや症状は，本人がわれにとらわれていることつまり我執によるものであるから，自分がどれだけ他人からの「おかげ」を被っていたかということを，だから具体的には，ある特定の人にし

てもらったこと，その人に自分からしてあげたこと，さらに迷惑をかけたことの3点に集中して，過去の対人関係に遡って内省的に反省想起を行う。これを「身調べ」というが，これを集中的に行うことで，しばしば激しい感情の発露を伴う急激な人格の変化が生じることがある。この場合，意識表象の探求によって大きな情動体験が引き起こされると同時に，意識構造に全体的な変化がもたらされる。

　ざっと概観するとこれほど多種多様なものが「精神療法」という名のもとに一括されているのは，どうしてなのであろうか。そもそもそれぞれ異なった技法と理論的前提があるにもかかわらず，それらがさまざまな精神障害（疾患）に適用されてそれなりの効果をあげているという現実がある。石坂[3]は，その疑問から出発して一冊の本を書いたが，彼もまた，精神療法は学派の違いを超えていずれも基本的には精神に働きかけ，その人の苦悩を，そして（精神的ないしは身体的）症状を和らげようとする試みであり，どのような治療技法であれ人間に共通して存在している基底的な場に作用しているのかもしれない，と推測している。ちょうど山の頂上は一つであるにせよ，そこにいたるルートは多種多様であるように。その意味で，とくに何々療法と看板を掲げなくても，患者とのかかわりにおいて治療者は，意図するにせよしないにせよ，たとえ薬の処方に関して患者と会話することでさえも，それは精神療法を内包している。そして実際のところ筆者は，折衷派とでもいってよいような立場をとっている[2]。

IV　治療構造

　ここで重要なことは，患者と治療者が共通の目的のために共通の時間と空間をともにしているということである。ここが，通常の二者関係と異なるところである。精神科医を職業としている筆者でも，日常生活においては治療場面のような力を発揮する（機能させる）ことは困難である。家族や友人・同僚の会話と，治療場面における患者の対話との間に生じる決定的な違いは，どこにあるのであろうか。同じ言葉を話し，似たようなテーマを語っている

はずなのに，会話はできても日常世界ではなかなか対話が対話として成立しにくいのはどうしてなのであろうか。

　それは治療という場が，非日常的な場を形成しているからであり，しかも日常生活においてはそのような特別な場が，ほとんど構造化しえないからである。精神科医が患者と出会う診療空間は，病院や診療所という場所であり，そこはいつも特異的な時空を形成している。実際，精神医学の実践において治療者が患者と出会うのは，つねに治療行為の場においてでしかないし，またそこに限局されなければならない。そこで患者は，症状を訴えることで苦しみを表現する。訴えることさえできない者は，沈黙をもって表現する。では彼らは症状を「もっている」から，苦しんでいるのであろうか。そうではない。患者にとっては，このまま今を生きても未来が見えてこない（開けてこない）からこそ苦しんでいるのある。

　筆者にとっては未知の人であった患者は，診療の場に姿を現すことで，われわれと初めて治療的かかわりを持つことになる。しかも「患者の心」はそのような治療的関与によってのみしか，治療者である私には立ち現れてこないのである。しかし，この場合の「治療」とは，身体医学のように明確に診断を確定し，標準化されマニュアル化された治療のガイドラインに従うことを意味しているのではない。われわれは，身体科におけるような明確な治療の指針を持っているわけではない。では治療的関与をする場合の「治療的」とは何かと問われるなら，それは「病を癒そうとするわれわれの姿勢である」と答えよう。その姿勢において，われわれは治療的場面で患者の「苦しみの場所」にともに立とうとする。そこにおいて患者は，客観的身体をもつ第三者としてではなくて，むしろ私に対するあなた（汝）として二者関係の中に立ち現れるのである。

　「精神医学は心に苦痛をもった患者についての学」であるともいえる。精神科臨床の場に現れる人は，おしなべて苦悩を抱いている。たとえ気分の高揚した躁病者であろうとも，その基礎気分状態に苦悩の影を見ることは容易である。一般的に医学というと診断と治療とが前面に出てくる。しかし筆者が専門とする精神病理学は，正面切って治療そのものを論じることはあまりない。そもそも精神病理学を志向する者は，患者を治療して「あげる」，治療す

ることが「できる」などという不遜な考えは持っていない。しかしながら相手に対する理解が深まれば深まるほど、その結果としてそれが治療的意味を持ちうるということは経験的に知っている。だから「治療効果は結果として伴ってくるものである」と理解している。もちろん治療それ自体を目標とはしたいのであるが、残念ながら現状ではそれに対する知識と経験は微々たるものに過ぎない。そもそも精神病理学は、「精神の領域における病的変化や異常の本態を究明する学問」であり、精神疾患の基礎に身体的病変を想定してその解明を目指す身体病理学と対極をなしている。身体的には多少の人種差・個人差はあるにせよ、人類はおしなべて解剖学的かつ生理学的な同型性を有し、医学部における解剖学実習や生理学実習は、そのような同型性を前提としている。それに対して精神においては、身体のような意味での同型性を想定することは困難である。個々人は、その精神構造においても生活史においても、それぞれがユニークで特異的なのであり、唯一一回の生／Leben／life をおのおのが生きているのである。

　患者の身体は、客観的対象としてとらえることができる。ところが「患者の心」とその病理は、治療関係の中で治療行為を通してしか「みえて」こないというきわめてユニークな性質がある。つまり、関係性において初めて姿を現すのである。この患者の心を「みる」ということは、診察の診る、看護の看る、観察の観る、視診の視ることなどとオーバーラップしている。患者の心とは、そのような行為を通して、患者との個人的な関係の中に入ってゆき、治療的な関与を通じることでしか見えてこない何かなのである。この場合、患者の個々の片言隻語が問題なのではなくて、その言葉が発せられた状況、さらには患者のそれまでの言動や生活史、行動様式そして性格傾向を含めた総体の中にこの言葉をはめ込むことによって、患者自身のほかならぬ現れとして理解することが肝要なのである。このような理解は、「目で見ればぴたりと当たる」易者のような相を観ること（観相）によって実現するのではなく、程度の違いはあれ長い間の治療的関係の中で個人的な対話を通じてしか達成されえないものなのである。ここでも哲学的対話との違いが明らかとなる。哲学における対話は、あくまでも話されているテーマ（主題）をめぐって展開していくのに対し、精神科臨床ではテーマの論理的展開よりもむしろ

その時々の気分・感覚・感情・情念の動きの方により重心が置かれることになる。

V　患者に対する態度

　このような治療的関与において「苦しみの場所にともに立とうとする」とは，どのようなことなのであろうか。われわれは悩み苦しんでいる人を援助しようとするのであるから，それは当然のこととして「暖かく思いやりのある態度で接し，援助の手をさしのべるべきである」という意味に解されるかもしれない。この場合には，冷たくではなくて暖かくという関与のあり方（態度）と，われわれ自身よりも相手を優先しようとする方向性（姿勢）という二つの軸が想定される。しかし，そのような暖かく接して相手を優先する振る舞いが，治療者としてはふさわしいのであろうか。

　実際のところわれわれは，あるいは少なくとも筆者は，患者にそのような暖かい態度でそして思いやりのある姿勢で接している訳では必ずしもない。あえて言えばそのような「慈善」的態度はむしろとらない。しかしだからと言って，わざと冷たさと悪意をもって接しているのでもない。慈善は，偽善に堕する危険を内包するが，そのことがそのような態度をとらない理由でもない。むしろそのような意識的に暖かい振る舞いをすること自体が，筆者自身にとって不自然であり，それによって見えてこなくなるものがあるからなのである。この「意識的」であるということこそが，むしろ自然な心の動きを阻害してしまう。むしろ自分の自然な気持ちで患者に接し，同じ時間を共有し，相手の話に耳を傾けることによってこそ，相手の何かを十分に感じとることができるようになるのである。しかも，このような自然な振る舞いは，意図的に暖かく相手に接することでえられるものよりも，ずっと的確に相手のあり方や気持ちを感じ取る可能性を有している。この時に筆者が感じ取っていることを，的確に言語化してそのまま相手へ率直に伝えることができるなら，その時相手に今まさに気づかんとしつつ言葉にならない何かを自覚することへと触発することが起こりうる。その時筆者の言葉は相手の気持ちに

共鳴し，いわば腑に落ちた体験となる。このような体験は，個人的治療関係の中で対話を積み重ねてゆくことによってしか達成されえないものである。この時患者の総体が患者の個々の言動すべてに宿っているのであり，その人との個々の対話と同時に今までの多くの人々との対話の経験が今に重ね描かれることで全体像が把握される。この時治療者自身も，何ものにもとらわれることなく自らを自由に解き放ち，自分の感覚に敏感にそして正直であることによってのみ，自分の意識に何かがはっきりと浮かび上がってくるのである。この浮かび上がってきた何かを，感じたままに直截に表現することが，相手の心に筆者の予想を超えた反響を呼び起こし，それと同時に相手の希求しているものが触発されて，お互いに新たな自分と相手に向き合うことになる。それによって二人の対話はさらに深まってゆくのである。

このように，その時その場での相手に対してもっとも基本的で直接的にアクチュアルに感じ取られるものに焦点を合わせて，そのように感じ取っている自分を相手に直截にかつ素朴にそしてありありと表現することによって，相手にも自分にも今まで見えなかったものが新たに見えてくることで，さらなる地平に達することができるようになる。このような場面の展開は，むしろ対話がしばしば停滞しその閉塞状況の中で，ふと浮かんだむしろ場違いと感じられるような，時には失礼と感じられる思いを，口にすることで起きることがある。「ふと浮かんだ」ということは，その瞬間にはそれ以上に遡及することができない性質のものであり，むしろ相互的対話の場から忽然と湧きあがったように感じられる。

このような対話は，患者を密室に置いて，ハーフミラーやモニターカメラを通して別室から詳しく観察したとしても決して得られないものである。だから盗聴することは，たとえ耳を傾けることつまり傾聴はしているとしても，まったく治療的ではありえない。そこでは，情報収集はありえても対人交流に触発される何かが決定的に欠けているのである。

ところでこのような精神療法の場では何が起きているのであろうか。ここで起きていることは，その到達度において三段階に分けることができる。第一段階は，価値規準ないしは概念枠が一定のままで，その同一の規準のもとで自己と他者を見る精度が向上することによって，今まで気づいていなかっ

たことを新たに気づく段階である。たとえば，ある時にそのように見たり思ったりしたことが，別の時に再度見返したり思いなおしたりすることによって，自己のさまざまな事柄や対人関係のいろいろな側面で新たなことに気づくようになることである。第二段階は，価値規準や概念枠の原点が治療経過とともに移動してくる。たとえば，以前の怒りの衝動が，別の時には何で当時それほど怒ってしまったのかといぶかしく思うような場合がそうである。この時，怒りそれ自体の規準は保たれているにもかかわらず，その尺度がずれてきているのである。第三段階では，考慮すべき事象自体についての価値規準や概念枠それ自体が変化してしまうことになる。この場合には，ある時のことを今において比較すること自体が意味をなくしてしまう。比較の準拠枠自体が変化したのであるから，過去にあった意味は今においてすべて変容を被って，新たな意味の光のもとで過去・現在・未来が浮かび上がってくる。この典型的な例は，癌の宣告を受けて従来の価値体系が根本的な変更を受けてしまうような場合である。「死の臨床」でいわれているように，この場合には，宣告，衝撃，否認，怒り，抑うつ，取り引き，受容の段階を経ることで，それまでの日常が，今や一瞬一瞬がかけがえのないものに変化し，過去は新たな光のもとに立ち現れてくる。精神療法の場においても治療過程とともに，新たな価値観の構成をめぐって，苦しみや焦燥あるいは絶望のような内的葛藤を経てゆくが，治療が進むことで人格における布置の変化ないしは自己の再統合といわれる現象が起きてくる。この時，従来の価値規準が新たな世界理解の価値規準へと再統合されることになる。この過程を経ることによって，患者の見る世界は大きく変わる。それは患者にとって世界の変容であり，世界は意識も身体をも含んでいるから，当然のこととして患者自身の身体的変化を伴うことがある。たとえば，動悸や深い呼吸あるいは発汗や口渇，虚脱感のような自律神経系の変化を伴った大きな情動的体験が現れる。

　この時，臨床の場において起きるのは単に症状の消失ではない。精神療法の目標が仮に症状の消失にしか過ぎないとするならば，症状は単に負の意味しか持ちえず，その消去が意味するものは，患者の人生から病的な部分が引き算されただけに過ぎないことになる。しかし，精神科臨床が目指すものは，そのような症状の欠如態にあるのではない。目標とすべきは，もし症状に苦

悩しなければ決して得られなかったであろうような何かを，自分が獲得できたと実感されるような状態なのである。だからそれは，症状の欠如態ではなくて，むしろ自己の充実態である。

このように精神療法における対話は，哲学的対話のように思考における見方の変化が知的レベルにおいてもたらされるのみならず，情動レベルをも捲き込んだ世界理解の概念枠の変更が成し遂げられることで人格の再構成を結果するものなのである。

Ⅵ　リアリティとパブリックネス

ところで患者は，苦しむものとして，臨床の場に現れる。先にも述べたように躁病者でさえも苦しんでいる。しかし「苦しむ」とは，どのような事態なのであろうか。苦痛は，文字からして苦しみと痛みからなっている。苦痛は，身体的な意味と同時にまた精神的な意味をも有しており，とりわけ後者は苦悩とも表現される。激しい苦悩は，とりわけ精神病性の苦悩は，体験者によれば身体的苦痛とはまったく質的に異なっており，しかもそれよりはるかに耐えがたいという。激しい苦悩や苦痛は，人を孤独にさせる。そして，今この瞬間以外のすべての体験を背景に退けてしまい，今という真っ只中に呻吟しながら人を一人にして孤立させる。苦悩（苦痛）のさなかにおいては，リアリティがまっさきに失われることになる。苦しんでいる私は苦悩そのものであると同時に，世界が苦しいのである。私は苦悩の真っ只中にアクチュアルに位置して，もはや私を自分自身として認識できないほどにリアリティを見失ってしまい，苦悩に翻弄されてしまう。しかも苦悩というものは，あらゆるものの中でもっとも私的でもっとも伝達しにくいものである。

ところで，われわれの現実つまりリアリティを保証するものは，何なのであろうか。それは，人類すべてに共通な人間の本性に拠っているのではない。むしろそれは，アレントに拠れば，「何よりもまず立場の相違やそれに伴う多様な遠近法の相違にもかかわらず，すべての人がいつも同一の対象に係っているという事実」[1]にある。この場合，リアリティとは，「現実を構成する事

物の存在に関して，これを認識し確認する立場から」5)見える現実をいうものである。そこでは，現実を「構成」し「認識」する枠組みが前提とされていることになる。この枠組みが，公共的 public な拘束条件であり，制度としてすでに間主観的に承認されている現実なのである。このリアリティへの通路が保証されなければ，人々は完全に私的に，（私的に秘せられた意味で）私秘的 private となる。この時，人々は他者へといたる道を奪われ deprived，同時に他者が人々へといたる道も奪われることになる。

個々人は，近代において市民としての公共的特性を持つと同時に豊かな私秘的内面性という特性をも持つようになった。しかもこのプライヴェート private という概念は，私的な秘せられた内面的充実という意味と同時に，欠如 privatio という相反する意味を内包している。では何が欠如しているのであろうか。それは，間主観的なつまり公共的なもの（パブリックネス）の欠如態なのであり，リアリティの欠如なのである。

公共の場において現れる現象がリアリティを形成する。パブリックに現れるものは，すべて人によって見られ，聞かれ，記録されうることを意味している。この現象は，私たちによっても他人によっても見られ，聞かれあるいは触られ，嗅がれ，味わわれ，そして記録される何かとなる。それどころか形成されたリアリティは，逆にわれわれを拘束するようになる。このことを木村は「『リアリティ』とは，公共的な認識によって客観的に対象化され，ある共同体の共有規範としてその構成員の行動や判断に一定の拘束を与えるもの」6)と規定している。個人の私秘的 private な体験は，公共的な制度に適合するような形式に転換されて表現されなければ，われわれはそれに接近することができない。それに接近できなければ，それはわれわれにとって無に等しいことになる。私秘的な体験を，公共的なものへと変換することは，芸術（たとえば，美術，音楽，ダンスあるいはパントマイム）などによってあるいは数学によっても可能となるが，もっとも一般的な形式は体験を物語ることによって実現される。どのような激しい体験や秘密，苦悩であろうとも，それだけでは私のみの体験にとどまり，それが語られない限りはわれわれにとっていかなるリアリティも持ちえない。ところが，それが口に出されて語られたとたん，私の体験はリアリティを帯びる領域に持ち出されることになる。

この時私の体験は、公共的性格を帯びてくるために必然的に幾分なりとも私秘性は奪われてdeprivatizedしまう。体験を日本語で語ることは、体験が日本語によって分節化されることを意味している。むしろ逆に、日本語が体験構造の分節化を促すのである。それによって、私が見るもの聞くものを同じ仕方で語る他人が存在するおかげで、私は私自身と世界のリアリティを確信することができるのである。

私自身にのみ閉ざされた体験は、想起によってたとえ生々しく追体験することができたとしても、他者への通路を持ちえない。それに対して自分の私的体験を外に向かって語るということは、私の中に閉ざされていた体験にリアリティへの通路を開くことを意味する。語られていない体験は、生き生きとしたアクチュアリティを有していたとしても、われわれにとってリアリティは持たないままにとどまっている。

Ⅶ　臨床の場における時間

体験は言葉ではない。経験は、五感で覚えている記憶である。それを言葉に換えるときには、必ずずれが生じ、辛い耐えがたい体験であればあるほど、言葉でその内容を表現することは至難の業となる。この辺の事情をある作家は、次のように述べている。「私の強みは記憶力である。事件に対する記憶力ではない。感じたことに対する記憶力である。あの時、あんなふうに感じた、と覚えている。それを表現するために、事件というディテイルを付ける。感覚の記憶はいつも私の中に冷凍して保存されている。それを解凍する時、私はお話を作り始める」[11)]と。つまり体験は、五感に基づく体験そのものから、それを指し示す指示対象（レファレント）とすることで経験となり、それは物語られて、一つの「お話」として記憶の中に位置づけられることになるのである。

このような「お話」あるいは「語り」は、そのもとになる体験が本人に大きな苦悩を引き起こすものであればあるほど、日常の場ではなかなか語りえないものとなる。それが文字通り本人にとって言語を絶する体験であればあ

るほど，それを言語によるスピーチへと翻訳することは，本人に困惑と苦痛を与えることになる。そのためには体験した本人が語り出すことができるまでの力量の充実と時が熟すること Zeitigung，そしてそれにふさわしい場所が必要となる。つらい体験は単に聞いてあげればよいというものではない。語り出すことで本人自身が収拾つかなくなることもありえるし，また聞きっぱなしとなってしまうことで語った人がかえって傷ついてしまうこともある。そのような語りの場としてもっともふさわしい場の一つが臨床の場なのである。本人が臨床の場に現れたということは，体験が苦悩としてすでに顕在化しており，その体験が言語化される時が熟しつつあることを意味している。

　ところで身体科を受診しながらその執拗な主観的訴えにもかかわらず，身体的所見が一切ないために精神科を受診するように勧められる人々がいる。しかしながらその中のいつも一定の割合が，結局のところは精神科を訪れることがないままに終わってしまう。その理由の一つは，心の臨床の場へと姿を現すほどには，そのような人たちにとってまだ時が十分には熟していないからなのであろう。

　この臨床の場においてこそ患者は，守秘義務に守られながら，利害関係のない第三者として現れる治療者に対面することができるのである。この時本人の私的な体験は，言葉に置き換えられ物語られることによって一つの話としての脈絡が与えられる。そこで体験は，意味を与えられ，自分の人生の中に位置づけられることになる。そしてその時に用いられる言葉は，公共の言語であるがゆえにその語りは，自分への語りであると同時に他者への語りともなる。その時記憶は初めて，自分自身の過去についての知識として統合され，また他者からアクセス可能なものとしてパブリックな空間に姿を現すことによって，リアリティを獲得するのである。

　ところで臨床の場において時間はどのように流れているのであろうか。時間には物理的ないしは時計的（計量的）時間であるクロノス的時間と，運命によって配剤されて人間に決断的応答が要求されるカイロス的時間とを区別することができる。外的世界は均質なクロノス的時間で流れてゆく。診察日や診察時間の約束は，公共の時間によっている。しかしいったん臨床の場に足を踏み入れるなら，そこにまず流れているのは，治療者と患者の相互に異

なっているカイロス的時間なのである。カイロス的時間においてわれわれは過去と未来を現在の相において統合し，そこに歴史意識が生まれる。中井によればカイロス的時間は，「予感」と「余韻」とそれを統一するものとしての現在という時間構造からなるという[7]。それは，現実感に厚みを与え，「予感がかろやかに翻って余韻となって去る地点が現在」であり，しかも「余韻は再び予感に参与し，ここに小さな円環が作られる。現実は，恒常性を代表するのであって，時の流れをしばしば忘れさせ，時にはっと，ある時が流れたという形で，事後的に気づかせる。この時，人は時の厚みを感じるのである」[7]という。

われわれは，現実世界においてつまりリアリティの世界においては，お互いに個々のクロノス的時間を生きている。それによって日々の予定が立てられスケジュールが決まり物事が遂行されてゆく。個々人は人それぞれ各自のクロノス的時間を生きていて，時にお互いのクロノス的時間が交差することもある。しかし，われわれは内的時間体験において，中井がカイロス的時間と呼んだ主体の時間構造，つまり「予感－現在－余韻」という時間的統一体をこれも各自個別的に生きているのである。ところで臨床の場において患者と治療者が出会うのは，このカイロス的時間においてなのである。臨床の場において治療者と患者が出会うことで，本来は相互に無関係であったはずのカイロス的時間が，時とともに交差し合いそして相互に融合しあうようになるのである。対偶的に言えば，カイロス的時間を共有する可能性を有しないような場は，臨床的な場とは言えないことになる。いかにしてカイロス的時間を，われわれはその時々に共有しあえるのであろうか。そして同様の課題を，哲学的対話もまた有しているのではないだろうか。最後に本稿を読み終えた読者と，カイロス的時間をいささかなりとも共有することができたとしたならば，筆者にとって幸いである。

文　献

1) Arendt, H.：志水速雄訳：人間の条件．筑摩書房，1994．
2) 生田孝：ヒストリーとしての「いのちの電話」．青年期心性の臨床――精神病理学の視点から．金剛出版，2000．
3) 石坂好樹：精神療法の基礎学序説――こころの病とその治療の構造的解明に向けて．金剛出版，1998．
4) 神田橋條治：精神科診断面接のコツ．岩崎学術出版社，1984．
5) 木村敏：偶然性の精神病理．岩波書店，1994．
6) 木村敏：リアリティとアクチュアリティ――離人症再論．講座生命2．哲学書房，1997．
7) 中井久夫，山口直彦，安克昌：分裂病の経過と離人症状．精神科治療学 4；1375-1391，1989．
8) 西園昌久：精神療法．新版精神医学事典．弘文堂，1993．
9) Reduktion : Psychologie heute (hrsg.)．Welche Therapie? 3. Aufl., Belz, Weinheim, 1991.
10) 斎藤慶典：対話．岩波思想哲学事典．岩波書店，1999．
11) 山田詠美：AMY SAYS（エイミー・セッズ）．新潮社，1999．

語りからみた心身症

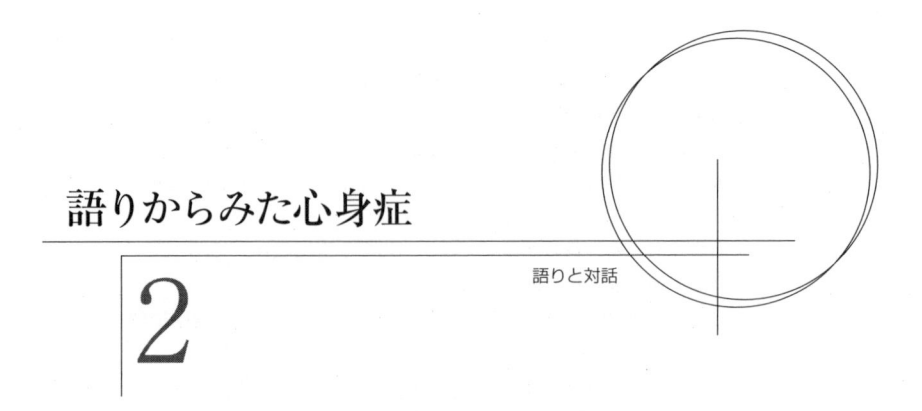

2

語りと対話

I 身体科と精神科

　一般的に身体医学において患者は，歴史を担った一人の独自な人間としては見なされず，無名化され匿名化されて，単に一個の有機体に還元されてしまう。どのような人生を経てきたか，つまり何という名を持ち，どのような家庭に育ち，いかなる生活をしてきたのかということは，さしあたり疾患の特定や治療の問題とはならない。実際，たとえば脳腫瘍の診断を下し手術を行う際に，患者の今までの人生を知る必要はない。だからこそ患者は極端に言えば無名化されて，その顔は相貌を失い単なる有機体として，その取り違え事故さえ起きてしまう。

　そのような事情を背景として，まずは身体科をいくつか経由することで結局は精神科へとたどり着く一群の患者が存在する。広い意味において彼らは俗に心気症とか心身症などと呼ばれるのであるが，最近の分類体系によれば，たとえばICD-10[25]やDSM-Ⅳ-TR[2]では広い意味で身体表現性障害などに該当している。この種の疾患は，身体医学においてはとりわけ評判がよくない。彼らの多くは，何らかのしかも執拗な身体的愁訴をもって来院するのだが，詳しい身体的検索にもかかわらず，それに対応する医学的客観的所見に乏しく，あるいはない。しかもこの病態で死ぬことはないし，だからこそ重大

な疾患とは見なされてこなかった。かつまた彼らの訴えに対応した身体科医師の対症療法的な努力によっても，「はかばかしい」結果は得られない。その結果として精神科を紹介されて受診することになるのである。

　このように客観的所見に乏しいにもかかわらず主観的な身体症状が執拗に強く前面に出ている人々への対応は，身体科の医師にとって自らの専門あるいは得意とする疾患に該当しないため徒労に終わり，当惑や疎外感がもたらされる。そのために精神科へと紹介することは，表現は悪いが一種の「厄介払い」であり，また非器質性疾患のwastebasketにもなっている。これに対応して，患者自身にとって本来存在すべき，あるいは存在してほしい病変が見つからないまま精神科へと紹介されることに，ある種の屈辱を感じる人も多い。もちろん少数ながらも身体科の医師から勧められる前に，幾多の身体科を経由することで徐々に精神的なものであると自覚して精神科の門を叩く患者も存在する。

　身体科の医師は，患者を一個の人格として，つまり歴史性を帯びた生活者としてみたり話しかけたりすることに慣れていない。むしろ患者を一個の無名な有機体に還元してみるように教育されている。それによって，病者をみるのではなくて，病気をそして病変を客観的に診ようとしているのである。このような診立てで身体科の診療場面は均質にそして慌ただしく経過してゆく。だから身体科における医師と患者との関係は，基本的に一人称と三人称との関係なのであり，そこに相互性は乏しい。

　他方，精神科においてわれわれは，人格全体にその担ってきた歴史を問いかけ，他ならぬあなたがいったいどのような人間であるのか，と問うのである。そのような歴史性を帯びた人間として問いかけることこそが，病気から病者へと，あるいは病気ではなくて病者へと，問いかけを転換させる。その場合に病者は，独自の歴史を持ったかけがえのない一個の人格として立ち現れることになる。そこで病者にとっての医師とは，交換可能なのではなくて，両者の関係はお互いに代替不可能な一人称と二人称との関係に，つまり私とあなた，我と汝の関係になる。病者へのこのような問いかけは，さらに逆転してそして対称的に，われわれへと投げ返され，「私とは何か，私とはどんな人間なのか」を自らに問うことを促し，医師もまたその生き方を問われることになるのである。

Ⅱ　心身症の概念

心身症の概念や定義に関しては過去に多くの議論がなされてきた。そもそも心身症という特定の疾患の存在を認めるか否かについての賛否両論があるほどである[22]。また最近のICD-10 (1992) やDSM-Ⅳ-TR (2000) の中では，すでに心身症 psychosomatic disease (disorder) という表現は消えている。心身症という表現が消えてしまったのは，神経症概念が上記二者の診断体系において解体されてさまざまな疾患名に細分化されたのと同様の事情である。しかしだからといって心身症概念が，現代において有効性を失ったと見なすことはできない。実際，従来の心身症に対応する項目は，ICD-10 では，F45.-「身体表現性障害」，F50.-「摂食障害」，F52.-「性機能不全」およびF54.-「他に分類される障害あるいは疾患に関連した心理的あるいは行動的要因」などに見いだされる[25]。DSM-Ⅳ-TR でも「身体表現性障害」，「摂食障害」，「性障害」および，第Ⅲ軸に記載されるべき「一般身体疾患」が存在している場合でかつ第Ⅰ軸に「一般身体疾患に影響を与えている心理的要因」が記載できるものがおおむね該当している[2]。なおDSM-Ⅲ[1]では「身体表現性障害（身体的な症状を主体とする神経症的障害）を除くこと」があげられていたが，DSM-Ⅳ-TR でこの除外項目はなくなっている。これによって多くの心身症的病態を含むことができるようになった。

なおDSM-Ⅳ (-TR) とICD-10 とでは「身体表現性障害」のもとで内包されるものが大きく異なっていることに注意されたい。前者は（心身症には含まれない）転換性障害や身体醜形障害をも含んでいるが，後者にそれらは含まれていない。この意味でDSM-Ⅳ-TR の身体表現性障害に該当しても心身症に当てはまらないものがいくつかあるが，しかしICD-10 では「F45. 身体表現性障害」の（下位分類の）多くがおおむね従来の心身症に該当している[12, 13]。

日本心身医学会の教育研修委員会が1991年に改定を行った「心身医学の新しい診療指針」[17]によれば「心身症とは，身体疾患の中でその発症や経過に心理社会的因子が密接に関与し，器質的ないし機能的障害が認められる病態をいう。ただし神経症やうつ病など，他の精神障害に伴う身体症状は除外する」となっている。この「新しい診療指針」の後半部分によれば，精神障害

に伴う身体症状は排除されて，心身症は明確に身体疾患であると規定されることになる。しかし精神疾患と身体疾患が合併することも稀ではなく，また身体症状を前景化としているような神経症やうつ病において，すぐには身体疾患を否定できない場合も少なくない。このような場合，上記指針の前半部分に則って心身症ととりあえず見なして治療的関与をしてゆくことが必要であろう。実際，成田[15]は，現代日本の「心身医学は心身症を身体疾患と限定し，精神疾患との違いを強調するのに熱心なようにみえる」とそのような動向に批判的であり，筆者も同意見である。

本論ではむしろ心身症を狭く取らず，日本精神身体医学会の医療対策委員会が1970年に示した「心身症の治療指針」[16]における「身体症状を主とするが，その診断や治療に，心理的因子についての配慮が，とくに重要な意味をもつ病態」を心身症として広くとらえたい。実際，精神科領域において取り扱われる心身症は，器質的障害が前景化しているよりも，むしろ機能的障害が大多数を占め，しかも身体科での治療に奏功しない症例が精神科へと回って（紹介されて）くることが多く，心身症患者が当初から精神科を目指してやってくることは稀である。この意味で本論では，機能的障害が前景化している症例を念頭においているが，しかしだからと言ってここにおける議論が器質的障害の前景化している病態に適応されないわけではない。

Ⅲ　精神科と心身症

心身症をどのように定義するのかということと，実際に「身体的」問題をかかえて心療内科や精神科を受診する患者たちがどのような病態を示すのかということとは，一応別の問題である。このような患者たちを池見[5]は，次のように大別した。

1) 精神病的な反応として，なんらかの身体病にかかっているという幻想に取りつかれているもの。
2) その日常生活上または性格上の不安を，癌などの身体病に対する不安という形に集約し，おき換えているもの。

3) 精神生活上での不安や欲求不満に対する，身体的な随伴現象として，体の方々に，むしろ一過性の機能的な身体症状を呈するもの（不安神経症・転換反応・神経性うつ病など）。
4) 体質的な要因の強い，いわゆる内科的疾患患者で，その発病や経過に，患者の精神生活のあり方や，パーソナリティが重要な意味をもっている症例（一次的な心身症，たとえば気管支ぜんそく，過敏性大腸・消化性潰瘍，狭心症，高血圧症，片頭痛などにかかっている患者の特定のケース）。
5) もともとは，器質的な内科的疾患であるが，患者がおかれている心理的な環境に対する反応，などに由来する心身的な反応がこれに加わって，病気の経過を長びかせたり，悪化させたりしているもの（二次的な心身症）。
6) 身体的な治療が決定的な意味をもち，心身医学的な配慮は常識程度でこと足りるもの。

　これらの中で第一，第二のカテゴリーに属するほとんどすべてと，第三のカテゴリーに属するものの多くは，精神科での診療を受けることが望ましく，第四，第五のカテゴリーに属する一次的ならびに二次的な心身症が，心療内科が本来的に対象とするケースであると池見は述べている。ただし第四，第五のカテゴリーの症例が身体科からの依頼によってリエゾン精神医療の対象となることも稀ではない。もちろん身体治療が優先する症例を精神科が主科として担当することはありえないが，身体疾患の背景に精神面での関与が相当な程度うかがえる場合には副科として協力することもしばしば生じる。そこで本論では第一，第二，第三のほかに第四，第五のカテゴリーをも念頭に置くことにする。

IV　ドラマの構造

　いずれにせよこのような病者たちは，執拗に「早くよくなりたい，よくしてほしい，治してほしい，もとの身体に戻りたい」と訴える。このことは，

彼らの現在が，彼らが「そうありたい，そうなりたい」と思っているところのもので……あるのではないことを示している。

Weizsäcker[24]は，「あるものが何であるか」の問いに対する答えをontisch（存在的），「誰が何をしたいか」の問いに対する答えをpatisch（パトス的）と呼んだ。つまり患者は，あるべきはずの存在的状況にはなく，だからないからこそあるべきはずのつまり望ましい存在的状況を現在において希求しているという意味において，パトス的状況に置かれていることになる。この「存在それ自体は欠如していて，あるのではなくて思われているだけというあり方」を，彼らは願望・希望・意図といった形で体験しているのである。つまり彼らは，病気であるかぎり，彼らが現にあるところのものではないことになる。

Weizsäckerによる『病因論研究』[23]（1935）や『病いと人』[24]（1951）において，彼は独自の心身論を展開したが，そこでは病気を人間の一つの存在形式としてとらえていた。そして病気それ自体は千差万別・多種多様ではありながら，どの場合にでも繰り返しをもった一つのGeschichteつまり出来事／物語／歴史が展開されることを，彼は見いだした。それは，「苦境・紛糾・結末」という三幕からなるドラマ構造を有し，これが病気の形式面をなしている，そして病気が決まって通過する形式を，患者の考えと医学的な表現の両方から取り入れることで，後で述べるような3段階からなる一つのシリーズとして彼は記述した。このような構想は，先に述べた身体的変調を訴えながら対応する器質的所見に欠ける患者たちを考察する際の良き導きの糸となりうる。そこで，具体的な症例にあたって論じてみることにする。

1. 症　例

【症例1】ミチ子　初診時56歳，女性，主婦

初診：X年5月

受診の経緯：腹痛を主訴にいくつかの身体科を受診し，精査すれども器質的所見なく精神科紹介となる。

診断：F45. 身体表現性障害

生活史・現病歴：X−1年4月と12月の2回，腹痛を訴えて救急科を受診。採血でWBCとCRPの上昇が認められたため，急性虫垂炎の疑いで入院後，抗生剤の投与で改善し，保存的治療によって4日で退院となった。しかしその後何回も入院時と同様の腹痛を自覚し，頻回の受診を繰り返したが，先の2回を除きそれ以後の検査では何の異常所見も得られなかった。この間，消化器内科・外科，婦人科など関係しそうな身体科や民間の鍼治療にも通ったが軽快しなかった。結局，ミチ子は身体科の紹介でX年に精神科受診となった。その結果明らかになった生活史は以下の通りである。

　3人同胞末子，21歳で見合い結婚。夫は，男5人兄弟の次男。長男は何らかの事情で家を出ており，次男の夫が家を継ぐ立場にあったため，結婚当初より夫の家族と同居。舅が戦死したために女手一つで息子5人を育て上げた姑には，自分の意見が間違っていても押し通す我の強さがある。X年に88歳になった姑は，いまだに家の実権を握っている。ミチ子はいまだかつて姑に異を唱えたこともなく，またそれをしようとする勇気もない。あるとき姑が突然に家の仏壇を持ち出して夫の弟家族のところに出ていってしまい，数年間も帰らないことがあった。周囲からは嫁姑問題と見られたようだが，ミチ子にはまったく心当たりがなかった。姑のいない生活にも慣れて平穏な日々が続いていたある日，「お袋が戻ってくるぞ」という夫の突然の一言でそれは打ち破られてしまった。姑と仏壇が帰ってきた経緯もミチ子には知らされていなかった。再び忍従の日々が始まり，姑の顔を見るだけでもつらくなっていった。それから何年かして日常生活に支障をきたすほどの腹痛を自覚するようになり，いくつかの身体科を経由してX年，精神科に受診せざるをえなくなった。

【症例2】リツ子　初診時56歳，女性，主婦

初診：X年5月

受診の経緯：X−1年から不眠，喉から胸にかけて暑苦しく，背中〜肩〜頭が熱く痛く，喉が嗄れ，便秘・下痢やさらには腹痛に悩み，いくつかの身体科を経由して自ら精神科を初診。

診断：F45. 身体表現性障害
生活史・現病歴：H市で生まれ育つ。高卒後，工場に勤めそこで2歳年上の現在の夫と知り合い，23歳で職場結婚して退職。夫婦とも律儀でまじめ。2人の息子をもうけ現在4人家族。子育てを終えた後，夫の勧めもあり社会福祉の勉強をし，それを生かし役所で7年間非常勤として働いていた。夫の郷里はK市で，そこに母親と夫の弟が一緒に住んでいた。X−3年にその弟が死去したため，長男である夫が当時81歳の老母をK市からH市へと引き取ることになった。ところが引き取ってまもなく姑に脳腫瘍が発見され，手術を受けはしたがはかばかしい経過をたどらず，ほぼ寝たきりで経管栄養のまま自宅に引き取りリツ子が世話をしていた。ちなみに要介護5であった。

　X−1年5月頃から不眠，喉から胸にかけての苦しさ，喉の渇き，便秘と下痢が出現し，何カ所かの医療機関を回ったが，異常所見は何ら見いだされなかった。その間にも60kgあった体重が15kgも痩せてしまった。それまで楽しく行っていたカラオケや民謡教室，バレーボールなども面白くなく止めてしまった。さらに背中〜肩〜頭の灼熱した痛み，目のかすみや耐えがたい腹痛が出現して，姑の介護に限界を感じるようになってきた。このためX年3月に結局某老人病院に姑を入院させざるをえなくなった。しかし，長男の嫁として姑を引き取っておきながら，在宅介護を放棄して入院させてしまったことを思いつめ，姑が入院して3週間ほど経ったある日，突然に「また自分で看る」と言い出して姑を退院させるためにリツ子は病院へと向かった。ところが，連れ返そうとして出かけたその途中で，気分が急に悪くなって倒れ込み，その試みは挫折してしまった。自分の身体さえしっかりしていれば今でも介護できていたのにと，身体の不調を主訴として，X年5月に結局精神科を初診することになった。

　ミチ子とリツ子の抑うつ症状に焦点を当てるならば，両者を軽症のあるいは中程度のうつ病（エピソード）と見ることもできよう。しかし，この両者においては身体症状が前面に出ており，本人の主観的苦悩もまたほぼ身体的

不調に限定されているため，ともに身体表現性障害と考えられる。とりわけミチ子は，腹痛に焦点化しており ICD-10 における F45.4 持続性身体表現性疼痛障害に，リツ子は多彩で主観的な非特異的症状によって特徴づけられており F45.3 身体表現性自律神経機能不全と見なすことができよう。

このような患者一般において前景化しそして持続する症状や主観的苦悩の内容は実に多種多様ではあるが，その一連の経過の中で Weizsäcker は，ある共通の形式を見いだした。「ある状況が与えられる。ある気持ちが生じてくる。緊張が高まる。転機が先鋭化する。その病気がその結果として入り込み，それとともに，その後で決着がついている。新しい状況が作り出されて安定が訪れる。得たものと失ったものが見わたせるようになる。この全体はまるでひとつの歴史のまとまりのように，事態の急展開と転機的な中断と根本的な変換を含んでいる」[23]。さらに Weizsäcker は，このような経過に次のような三幕からなる「ドラマ」の構造を見てとった。「それはほかでもない，なんらかの苦境が人生に入り込み，さまざまな新しい体験とその表現形式が現れ，そして最後にこの紛糾の結末としての状態が登場する」[24]。

このようなドラマの構造こそがこのような患者に認められる共通点であり，これを病気の形式面と呼ぶことができる。この苦境・紛糾・結末の三幕構造を，たとえば両症例において，

症例1：姑との同居とその帰還〔苦境〕－繰り返しの急性腹痛〔紛糾〕－腹痛の慢性化〔結末〕，

症例2：姑の同居と介護の重圧〔苦境〕－介護の挫折（入院と引き取りの失敗）〔紛糾〕－多彩で耐えがたい不定愁訴〔結末〕，

と見ることもできる。

ところでドラマの視点は，重層的つまり重なり合わせの構造を持っている。本論では病歴を一つのドラマとしてとらえている。しかし，人生全体でさえ未完のドラマなのであり，起承（転）結[11]が直線的に経過するのではなく，視点の置き方やパースペクティブの取り方によって，結が起となり，また解釈の仕方や時間スケールの取り方によっては起や結が承や転となり，お互いに入れ子構造のように相互再帰的に絡み合っている。したがってどのようなドラマをそこに読み取るのかは，語る人にとってもそれに耳を傾ける人にとっ

ても恣意的でありうる。しかしながら，治療的対話において病者の語りと治療者の語りが相互に紡ぎ合わされることによって，双方に共通のドラマがそこに生み出され見て取られるのである。つまり，人それぞれに人生の軌跡は違うにせよ，そこでとりわけ苦悩と身体変調がお互いに絡み合いながら人生の前景に押し出され，そこに明瞭に「苦境，紛糾，結末」というドラマ性に富んだ生活誌 Biographie を見ることができるのである。

2. 心身相関

　一般的に言って，苦境の発端となったのは身体面と心理面のどちらなのか，については決定することができない。この発端あるいは原因の決定不能性 Unentscheidbarkeit から導かれることは，精神と身体の因果関係は任意に反転する可能性があるということである。つまり先の症例ミチ子の場合には，腹痛が姑との葛藤に由来するとも，あるいは姑との葛藤がミチ子の腹痛によって顕在化したとも，両方を仮定することができる。またリツ子の場合は，身体の不調が姑の介護を困難にして罪責感をつのらせたとも，あるいは介護が十分にできなかったことに由来する自責感が身体の不調を招いたとも，そのどちらも仮定することができる。ここに原因の決定不能性がある。

　つまり一方と他方のどちらを先と見るかによってそれらの理解が変わり，因果性がまったく逆転することになる。この因果性の逆転可能性 Umkehrbarkeit は，患者との関係や治療の種類にも重大な結果をもたらす。しかしこのような因果的見方は，人間の側からの恣意的な切り取り方の一つに過ぎず，科学的意味においても事象の間で相互に言えることは関数関係でしかありえないことは，Russel[19] がすでに述べている通りである。

　このような精神と身体との間の，原因の決定不能性と因果の逆転可能性がもたらすディレンマから抜け出す道が一つある。それはWeizsäckerによれば，「心身の連関はそもそも因果連関ではなくて，病気の発生のなかで一過性の通過形式として成立はするけれど，すぐに再び消滅するものだという考え方である。そうすれば患者の考えと医学的な表現の両方を，病気がきまって通過する一つのシリーズとして記述することである。このシリーズを図式的

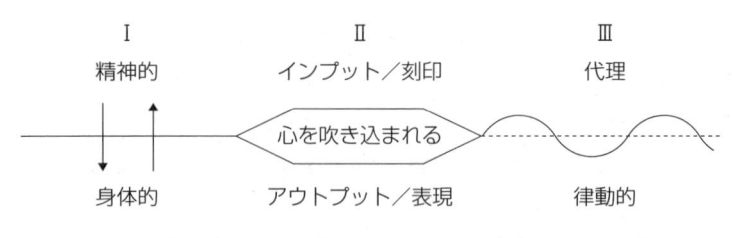

```
        Ⅰ              Ⅱ                Ⅲ
      精神的      インプット／刻印        代理
                  ⌢心を吹き込まれる⌢
      身体的      アウトプット／表現      律動的
```

図 2-1 病気がきまって通過する一つのシリーズ（Weizsäcker [24]）

に表示すると図 2-1 のようになることだろう。その第一節は精神身体的因果性であり，その双方からの方向で考えられる。第二節は統一に力点が置かれている。精神面が身体面での刻印 Eindruck の表現 Ausdruck となり，身体面も精神面での刻印 Eindruck の表現 Ausdruck となる。ということはつまり身体が『心を吹き込まれる beseelt』ということになり，精神と身体の両者は根本的に一つになる。第三節は，因果連関ではなく病気における新しい出来事の発生を，ということはつまり生産的で変遷に富む生成 Werden を明示している。この発生には身体と精神の両方が関与している。ここでは精神と身体の両方のあいだで上下への律動的な揺れが起こって，身体は常に精神の代理でしかなく，精神は常に身体の代理でしかないというかたちで示される。身体と精神はお互いに等価ではあるが，所詮は別のものである。両者のあいだに等式 Gleichung は立てられない。お互いに一方が他方の比喩 Gleichnis なのだから」[24]ということになる。

3. 身体化

　心身症において，病者の内部で何らかの失調が生じている場合には，それに対して外部由来の何らかのストレス状況が想定される。その場合には病者の内的な体験内容やその体験の加工・処理の仕方，そして病者の内部構造と存在様式が問題になる。そこで認められるのは，彼らが自分自身の運命とその危機を自らそれと知らずにおのずから身体で表現していることである。つまり，体現しているのである。このとき病者の内部世界は，それが症状とい

う身体表現をとることで、つまり身体化 somatization することで、外部化されている。成田はこのあたりの事情を次のように述べている。「身体感覚にもとづく内部世界つまり身体は、自己の存立の根拠をなし、未分化で不分明ではありながら慣れ親しんだ安心感に満たされて平生では意識することさえない存在の根拠をなしている。その本来安心感に満ちているべき内部世界が外部世界的相貌を帯びて不安に立ち現れてくる。つまり、自らの身体が私のものでありながら、私という親密さを失って外部に対象化され、異物として出現してくることで、症状がつくり出される」[14]のである。

　だとすると病者にとって症状が緩和されるためには、症状を排除しようとするのではなくて、異物としての症状を再び自己由来のものと承認する必要がある。その結果、外部化されていた自己の身体感覚が再び本来の自己に統合されることになる。

　しかしその場合に症状は単に負（マイナス）の遺産として位置づけられるのではない。そもそも疾患において、客観的な現れを徴候 signe とし主観的な現れを症状 symptôme ととらえるならば、病者の望むことは徴候よりもむしろ症状の消失にある。身体医学の目標も症状の消失にあるのだが、しかし精神医学にとってそれは結果にしか過ぎない。もし目標が、症状の消去でしかないのであれば、症状はただ「負」の意味しか持ちえず、その消去は、病者の人生から病的な負の部分が引き算されるような症状の欠如態に過ぎないことになる。症状の歴史性はそのような単純な引き算を許さない。彼らが症状にとらわれなくなるとき、彼らが得たものは、もし症状に苦悩しなければ決して得られなかったであろうような何かを自分が獲得できた、と実感されるような状態なのである。これによって彼らは、人格の新たな広がりを獲得することになる。

　ミチ子とリツ子の初診以降の治療経過については、紙面の制約から詳細をここで述べないが、結論的にいえば両者とも初診以降、共感的で支持的な「語り」を全面的に用いた精神療法と少量の向精神薬投与の併用を行ったに過ぎない。ここで述べた「語り」による精神療法とは、特定の理論体系を背景に患者の精神内界の分析を行ったり、逆に価値中立的に患者の語るがままにさせることでも、また病因を追及する（犯人捜しをする）ことでもない。それ

は後でも述べるように，患者を一人の人間として遇することによって，その人が懊悩している地平にともに立ち，良い意味での関心を相手に対して持ちつつ，こちらの問いかけと相手の答えとを相互に交わし合う対話の中で，本人が今までに一度も語ることのなかった（できなかった）ストーリーがおのずから展開されてゆくことにその意義を見いだすやり方である。

　それによってあれほど長期間にわたり身体科の治療で難渋していた時期とは対照的に，両症例は順調な回復を見せて，数カ月でほぼ以前の平常時の生活能力に回復したのであった。とりわけ初回面接での約1時間をかけて思いのたけを述べてもらいながら治療者が支持的に対応する診察と，睡眠導入剤によるその後の十分な睡眠の確保によって，すでに2回目の診察において格段の改善が認められた。このように臨床の場における「語り」の持つ意味が，近年流行のEBM（evidence based medicine）のアンチ・テーゼとして，あるいはそれを補完するものとして最近とみに認識されるようになってきた[4, 8, 10]。

　ところで両症例に認められたすみやかな改善の理由は何なのであろうか。それは，たとえば自律神経系や内分泌系の変調に原因づけるような身体医学的な理解によって，あるいは現在の病者の心の動きを勘案することによって，患者が納得したのでもない。患者が自らを語ることによって主体として病歴の中へと入って行くことで，初めてわれわれと患者との間に共通の病因論的な文脈がまとまりをもってきたのである。このとき症状形成は単に存在的意味を持つだけではなく，パトス的意味を持つことになる。この主体の導入は，対称的 symmetric に主体であると同時に主観でもある医師を，患者との共同行為としての治療とその効果の評価へと参入させることをも意味している。

　もちろん身体科における再三の入念な検索と対症療法的な行為がたとえそのときまで結果的には無効であったとしても，むしろだからこそそのような前段階あるいは準備段階がドラマの構成要素として不可欠なのである。身体医学からの「身体的疾患は認められない」という保証があってこそ，患者はその事実を受け入れざるをえなくなり，またわれわれ精神科医はそれによって安心して病者に対応できることになる。

　精神医学において，そして心身症に対しては，身体科が持っているような疾患別治療マニュアルは存在しないし，またしえない。なぜならこのような

マニュアルは，病者を対象（客体）化し，同時に治療者を外部観察者として疎隔化することによって初めて示しうるものなのであるから．しかし，われわれの立場は病者と治療者が対等の立場で相互作用的・相互再帰的に関与しあう関係にあり，だからこそ治療者はそこで内部観察者としてしか振る舞いえない．このときわれわれが向かい合う病者は，その歴史性において一人として同じ人はなく，だからその対応は千差万別であり，その出会いは唯一一回性の刻印を帯びている．

　似たような腹痛症状がたとえあったとしても，その腹痛を被っている病者の人生は一つとして同じではない．その意味で心身症の精神科治療学は，法則定立的な身体科治療学とは対照的に，唯一一回性に価値を置き病者の苦悩に尊厳を認める個性記述的なものとなるであろう．だから「病歴のもっている価値と地位は，自然科学で実験的あるいは体系的な観察が占めている価値や地位に対応している」[23]のである．しかしだからといってそこに何らの共通性がないのではない．繰り返し述べてきたように，そこにドラマの構造を形式面において見て取ることができる．この意味で無限の多様性を持った病歴に，ドラマという形式的視点を導入することで，そこにおけるGeschichte つまり出来事／物語／歴史からドラマの構造を読み取り，病者との間に共通のコンテキストを分有することで，病者の主体と医師の主体とがそこで相互主観的に出会うことができるのである．

V　語りと心身症

　体験は言葉ではない．体験は五感で覚えている記憶である．それを言葉に換えるときには，必ずずれが生じ，つらい耐えがたい体験であればあるほど，言葉でその内容を表現することは困難となる．この辺の事情を作家である山田詠美は，「私の強みは記憶力である．事件に対する記憶力ではない．感じたことに対する記憶力である．あの時，あんなふうに感じた，と覚えている．それを表現するために，事件というディテイルを付ける．感覚の記憶はいつも私の中に冷凍して保存されている．それを解凍する時，私はお話を作り始

める」[21)]と述べている。つまり体験は、五感に基づく体験そのものから、それを指し示す指示対象（レファレント）とすることで経験となり、一つの「語り」として外在化されて記憶の中に位置づけられることになる。

　ところで体験と経験は、日常的には同じように使われることが多いが、厳密には異なった概念である。体験 Erlebnis は自分の内なることにかかわり、経験 Erfahrung は自分の外なることにかかわっている。たとえばある行為を夢中でしている最中にはそれを即時的に体験しているが、その際に対象意識として対自的にとらえているわけではない。つまりこの段階において体験してはいても、それはまだ経験とはなっていないのである。このことは夢を考えればわかりやすい。夢それ自体は体験であっても経験ではなく、夢は想起によって初めて経験となるのである[18)]。

　人が何か出来事を体験している（した）段階では、その体験が経験として成立しているとは限らず、体験それ自体はその人の中でいまだ内在化されたままにとどまっている。その体験が経験となるためには、体験そのものを自己意識にとって対象化することが必要となる。そしてその表現を通して初めて体験は経験となって共同世界へと通路が開かれる。その際の表現の仕方は、共通性を有する一定の形式によることになる。なぜなら共通性を有しない独自のコードによる表現は、規準が私秘的である理由において無意味となるから。だからいずれにせよそれが、自己が自己に「語る」形式（行為）や言語を通して他者に「語る」形式であるにせよ、さらには「書く」という形式であるにしても、それは共通の言語によるほかにない。もちろん、絵画や箱庭あるいはダンスなどによる表現も可能ではあるが、それらも共同世界に共通な意味コードによっているのである。

　このように体験は表現されることで外在化され、体験は経験となって共同世界へと通路が開かれる。この場合に内在化されていた体験すべてが経験化を被るのではない。体験は、それを体験した人が経験として許容する可能性を有する（意識化可能な）ものだけしか外在化を被ることができない。その意味で複数の人が時空的に近接しながら同一の状況を体験したとしても、各人の経験は各様に異なっているのである。その各自の表現が、「その人にとっての経験」となり、そのように語ることでその人にとっての意味が確定す

る[9]。そしてその人がそのように語るという行為を通じて，体験は客観化（客体化，外在化）を被ることになる。

　このように外在化された体験は，その経験を聞いている人（語る人それ自身と対話者）それぞれにまた体験される。つまり一度語られた体験は，それを聞いた人々に再び取り込まれ（内在化され）ることになる。そのように新たに内在化されたものが，すでに内在化されていた無数の他の体験と織り合わさることで，さらなる体験が形作られてゆく。そしてそれが再び語られることによって，対話の中へと持ち出される。この対話の間断なき再帰（回帰）的プロセスの繰り返しによって，対話者の間に共通の認識が創り出されてゆくのである。そしてこの共通の認識が得られたと感じられたときに，両者はそこに共通のドラマを見て取っている。もちろんその認識は共に通じあっている意味で共通ではあるが，同一ではない。それは常にお互いにいくばくかの誤解を含みあっている。だからこそその誤読をそのつど訂正しあう過程のなかで漸増的に相互理解の地平が広がってゆく。その意味で両者は，近づきつつも永遠に理解の途上にとどまり続けているのである[20]。

　ここで重要なことは，患者と治療者が共通の目的のために共通の限定的な時間と空間をともにしているということである。しかもここでは，通常の二者関係とは異なる事態が生じている。そこでは患者にとっての非日常が，治療者にとっての日常なのであり，日常と非日常の出会う臨界面が，臨床の場，治療の場を特異的に形成している。他方，日常生活においてそのような場は，ほとんど構造化しえない。精神科医が患者と出会うのは，病院や診療所という日常と非日常が出会う場所であり，そこに診療空間という特異的な時空が形成されている。精神医学の実践において治療者が患者と出会うのは，常にそのような場においてでしかないし，またそこに限局されなければならない。

　治療者にとっては未知の人であった患者が診療の場に登場することによって，初めて両者の間に治療的かかわりが生みだされる。しかも「患者の心」はそのような治療的関与によってしか，治療者である「私」には立ち現れてこない特性を持っている。つまり，関係性においてしかその姿を現そうとはしないのである。患者の心は，そのような行為を通して，患者との個人的な関係のなかに入ってゆき，治療的な関与を通じることでしか見えてこない何

かなのである。この場合，患者の個々の片言隻語が問題なのではなくて，その言葉が発せられた状況，さらには患者のそれまでの言動や生活史 life history，行動様式そして性格傾向を含めた総体のなかにこの言葉をはめ込むことによって，患者自身のほかならぬ現れとして理解することこそが肝要となる。

　このような場は，治療者と患者との対話的交流というコミュニケーションの形式が特別に意義を持つシステムであり，しかも治療的システムとは対話によって実現される言語的システムである[3]。ここにおいて問題（症状）は，対話が深まるにつれ今までとは異なる新たな意味を生み出し展開してゆく。この場合，治療者は，治療的対話において会話の促進者であると同時に観察者でもある。しかもこの観察者は，客観的で冷静な「外部」観察者としてではなくて，ともに対話に参加しつつ「内部」観察者として振る舞っている。しかもそこに参画する治療者は，ある特定の理論や枠組みから解釈し分析するのではなく，「無知の姿勢」[3]で対話するという専門性をむしろ発揮しているのである。つまり治療者は，先入見やあらかじめ用意された理論体系によって向き合うのではなくて，純粋に相手をもっと知りたいという旺盛な好奇心をもって患者とともに語り合うのである[6,7]。

　このときの治療における変化は，治療的対話に臨む以前には語りえなかった（語られることのなかった）新たな「語り」が対話において生み出されることにあり，語ることそれ自体と語られる内容を通して患者が新たな主体を獲得することにある。それによって患者は，その精神構造においても生活誌 Biographie においても，それぞれが特異的な唯一一回の生／Leben／life を各自新たに生きるのである。

　このような治療的関与において相互に「語り」合うとはどのようなことなのであろうか。治療の場において対話者（治療者）が感じ取っていることを，その場で的確に言語化（外在化）してそのまま相手に率直に伝えることで，今まさに気づかんとしつつ言葉にならない何かを相手が自覚することへと触発することが起こりうる。そのとき治療者の言葉は相手の気持ちに共振し，それはいわば腑に落ちた体験となる。このような体験は，二人称的治療関係における対話によってしか達成されえない。このとき個々の言動すべてに相

手の総体が宿っていると同時に，それまでの多くの人々との対話の体験が今に重ね合わせ織り込まれている。このとき治療者自身も，何ものにもとらわれることなく自らを自由に解き放ち，自分の感覚に敏感にそして正直であることによってのみ，何が自分の意識に浮かび上がってくるのかをはっきりと自覚することができる。この浮上してきた何かを，感じたままに直截に表現することこそが，相手の心に予期せぬ反響を呼び起こし，それと同時に相手の希求しているものがそれによって触発されて，相互に新たな自分と相手に向き合うことになる。その結果，二人は新たな対話の地平に達する。

このような場面の展開は，むしろ対話が停滞しその行き詰まりの中で，ふと浮かんだむしろ場違いな，さらには失礼と感じられる思いを，あえて口にすることで起きることがある。この「ふと浮かんだ」ということは，その瞬間はそれ以上遡及することができないものであり，対話の場から忽然と湧きあがったものだからこそそこに偽りを含んでいない。

ところで「語り」は，そのもとになる体験が本人に大きな苦悩を引き起こすものであればあるほど，日常の場ではなかなか語りえないものとなる。それが文字通り当人にとって言語を絶する体験であればあるほど，それを外在化させ言語化させるには，困惑と苦痛を乗り越える必要がある。そのためには体験した本人が語り始めることができるまでの力量の充実と時が熟することZeitigung，そしてそれにふさわしい空間が必要となる。そのような「語り」の場としてもっともふさわしい場の一つが，先に述べた診療空間なのである。

この臨床の場においてこそ患者は，守秘義務に守られながら利害関係のない第三者として現れる治療者に対面するのである。このとき本人の内在化されていた私的体験は，言葉に置き換えられ語られることによって，対話者との間で一つのまとまりをもった文脈として紡ぎ出されてゆく。そこにおいて体験は意味を与えられ，人生の中で初めてそれにふさわしい位置が与えられる。そのときに用いられる言葉は，公共の言語であるがゆえにその語りは，自分自身への語りであると同時に，対話者へのそして他者への語りともなるのである。そのとき体験は初めて，自分自身の過去についての知識総体に組み込まれ，また他者からアクセス可能なものとして公共の空間に姿を現すことによって，リアリティを獲得することになるのである[7]。

文　献

1) American Psychiatric Association : Diagnostic and Statistical Manual of Mental Disorders, 3rd ed , DSM-Ⅲ. APA, Washington DC, 1980.
2) American Psychiatric Association : Diagnostic and Statistical Manual of Mental Disorders, 4th Text Revision , DSM- Ⅳ -TR™. APA, Washington DC, 2000.（高橋三郎ほか訳：DSM- Ⅳ -TR 精神科疾患の診断・統計マニュアル．医学書院，2002.）
3) Anderson H, Goolishian H : The Client is the Expert : A not-knowing approach to therapy. Therapy as Social Construction. Sage Publications, 1992.（クライエントこそ専門家である——セラピーにおける無知のアプローチ．野口裕二ほか訳：ナラティブ・セラピー——社会構成主義の実践．pp.59-88, 金剛出版，1997.）
4) Greenhalgh T, Hurwitz B : Narrative Based Medicine : Dialogue and discourse in clinical practice. BMJ Books, 1998.（斎藤清二ほか訳：ナラティブ・ベイスト・メディスン——臨床における物語りと対話．金剛出版，2001.）
5) 池見酉次郎：九大心療内科における教育．精神身体医学 9；225-230, 1969.
6) 生田孝：ヒストリーとしての「いのちの電話」．青年期心性の臨床——精神病理学の視点から．pp.243-271, 金剛出版，2000.
7) 生田孝：精神医学・対話・哲学．講座生命 2002. vol.6, 河合出版，2002. **[本書第１章]**
8) 加藤敏：現代医学におけるエビデンス立脚医学（EBM）と語り立脚医学（NBM）．こころと社会 No.104, pp.126-136, 2001.
9) Malcom N：佐藤徹郎訳：ウィトゲンシュタインの「哲学研究」．エピステーメー Vol.2, No.9, pp.142-179, 1978.
10) McNamee S, Gergen K（eds）: Therapy as Social Construction. Sage Publications, 1992.（野口裕二，野村直樹訳：ナラティブ・セラピー——社会構成主義の実践．金剛出版，1997.）
11) 中井久夫：「起承転結」と「起承"転"結」——日米文化の深い溝．清陰星雨．pp.235-239, みすず書房，2002.
12) 中嶋照夫：身体表現性障害の概要と身体化．pp.3-13, 1999.
13) 中川哲也：心身症の過去・現在・未来．pp.265-285, 1999.
14) 成田善弘：心身症と心身医学．叢書・精神の科学 6. 岩波書店，1986.
15) 成田善弘：心身症（総論）治療．pp.309-319, 中山書店，1999.
16) 日本精神身体医学会医療対策委員会：心身症の治療指針．精神身体医学 10；35-43, 1970.

17) 日本心身医学会研修委員会(編)：心身医学の新しい診療指針．心身医学 31；537-576, 1991.
18) 大森荘蔵：流れとよどみ——哲学的断章．産業図書, 1981.
19) Russel B : Mysticism and Logic and other Essays. George Allen & Unwin, London, 1917.（江守巳之助訳：神秘主義と論理．みすず書房, 1949.）
20) 高橋規子, 吉川悟：ナラティヴ・セラピー入門．金剛出版, 2001.
21) 山田詠美：AMY SAYS（エイミー・セッズ）．新潮社, 1999.
22) 山下格：心身症．異常心理学講座Ⅳ 神経症と 精神病Ⅰ．pp.357-413, みすず書房, 1987.
23) Weizsäcker V v : Studien zur Pathogenese. 2. Aufl. Thieme, Wiesbaden, 1946.（木村敏, 大原貢訳：病因論研究——心身相関の医学．講談社, 1994.）
24) Weizsäcker V v : Der Kranke Mensch. Eine Einführung in die medizinische Anthropologie. Gesammelte Schriften 9, Suhrkamp, Frankfurt a. M., 1998.（木村敏訳：病いと人——医学的人間学入門．新曜社, 2000.）
25) Word Health Organization: The ICD-10 Classification of Mental and Behavioural Disorders. Clinical descriptions and diagnostic guidelines, WHO, Geneva, 1992.（融道男ほか訳：ICD-10 精神および行動の障害——臨床記述と診断ガイドライン, 医学書院, 1993.）

家の継承を主題とする女性うつ病者について
―― 奥三河地方における考察 ――

3

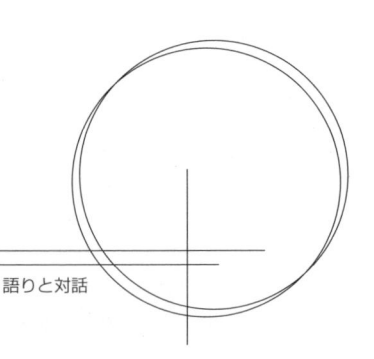

語りと対話

はじめに

　都市化の流れの中で全般的に核家族が，増大傾向にある．しかし，いったん都市部を離れると多世代同居の家族構成が，いまだにあちこちで見られる．筆者は，1993 年から 1995 年の 2 年間にわたり，愛知県奥三河地方の総合病院に初めて開設された精神科外来に初代の常勤医師として勤務する機会を得た．この期間に同地方では，抑うつ性の気分障害が女性に多く見られ，多世代同居が多い地域事情を背景として，とくに女性では「家の継承」をめぐる問題が状況因として男性に比して特異的に多いことに気づいた．そこでそれを臨床統計的に裏付けるために，同 2 年間の全外来受診者の診断分類を行い，そこから気分障害を取り出した．そして，それとそれ以外の精神疾患との比較や発病状況の調査を通じて，抑うつ性の気分障害を呈した女性における「家の継承」をめぐる問題を研究した．

　20 世紀初頭より精神疾患における精神病圏の二大疾患として，統合失調症と躁うつ病が認知され，両者の疾患概念は現在にいたるまで大枠においては保持されているが，その生物学的本態については，多くの仮説が登場してきたにせよ，いまだ未解明のままである．とりわけ躁うつ病は，1990 年代より感情障害あるいは気分障害として呼称を変えてはいるものの，現在までその

基本的概念構成に大きな変化はない。このような従来からの古典的な躁うつ病概念とは，「躁うつ病は統合失調症の対極をなす単一の疾患であり，誘因なく自然に発病するが，一般的には予後が良好である」とするものである。

しかし近年の躁うつ病研究は，このような古典的見方の批判的研究として出発している。たとえば誘因や発病因子，あるいは状況因や発病状況の調査や研究，さらにはより個性記述的 idiographisch な生活史の探究や，さまざまな亜型分類の試みがなされてきた[8, 14, 32]。このことは，人間の精神活動が，外界との相互作用の上に成り立っていることを考えるならば，たとえある精神疾患が同一の生物学的基盤を持っていたとしても，個々人の性格や行動パターン，さらには社会文化的時代背景の上にその人の置かれている状況に応じて異なった表現型をとることは十分に考えられることである。

とりわけ，患者の生活史の中に状況因を見てゆこうとする立場は，主にドイツや日本においては発病状況論として展開され，また英米圏ではライフイベント研究として推進されて，かなりの成果をあげてきた。それらの研究によって，躁うつ病が発症しやすい状況や生活上の出来事あるいは誘因が，当事者の性格構造との関連の中でかなりわかってきた。それらは，おおむねうつ病親和的性格を背景として，当事者が何らかの葛藤状況や危機に位置せざるをえないような状況にかかわっている。具体的にそれらは，職業上の変化（就職，転職，昇進，転属・転勤[20]や退職など），居住状況の変化（転居，同居，新築，改築など），家族状況の変化（結婚，離婚，離別，死別，不和，子どもの独立など），さらにはそれ以外の人間関係や信仰上の問題など，何らかの人生上の変化に関係している[8, 24, 26, 30, 34]。

このような観点から本研究の目的は，従来ほとんど論じられることがなかった世代間の家の継承をめぐる葛藤状況に焦点を当てて，奥三河地方の女性の気分障害を論じようとするものである。ただしこれによって，本論が全国的にも妥当すると主張するものでは決してない。たとえ，操作的診断基準に従って気分障害という診断が形式的に下されたとしても，その内包するものは，社会心理的にも各地域の異なる文化や風土の相違に応じて，その内容もそれぞれに異なっており，個々人の置かれた状況や性格構造の違いに基づいて，愁訴や症状の差異として現れてくる[4]。それらは，性比や治療経過の相違，

さらには薬効の違いにも及ぶであろう[11]。その意味において本研究は，あくまでもこの時代のこの地域における気分障害の発病前後の状況に焦点を当てて，記録し報告しておくことに意義があると，筆者は考えている。

I 対象と方法

対象者は，筆者が1993年より1995年の2年間で新城市民病院精神科外来で診察を行った467名からなる。当院は，愛知県新城市にある病床数317からなる市立総合病院である。当精神科外来は，当初1989年より大学病院から週1回のいわゆるパート医師派遣により発足し，その後順次週2回の外来診療に発展した。そして93年より筆者が同病院に赴任し，一人常勤体制をとることで初めて常設化されるに至った。

本論において用いている奥三河地方とは，山間部からなる南・北設楽両郡とその近接都市である新城市を含めた慣習的地域の呼称である。新城市は，愛知県豊橋市の北方に位置しており，同病院は，上記奥三河地方をその診療圏としており，その行政区域は，新城市およびそれ以北の北設楽郡（設楽町，稲武町，東栄町，豊根村，富山村，津具村）と南設楽郡（鳳来町，作手村）からなり，それらの合計人口は75,182人（1990年3月末現在）である。同地方は，北を長野県に東を静岡県に接し，地域面積は愛知県の22.3%を占めるにもかかわらず，その人口比は新城市も含めて愛知県の1.1%に過ぎない。

奥三河地方9市町村のうち新城市を除く8町村は過疎地域（過疎法による指定地域と準過疎地域扱いを受けている地域）である。各市町村を人口規模でみると，①3万人台に1市（新城市），②1万人台に1町（鳳来町），③5千～1万人に2町（設楽町，東栄町），④5千人未満に1町4村（稲武町，豊根村，富山村，津具村，作手村）となり，人口5千人未満の小規模町村が過半数を占めている。

同2年間に当科を受診するに至った467名に対して，初診時診断に基づきICD-10[33]に従い疾患分類を行った。精神疾患は，ちなみにFコードに分類される。さらにそこから，コードF3の気分障害を取り出して細分類を行った。

その中で家の継承問題を状況因とする症例は10例あり，それが今回の調査ではすべて女性に限定される結果を得たので，それらをとくに取り出して検討を加えた。さらに，事後的に全症例に対して笠原・木村分類[14]による診断を行い，正確を期した。そして代表的事例3例の症例提示を行い考察を加えた。またそれ以外の7例も加えて，初診時診断，年齢，職業，結婚形態，同居世帯数，病前性格，家族状況，発病状況，男性関係者の態度，治療経過，通院の治療的意味を表にして提示した（表3-1）。後にそれらを踏まえて，総合的考察を記した。

II 結　果

全対象者467名の初診時診断をICD-10分類[33]によって疾患分類を行った。ICD-10の「精神障害および行動の障害」は，Fコードに属するが，この中から，さらにF3気分障害に分類される患者を取り出した。そこに分類される患者総数は467名中97名となり，全体の21%を占め，その内訳は男26例，女71例，その男女比は1：2.7である。また年齢構成は，男性で19歳から80歳まで，およびその平均年齢は56歳，女性は18歳から83歳におよび，平均年齢は59歳となった。

これらF3気分障害は，さらにF30からF39までの7つの下位分類を含むが（F35, 36, 37は欠番），気分障害を呈した97名は，以下のように分類された。F31双極性感情障害（計5人：男3，女2，以下同様），F32うつ病エピソード（35：15, 20），F33反復性うつ病性障害（25：3, 22），F34持続性気分障害（32：5, 27）に分類された。なお，F34はすべて，その下位分類であるF34.1気分変調症に分類された。またF31の5例は，いずれも過去に躁（あるいは軽躁）状態を呈したことはあるが，当科初診時点やその後の経過では，いずれも抑うつ状態のみを示していたものである。よって全97例は，いずれもうつ病像によって特徴づけられていた。このため本論においては，これら97例を表現するために，文脈や過去の文献との関連において「うつ病（者）」という表現も併用している。さらに，発病状況において何らかの注目すべき

表 3-1 症例

症例	初診時診断 (ICD-10)	初診時年齢職業	結婚その形態	同居世代数	病前性格	笠原木村分類	家庭状況
A子	気分変調症 F34.1	38 主婦	既婚 嫁入り	4	内気, 真面目, 内向的, 消極的, 未熟, 心気的, 対人葛藤が大きい, 不満を相手に表現できず抱えこむ, 自己主張できない, 自己不全感。	III	長男の嫁として男子出産を義祖母, 義父母に期待されていたが, 娘2人しか生まれず, 以来つらく当たられる。近所にいる義弟嫁は頻繁に出入りして息子自慢をする。A子には実家の自由な出入りも許されない。
B子	反復性うつ病性障害, 現在中等症エピソード F33.1	56 主婦	既婚 婿取り	2	未熟, わがまま, 相手の気持ちに立てず自己中心的, 母に依存的, 社交的ではあるが嫌な人とは付き合えない, 気分変動が大きい, 心気的。	II	資産家の長女。母も婿取り。B子も婿養子を迎える。家の実権は, B子が握っているが, 実務を母が取り仕切っている。B子の子どももまた娘2人であり, 3代続けての婿取りの必要性が切実化していた。
C子	気分変調症 F34.1	65 主婦	既婚 嫁入り	2	几帳面, 律儀, 謙虚, 控えめ, 無口, 強い責任感, 自責的, 保守的, 他人を立てて自分は背後で遠慮している。	I	C子は小児麻痺による身体障害がある。長男も精神遅滞とてんかんを合併。女児3人を生むが幼少期死亡。夫は先年急死。次男は, 若い頃から家を出ておりあまり寄りつかない。家の継承の責任を自覚している。
D子	気分変調症 F34.1	70 主婦 自営業	既婚 嫁入り	2	仕事好き, 活発, 熱中, 几帳面, 律儀, 強い責任, 秩序愛, 社交的, 保守的, 良好な対人関係。	I	夫, 息子との3人暮らし。30代で見合い結婚。夫は事前の紹介に反して怠け者で, 結婚後まもなく失業し以来, 無為徒食。D子が1人で自宮業を始め, 独力で育てた長男は, 大卒後まもなく退職し父と同じ状態。
E子	反復性うつ病性障害, 現在軽症エピソード F33.0	64 主婦	既婚 嫁入り	3	律儀, 謙虚, 口下手, 無口, 控えめ, 小心, 強い責任感, 自責的, 内向的, 守旧的, 自己主張できない。	I	夫婦間に子どもができなかったので, 夫の甥を1歳時より養子にとり育て上げた。その後, 夫が死去。息子も結婚し, 孫と3世代同居。その時に資産を一切譲ったが, 嫁と孫がなつかず, 家の中で孤立している。
F子	気分変調症 F34.1	23 教諭	未婚	3	積極的, 社交的, 明朗活発と不安の同居。「良い子」の殻を抜け出せない。対人過敏, 几帳面, 熱心, 気分の波がある。自己不全感。	III	祖母と両親, 妹の5人暮らし。山間部に生まれ育つ。幼少期より跡取り娘として妹とは別格に育てられた。大卒後, 教諭になるが意に反して地元に連れ戻される。一族は, F子を婿取り娘とのみ位置づけている。

発病状況	男性関係者の態度	治療経過	通院の治療的意味
義祖母，姑，義妹の嫁いびり的対応が長期化し，心身ともに疲れはててしまった。	舅は寝たきり。夫は事態を認識していながら中立的で曖昧な態度。	過呼吸により内科から紹介。不安・感情の強い抑制は，通院とともに軽減しつつある。慢性的抑うつ気分は，多少の変動はあるが持続している。	自らの意思で通院。義理父母や夫は通院を黙認している。A子にとって通院が数少ない家から離れられて，不満を述べられる場を提供している。
長女がすでに嫁ぎ，婿取りに期待していた次女が，一族の意に添わない男と結婚を決行。	夫の存在は無視されており，夫も家の問題には関心を示さない。	糖尿病の増悪とともに強い抑うつのため内科から紹介。不眠，抑うつ，焦燥感も通院および次女との和解により軽減。しかし，慢性的抑うつ気分。	主体的通院の意思はないが，通うことで症状軽減の利得があるため母の先導で通っている。精神療法により家継承の呪縛から解放されつつある。
夫の死後障害者の長男と2人暮らしとなり，家の継承のめどが立たないまま抑うつ化。	夫はすでになく，長男は頼れず，次男との連絡も途絶えがち。	心筋梗塞後の抑うつのため内科より紹介。強い抑うつを伴う身体不定愁訴は，長男の障害の受容と，家の継承を次男に託すことで小康伏態。	考えてもみなかった精神科の通院が，自分にとって唯一の受容される場として感じ取られてきている。
家業の不振。夫と息子二代にわたる無為の生活。次世代継承の可能性が乏しくなっている。	夫は家長としての責任を一切放棄。息子も自信喪失して頼れない。	自らの意思で受診。それだけ治療意欲も強い。自分が積み上げた努力に見合わない息子の現状を，諦めて受け入れることで軽快しつつある。	不幸な結婚と息子のなさけない現状に対する答えを求めて通院するなかで，自分の生き方を振り返り，愚痴をこぼすことで自らを慰めている。
息子が結婚してから息子家族がなつかない。自分の死後を祀ってくれる人がいない心配。	夫はすでに亡く，養子の息子は結婚後，妙によそよそしく冷たい。	自ら「神経のもの」と自覚し受診。家族は，通院をよく思っていない。不眠，抑うつ，不安，焦燥は，薬物療法によりかなり軽減。	家業を守り立て養子を育てた結果としての現在の孤独が，E子には受容できない。その意味を自問しつつ，通院に自分の居場所を求めている。
適齢期にさしかかり，結婚圧力が周囲から強まるが，F子にとっては閉塞的状況が出現。	父は，F子の心情には無理解。婿取りが最大唯一の関心事。	内科より紹介。F子も精神科のものと自覚していた。不安，焦燥は，薬物療法にて軽減。しかし，家継承の負荷は変わらないため改善なし。	通院を知って家族はそれに猛反対。逆に通院それ自体が，F子にとって唯一の自己主張と内面を語ることの場を提供している。

表 3-1 症例（つづき）

症例	初診時診断(ICD-10)	初診時年齢職業	結婚その形態	同居世代数	病前性格	笠原木村分類	家庭状況
G子	中等症うつ病エピソードF32.1	67主婦	既婚嫁入り	2	仕事好き，律儀，義理堅い，控えめ，寡黙，小心，強い義務責任感。謙虚，自責的，内向的，伝統指向的，自己主張できない。	I	長男と娘の3人暮らし。夫は自営業者だったが，先年急死し廃業。長男は遠方に家庭を持っていたが，脳腫瘍に罹患し離婚後1人で帰郷。40歳前後の次男と娘は，結婚の意思がない。最近，長男が自宅で溺死。
H子	気分変調症F34.1	59主婦自営業	既婚嫁入り	2	仕事熱心，努力家，内気，謙虚，曲がったことが嫌い，一本気，自責的，守旧的，他者配慮が強い。	I	夫と息子の3人暮らし，夫は，本家筋で自営業。娘はすでに嫁いでいる。23歳の息子は，超低身長，幼少期に小人症の診断を受け，ホルモン治療を勧められたが，本人が嫌がって遠方の大学病院での治療を中断。
I子	気分変調症F34.1	30主婦	既婚養子に嫁入り	3	外向的，行動的，気まぐれと頑張り，朗らか，臆病と大胆さの同居，意地っ張りの反面もろい，気分屋。	III	義父母と夫，娘の5人暮らし。義父母に子どもがなく義父の兄の子を養子に迎えた。I子は，義父母に気に入られず，結婚を一時断念したが，夫が他の女性と結婚の意思がないためにようやく結婚できた。
J子	気分変調症F34.1	66主婦	既婚嫁入り	1	神経質，臆病，小心だが頑固でわがまま，自責と他罰の同居，内向的，自立的でなく夫に頼っている。心気的	III	定年退職後の夫と2人暮らし。結婚まもなく舅姑と同居したが，J子が農業ができないため別居。息子は2人いるが，約40歳の長男は独身で遠隔地におり帰郷の意思がない。次男は結婚して近くに住んでいる。

表 3-2 状況因の有無とその内訳（①～⑨）

状況因の有無	女	男	計
状況因：なし	30	10	40
状況因：ありその内訳	41	16	57
①家の継承問題	10	0	
②家族の心配事	4	0	
③孤独	3	0	
④本人あるいは家族の転居	4	0	
⑤身内の病気や事故，失職	6	0	
⑥身内の死別	5	3	
⑦本人の病気	6	2	
⑧勤務先での問題	3	4	
⑨定年退職状況	0	7	

状況因が関与しているかどうかを調べ，それらを各々集計し，表3-2に示した。ここで状況因の有無を，男女別に見ると，女性例で有41例，無30例となって56%で有となり，男性例では有16例，無10例となり61%で有となった。

そこで，これら状況因の認められる57例を事例に即して，代表的状況因を各1つ取

発病状況	男性関係者の態度	治療経過	通院の治療的意味
長男を死なせた自責の念。次男と長女には家の継承の望みがない状況で先行き不安に。	次男は遠方におり独身でそこに永住のつもり。家を継ぐ気がない。	親族に連れられて受診。自ら受診の意思はなかった。自責の念、抑うつ、不眠が治療により軽減していることで精神科への偏見が消えつつある。	診察の中で次男と娘の生き方を受容し、また自ら家の継承にこだわって結果的に長男を追い込んでしまったのではという洞察が生まれつつある。
無理にでも治療を受けさせておけばと自責の念。息子の結婚も家継承も困難に思われる。	夫は、子育てや医療はH子まかせ。当の息子は、快活なのが救い。	不眠、食欲不振、抑うつを精神的なものと自覚して、自らの意思で受診。いまだに長男の治療を中断したことに自罰的であり、よくなっていない。	周囲の目を忍んでH子は自責的に一種の自罰行為的として通院を続けている。しかし、通院が唯一の愚痴をこぼし本音の吐ける場となっている。
意に添わぬ嫁として、また跡取り息子を生まず女児を生んだことでいびられる日々。	厳格な義父、夫は、育ての親には背けないと間に入る意思がない。	内科より紹介。不安、抑うつや頭痛、吐き気、震えなどの身体化症状も、通院により軽快しつつある。義父母の亡くなるまで良嫁を演じる覚悟。	I子の通院に義父母は世間体を考え不満。夫は、態度をはっきりさせない。通院自体がI子の、婉曲な抵抗と自立の意思表明となっている。
次男の息子（孫）の知的発達が遅れており心配。孫の世代での家の継承が危惧される。	夫はJ子に優しい。次男は、孫に関して親の介入を拒否している。	身体的愁訴が内科で改善しないので自ら受診。家事もできなくなるほどの億劫さも、何とかしのげるようになってきた。夫の協力も大きい。	夫は通院に肯定的、自らの家意識とその押しつけが子どもたちとの疎隔の遠因をなしていたのかもしれないと思いつつある。

り出して、それらを9つの項目に分類して表3-2の下半に示した。症例によっては複数の因子が複合的に重なりあうこともあるが、本論の主題である家の継承が問題化している場合には、それで代表させた。表3-2において、①は本題である家の継承問題を状況因としているもの、②は家族の心配事（たとえば、夫の浮気や孫の女子高生の妊娠など）が、③は本人が家庭内で精神的に孤立状況にあることが、④は本人あるいは家族の移動（転居や夫の単身赴任など）が、⑤は身内の病気や事故あるいは失職が、⑥は身内との死別（病死、事故死、自殺）が、⑦は本人の病気（持病の悪化、癌の告知や手術など）が、⑧は勤務先での人間関係や昇進などが、⑨は定年退職状況が、状況因と考えられるものである。ここで①も、②と同様に家族内の心配事に属するが、とくに家の継承をめぐる問題が主題化しているので、②とは区別してとくに

①として取り出した。

　ここで特徴的なことは，「家の継承」問題を契機として発症した気分障害10例は，全例がすべて女性例であったことである。実際それは，女71例中10例で13％にもなるが，他方男26例中で皆無であった。そこでこの10例に対する笠原・木村分類では，Ⅰ型（性格（状況）反応型）は5例，Ⅱ型（循環型）は1例，そしてⅢ型（葛藤反応型）は4例に分類された（表3-1）。

Ⅲ　症例提示

　これら気分障害の10例では，家の継承が危機に瀕していた。それらは，笠原・木村分類[14]では，Ⅰ，Ⅱ，Ⅲ型にそれぞれ分類された。そこで，各々の類型を1例ずつ取り出し症例提示（B子，D子，F子）を行い，その考察を述べた。年齢は，初診時年齢を示し，職業の後に笠原・木村分類の類型分類を示した。また残り7例とあわせて表3-1に一覧表としてまとめた。なお，症例の並べ方は，受診した順番である。

【症例B子】F33.1 反復性うつ病性障害，現在中等症エピソード，56歳，主婦，Ⅱ型

　2世代同居。裕福な家庭の一人娘として祖母と母に溺愛されて育った。病前性格は，未熟でわがまま，自己中心的で，母親に依存的である。対人関係の好き嫌いが激しく，気分の変動が大きい。一人娘のため，婿取りを前提として親に勧められるまま，見合いにより2歳上の現夫を婿養子に迎え入れた。子どもは娘2人。現在は，夫と母との3人暮らしであるが，最近まで次女も一緒に住んでいた。家業は，農家（米と茶）であり，経営は主に母が行っている。夫は，それを手伝いがてら，土木作業員をしている。婿養子であった父も，約10年前に病死し，以後一家の主導権は母とB子が握っている。家のことはB子が決定し，母はいつもそれを承認するが，その背後には母の意思がはたらいている。しかし，そのことをB子は，ほとんど自覚していない。

B子には以前から気分の波があり，調子がよいときは家事も積極的に行うが，不調になると食事も摂らずほとんど寝てばかりで，すべてを母に任せてしまう。そのようなときには，何もする気が起こらず，死んでしまいたくなるが，1～2カ月でもとの調子に戻ることを何回か繰り返していた。

　B子の子どもは娘2人だけなので，3代続けて自分の娘にも婿養子を取らせるつもりで育ててきた。性格が活発で活動的な長女には，短大を出るやいなや早く恋人ができた。以前から長女に比べて従順な次女に家の跡を継がせたい気持ちがあったので，長女の結婚はとくに問題なく承認された。跡取り娘となることを次女は当然了解してくれているものと，B子は信じていた。次女は，姉のように短大進学は望まず高卒後すぐに就職した。そこでまもなく同じ職場の男性社員に好意を持つようになり，お互いに結婚を考えるようになった。しかも相手の青年は，婿養子にB子の家に入ってもよい意向を示してくれた。

　当初その話に乗り気であったB子は，その青年の成育歴を知るにおよび，難色を示すようになった。それは，彼がいわゆる孤児院育ちであり，しかも結婚式に列席できる親族が誰もいないことを知ったときからであった。そのためB子は，次女の懇願にもかかわらず彼に一度も会おうとはしなかった。結局その問題を協議するために，家族とおもだった親族が集まって親族会議が開かれたが，「そんな式では恥ずかしくて世間様に顔向けができない」という意見が大勢を占め，結婚を認めないことに決まった。その席で次女を擁護したのは，長女一人だけであった。

　次女は，その決定の後，家を飛びだしてその青年と結婚式を決行した。次女は，反対した両親や親族にも式への招待状を出したが，拒絶されてしまい，結局，長女のみが列席した。次女が，式を挙行し入籍をしたという事実を知ってから，B子は急激に体調を崩し始めた。それまで十数年の間，小康を保っていた持病の糖尿病が，急激に悪化してインスリンを必要とするほどになった。それとともに不眠や強い不安や焦燥感，抑うつ気分を呈するようになったため，内科より紹介されて初めて精神科を受診することになった。

　まもなくインスリン導入に伴う教育入院を内科で行うことになった。この入院中にB子は，予期せぬ次女夫婦の見舞いを受けて，初めてその夫に会っ

た。初対面ながら，B子はその青年に好感を抱き，遅ればせながらの結婚の承認を与えた。そして，いずれは家に婿養子で入ることで，お互いに過去を水に流すことに決めた。なおこの決定にB子の夫は，いつものようにいっさい関与していなかった。

　この出来事の後には，以前に見られたような激しい焦燥感や抑うつ気分は，軽減していった。しかし以後もB子の気分が格段によくなることはなく，多少の変動はあれ，慢性的抑うつ気分で推移している。診察日にはいつも母が影のように付添っている。B子は，自分の意に添わなかった次女の結婚という事実を，何とか自分の中に受け入れようとしてため息をつき愚痴をこぼしつつ通院を続けている。

　　　　　　　　　　　［症例分析］
　症例B子の場合は，2代にわたって成功してきた娘の婿取りによる家の継承が3代目において危機に瀕したことが，状況因となっている。生来からあったと思われる抑うつ性の基礎気分変動を背景に，いわゆる家付き娘として乳母日傘的に育ったB子が，次女の選択よりも世間体を優先させたがために，予期せぬ次女の反抗にあって自分の望んだ形での家の継承に失敗してしまい，かなりの抑うつ症状を呈するようになったものである。B子の性格は，母親にかなり依存的であり，母親もいまだB子には子どもに接するような態度で，母子分離が十分にできていない。

　B子は，その人格が未熟であるにもかかわらず，従来まで大幅な破綻を来したことがなかった一因は，B子を取り囲む親族が彼女を支えていたからであった。ただし，その支持は，B子が家を守り，そして世間に顔向けのできるような継承が実現することが暗黙の前提とされていた。だからB子は，旧来の家制度という価値観を，たとえ明確に意識していないとしても，それを体現している限り安泰であった。B子は，その意味において他者の（一族の，そして奥三河地方の共同体一般の）価値に生きていたことになる。もちろん，その価値を幼少期より自らのうちに取り込んできたことによって，それはB子自身の価値観でもあった。つまり，B子は，他者の価値意識を自己化することによって，自己を生き，そして他者の価値に生きると同時に，自己は他

者によって生かされかつ他者を生かしていたのである[7]。このような関係は，お互いに相補的であり，かつ相互支持的であった。

　親族間のこのような強固なつながりが，家継承の危機において相互呼応的に，親族会議の開催をもたらすことになった。この会議の実質的主催者は，B子の母親であって，B子には自らの明確な意見や方針があったわけではない。もちろん，B子にも感情レベルで好悪の判断はあるにせよ，家あるいは一族に関して確固たる見識を持っていたわけではない。このときまでB子は，他者の価値観を自分由来のものであると錯覚していたという意味で，他者を自己化することで生きていたのである。そこには本来，可能性としてはありえたかもしれないB子が本来的に育成すべき自分自身の欲望は，その発達を抑圧され排除されていた。この意味で，B子はまさに家付き娘の鋳型にはめ込まれていたのである。B子は敢然として，次女の結婚を否定することもまた逆に承認することもなかった。同時に，そのような判然とした意思を持たず，しかも持とうともしなかった。B子は他者の価値観を取り込み，自己の枠組みにおいてそれを自らのものとして再構成すること（自律化）[12]が十分にできておらず，その意味において他律的自己を生きていたからである。つまり，次女の婚姻を否定したのはB子の意思であるよりも，親族間の暗黙の合意であり雰囲気であった。B子は，その合意を体現している存在に過ぎない。ただ一人，長女がそれに異を唱えはしたが，彼女はもはや家から嫁いで出ていった人間なのであり，部外者で「外の人」なのである。だからこそ，その発言は何らの力も有しなかった。

　もしB子が，他者の欲望を本当に自己化していたならば，次女の結婚の否定を貫徹することも，あるいは眷属と対決してそれを肯定する困難な選択もできていたはずである。この点においてB子は，自己と他者を明確に分立させてはいなかったことになる。しかもこの他者は，顔見知りの他者つまり二人称的他者であって，普遍的価値観や神の眼差し，あるいはまったく無縁の他者を代表する三人称的他者ではなかった。

　娘の結婚に対するB子の態度は，娘たちの自律的決断を尊重することなく，あくまでも自らの家継承という目的達成のための道具的存在と見なしていたことに現れている。長女の結婚を承認したことも，母子の相互理解に基づく

ものではない。それは，長女がＢ子の目的に適わなかったに過ぎず，しかもその背後には一族の承認が控えていた。

この点において，Ｂ子の娘たちに対する態度は，笠原[13]が論じたようにうつ病者一般に見られる所有的構造を有していた。長女は，嫁に「くれてやった」のであり，次女は婿を「もらう」はずであった。この関係は，Ｂ子の夫との関係にも現れている。Ｂ子は，夫を婿に「取った」のであって，その後も夫婦の信頼関係が必ずしも醸成されてきたわけではない。実際，夫は家の重大決定では，いつも蚊帳の外に置かれていた。

次女とＢ子の対立と，糖尿病および抑うつ症状の増悪は，時期的に並行している。従来よりＢ子には，平均的以上の気分の変動があって，ときには家事も放棄して寝込むこともあったが，いずれも自然に軽快していた。しかし，今回はそのような単なる気分変動とは質的に異なるものであった。Ｂ子を支配していたのは，こんなはずではなかった，もう取り返しがつかない，あとの祭りだante festum[17]という自責的な深い抑うつ感情と，次女に裏切られたという恨みのこもった他責的態度であった。そのような今まで体験しなかったような悲嘆のなかから，その後，徐々に自らの生き方に対する内省的態度の萌芽が認められるようになってきた。それは，入院中も時折，着替えを持ってくる夫に対して「やわらかく」接するようになってきたことや，のちの次女との「形式的」和解に見ることができる。

Ｂ子が独断で次女の結婚を承認したのは，次女夫婦の予期せぬ来訪という事態に遭遇して，感情的にたかぶった衝動的行為によるものであった。しかしこのことは，Ｂ子に大きな変化をもたらした。それは，いわばＢ子が初めて家の将来を左右するような主体的決断をなしたことを意味していた。当時Ｂ子が，そこまで思いいたることはなかったにせよ，それは新たな葛藤をＢ子にもたらした。つまりその葛藤は，次女の結婚の承認とＢ子の属する共同体の価値観との衝突という外部的問題であると同時に，Ｂ子の心の中の価値観の変更という内部的問題でもあった。次女の夫は，逆境がその人を切磋琢磨したような苦労人であり，人物本位に見るならば，その点においてこそむしろ望ましい人であった。しかしまさにその逆境の生活史こそが，Ｂ子の抜きがたい価値意識（偏見）に葛藤を生み出すことになった。世間体の中で生

きてきたB子にとって,「世間様」が許してくれることが,「変な目」で見られないことが,死活問題であった。この意味において,B子は共同体から外れることを何よりも恐れていた。そして,自分が次女の結婚を承認したことで,悪者になることを一番懸念していた。B子は娘の立場よりも自分の体面をより重視しているのであり,この点にB子のもっとも自分本位な自己執着的態度を見ることができる。しかし,次女夫婦との来るべき家の継承にそなえて,自律的自己を内なる自分に育んでゆくことが,当面の精神療法的課題である。彼女は,毎回の診察で愚痴をこぼしながら現実を受容しつつ,徐々に変容を遂げているように思われる。

【症例D子】F34.1 気分変調症, 70歳, 自営業, I型

2世代同居。現在,74歳の夫と32歳の息子との3人暮らし。7人同胞の末子として出生。同胞は,D子以外,母親が亡くなるまでに皆結婚していた。長兄が死去後,次兄が長兄の嫁と再婚し,実家は続いている。しかし,終戦直前に母が亡くなり,終戦の混乱期に20代であったD子には,縁談を世話してくれる人もなく,30代になってから後妻の口もかかりだした。せめて初婚の人ならと,勧められるままに会社員と見合い結婚し,30代前半に娘を,後半に息子を出産した。結婚前の話とはまるで違って夫は,生活能力に乏しい「怠け者」であった。まもなく夫は,不可解にも会社勤めを辞めてしまい,以後働こうとはしなかった。そのためD子は,生計を維持するために独力で自宅に花屋を開店した。夫は,たまに店番をしてくれる程度で,ぶらぶら何もしない。当初は,競合する店も近くになかったため十数年間は,商売も繁盛していた。しかしその後,近所に現代感覚のフラワーショップが開店し,客の大半がそちらに移ってしまった。娘はすでに遠方に嫁いでいる。息子が大学を出るまでは何とか収入を確保しようと,息子が大学在学中に商売替えをして,クリーニング取次店を始めた。しかしそれは,思ったほどうまくはいかなかった。しかも唯一の生き甲斐であった息子は,大卒後せっかく大都会の有名企業に就職できたにもかかわらず,1年余りで「能力的についていけない」と事前の相談もなく自ら退職し,4年前に突然家に帰ってきた。対

人関係が苦手な息子は，以後職を転々とするが長続きしない。最近では，求職活動もしようとせず父親のように自宅でぶらぶらしている。夫だけなら何とか一人で耐えてきたが，夫息子2代にわたりそうなってしまったと思うと，一挙に虚しさがこみ上げてきて，この4年間はうつうつとして気の晴れることがなかった。いったい自分の一生は何だったのだろうか，と思ってしまう。このまま息子が，職にもつかず結婚もせずに一生を終わってしまうと，家が絶えてしまうことになる。自分を祀ってくれる人が誰もいなくなると思うと，やるせない。これは落ち込みすぎと自覚し，精神科を受診する以外に道はないと思い，自ら精神科を訪れた。それ以来，外来にやってきてはわが身の不幸を嘆くことで何とか一息ついている。

[症例分析]

　D子は，実質的には女手一つで2人の子どもを育て上げながら，期待の息子が最初の就職先で挫折して以来引きこもるようになり，それとともに自分の人生の意味を懐疑し，家の断絶を危惧しながら，抑うつ症状を呈してきたものである。

　D子は，いわゆるメランコリー親和型性格（Tellenbach）ないしは執着性格（下田）といえるような病前性格を有している。つまり凡帳面で律儀，仕事が好きで，責任感も強く，無力な夫に代わり，自営業を起こし，こつこつと努力を積み重ねてきたしっかり者である。地域の人や客との人付き合いもよく，他人と円満な関係を維持しており，発病までは平均以上の社会的対人的適応能力を示してきたことは，Ⅰ型[14]においてよく見られる特徴である。しかし，60歳代に入り，家業を時流に合わせることができず，営業職種の変更を試みたが，成績が思うように上がらないため苦慮していた。またD子自身も，危機の際に発揮してきた今までの「頑張り」が，精神的にも肉体的にも利かない老年期に入っていた。そこに，失意した息子の突然の帰郷が，D子にとって最後の一押しとなり，自分では克服不可能と感じられる抑うつ状態に陥った。

　B子が一族に支えられて生きてきたのに比べて，D子は孤立無援の中で自ら起業するほど積極性に富み，自立的であった。転業した今の家業が，傾い

ているとは言え，息子が破綻しなければ，おそらくＤ子は，発病をまぬがれたであろうと思われる。それほどＤ子にとっては，息子の「意気地なさ」がふがいなく感じられた。今まで息子は，いわばＤ子の分身であって，Ｄ子の価値観の範囲内で生きてきた。そして，息子もそれを受け入れているように思われた。Ｄ子は，息子を自己中心的に受容するかぎりにおいて，息子は他者としてのそれ自体の個別性を喪失し，Ｄ子によって自己化された「自己の内なる他者」[7] に過ぎなくなっていたのである。だから，Ｄ子と息子との間には，その意味において明確な自他の分立が成立していなかった。つまり，息子を大事に育ててきたことは，同時に自己に対する執着的配慮にほかならなかったのである。

　Ｄ子は，夫との間に望んでも得られなかった過去を，息子で取り返そうと望みを託してきた。だから息子の挫折は，同時にＤ子の挫折でもあった。息子が，いわばＤ子の価値観の範囲内に生きている限りにおいて，Ｄ子は息子を受容していた。しかし，夫と同じ生き方を始めた息子は，Ｄ子の存在基盤を震撼させるものとなった。Ｄ子は，失意の息子に，刻苦勉励の精神を求めたが，それが応えられることはなかった。このときに，息子はＤ子にとって初めて，自分の意に添わない異質なそして不気味な他者として現れている。このときにＤ子は，分身としての息子を「喪失」したのである。Ｄ子は，今までいわば条件付きで息子の存在を受け入れていたのであり，息子は失われた過去を取り戻す道具的存在であったのである。

　今後のＤ子の課題は，どのようにして自己の外なる他者としての息子にかかわってゆくかということであり，それは，今まで意識的に排除してきた過去の夫とのかかわりの再考察を含むことでもある。

【症例Ｆ子】 F34.1 気分変調症，23歳，小学校教諭，Ⅲ型
　3世代同居。二人姉妹の長女。同居家族は，父方祖母と両親・妹の5人。山村に生まれ，小さい頃から「お前が養子をとって家を継ぐ」と言われて育てられた。病前性格は，積極的で勝気，潔癖で几帳面，不安と明朗活発な社交性が同居している。対人緊張が強く，自分を素直に外に出せず，自己不全

感を自覚している。F子は，子どもの頃から教師になる夢を持っていた。中学卒業後，家を離れて都市部のいわゆる進学校に下宿しながら通い，さらに国立大学教育学部へと進学して，その夢をかなえた。しかし，在学中から家継承の課題は，F子の心に重くのしかかっていた。継承を拒否して家を捨てることのできない自分と同時に，それを受容できない自分に悩みながら，学生時代より慢性の抑うつ気分を持続させていた。F子は都会での就職を希望したにもかかわらず，一族の強い意向で結局は地元の僻地校に赴任することになった。

　帰郷して，再び親のもとに住みながら教師を始めてみると，一度都会の生活を知ったF子には，やはり田舎の生活がきわめて息苦しいものであった。大学卒業者は一族の中にはF子しかおらず，高卒の父母は，F子の学歴と教養を敬遠しており，田舎の跡取り娘にはむしろ縁談の妨げになるのではないか，と危惧していた。妹は，幼少期から姉が跡継ぎ娘として優遇されて自分は差別されてきたとF子に反感を抱いており，両者の関係はあまりよくない。

　F子自身，地元には恋愛の可能性のある男性は見当たらないように思える。「このまま田舎で自分よりもレベルの低い人と見合いさせられて，養子を取らされる」かと思うと，憂うつになってくる。教室で授業をしている間は何とかなるが，一歩そこを出るといたる所で見知った顔に出会い，まるで四六時中監視されているように感じられて息が詰まってしまう。月に1回は，都会へ息抜きに出るようにしているが，それにさえ両親はあまりよい顔をしない。このままでは耐えきれない，と思う。大学時代の友人に事情を話しても，時代小説の世界としか思ってくれない。

　以前から体調不良を自覚していたが，どうにも我慢がきかなくなってきた。食思不振，胸苦しさで内科を受診したところ，身体疾患が見当たらないために精神科を勧められた。F子は，自分でもそうなることを予感していたので，自らの意思で受診してきた。初診時，外来で涙を流しながら感情を殺すように，以上のことを述べ続けた。

　この精神科受診を知った両親は，世間体をはばかり以後の通院に猛反対をしている。しかし，F子にとっては唯一の本音を吐いて相談のできる場所として，また家族に対する婉曲的抵抗の表現として，不定期ながらも通院を続

3. 家の継承を主題とする女性うつ病者について

けている。しかも，いわゆる適齢期にいるＦ子に対して，婿を取って結婚させようとする一族の圧力は，無視できないものがあり，その葛藤状況の中で，Ｆ子の症状はなかなか改善を見ていない。毎回来院の度に，一泣きして帰るのが印象的である。

　　　　　　　　［症例分析］
　Ｆ子は現在，家の継承に当事者として反対の立場を取ってはいるが，それを絶対的に拒絶しているわけではない。もしそうなら大学卒業後，地元に戻らず都市部で教職を選択することも可能であった。ことの経緯から見て，もしＦ子が家継承の当事者でなければ，とくにそれに反対の立場ではないと思われる。Ｆ子にすれば，もし自分の意に添うような男性が婿入りしてくれるなら，それが最良の選択であった。そのような選択が現実的には困難であるのに，一族から「婿を取って家を継いでほしい」という期待を明確に拒絶することなく，教師になる夢を実現して地元に教師として戻ることで問題の先送りを行っている。しかしいざ地元に戻ってみると，本来の婿養子取りという課題が，年齢的にも焦眉の課題となって迫ってきた。このような葛藤状況の中で，従来から多少ともあった抑うつ気分の増悪をみたものである。
　Ｆ子にとって，結婚できそうな男性は地域社会には見当たらず，また他地域から来てくれるような男性も存在しない。しかも親の言いなりになって「見合い結婚をさせられる」ことは，Ｆ子にはとても受け入れられず，だからと言ってそれを放棄して家を飛び出し都会で自活してゆくという決断もできず，その間の両価的葛藤状況の中で抑うつ症状を持続させている。つまり彼女は，共同体にとっての悪者になることも，また共同体とのつながりを断ち切って出奔することもできないでいる。Ｆ子は，当事者としてそのような共同体の価値観を否定する言葉を治療場面において吐き続けながら，しかしそれを家庭や地域社会において個別的他者に述べることはできない。このような行動様式は，他者の人格に対する配慮にあるのではなく，従来の自分自身の在り方が挫折してしまう危険に対する危惧（配慮）にあるように思われる[7]。Ｆ子自身，自らの生まれ育った伝統的基盤を背景とした他者からの要請に対して，それを拒否できない性向を有している。自分が我慢して相手の要求を拒否し

ないことは，一面において他者の意向を自らの内に取り込むことを可能とし，それによって他者との対決をとりあえずは回避することができる。これはあたかも他者への配慮であるように見えながら，むしろ他者を自己の在り方に合わせて取り込んでいるに過ぎず，他者を対等の人格と尊重しているわけではない。このようなやり方は，いつか自己の許容能力を超えるような他者の取り込みが必要となる事態において破綻をきたすことになる。それが，まさにＦ子に起きている事態であった。苦悶し懊悩しつつも，彼女はむしろこの時点では，問題の直面化を避けて逃避している。その逃げ込み先が，精神科の診察室となっている。ここでは，本来なされるべき自己と他者との明確な分立（対立）が回避されてしまっており，そこから他者との自立（自律）的対決を踏み出すことは，いまだできていない。

　Ｆ子の父親は，一族の総意を代表し，かつまた自らも決して譲ることのない家継承の決意を持ってＦ子に立ちはだかっている。Ｂ子の家とは対照的に，ここでは家長としての父がその本来的役割を担っている。母親は背景に退いており，妹はこれみよがしにＦ子を冷ややかに見ていて，周囲にＦ子の心情を理解してくれる人はいない。この意味においてＦ子は，地域共同体のなかで共感的他者を有していない。だからこそ，通院それ自体が，Ｆ子の消極的抵抗の意思表示としてのみならず，唯一の心情を吐露できる場として，そしてＦ子の今を支える場として機能しているのである。

Ⅳ　考　察

1. 奥三河地方の風土

　新城市から北方の奥地は，村々が山に囲まれたお椀の底のような部分に孤立的に分布している。しかし，南へは東海道に，また北へは伊那谷を経て中山道へといたる道が開けていたため，山間部という地勢的困難さにもかかわらず，中央からの情報伝達は比較的に速やかであり，そのため進取の気性に富んだ文化人を多く輩出してきたことで知られている[31]。これら三河人の気質としては，江戸時代の『人國記』[5]に記されたごとく，「其言語いやしけれ

ども，實義おほし。事を約して，遂ざる事なし。親子の間も，互いはぢらい，虚談する事なし。しかれども，偏屈にして，我を立て，人の言を聞き入れず……」とあり，このように実直で正直な気質が本質的には今も変わらないことが，藤田[5]によって肯定的に述べられている。また同地方は，民俗学の宝庫とも言われて伝統芸能（たとえば，花祭や子供歌舞伎）も古くから伝承されており，日本民俗学の代表的古典と言われている早川孝太郎の『猪・鹿・狸』[6]（1926）も北・南設楽郡を舞台としている。

　人口動態的に見ると，新城市以外は人口過疎化と高齢化が同時進行している。実際，65歳以上の老齢人口の占める割合は，新城市以外の町村では20％前後であり，老年人口比率の高い過疎地域を多く抱えている島根，高知，鹿児島の各県が15％前後であることを考慮しても，それを大きく上回っている。

　当地方では「ホンヤ」－「シンヤ」（本家〔屋〕－新家〔屋〕の意か）という対概念が存在する。これはいわゆる本家－分家の対概念に対応している。このホンヤを過去から将来にわたって存続させていこうという家族や親族の意向は，いまだに隠然たるものがある。そのような意識構造のもとで，たとえシンヤであってもシンヤとしての家の継承を望む意識はいまだに強固である。また「ジルイ」（地類あるいは血類のなまったものか）という概念があり，それはおよそ5代前から派生した縁戚の人々を意味している。普段はあまり意識されないが，いったん冠婚葬祭などがあれば，普段はあまり顔も会わすことのない遠い縁戚までが参集し，一族の結束とその内部における各々の序列がそのつど暗黙の内に再確認されるという。

　さて当地でも，都市部におけるように伝統社会が崩壊しつつあり，第一次産業から二次，三次への人口の移動と都市化，核家族化への進行が遅ればせながら進んでいる。産業構造的には，昔から農林業が主導的であったが，最近は製造業や卸し・小売・サービス業などの就業比率が上昇傾向にあり，主導産業の変動は最近にいたり激しいものがある。その詳細な分析は，交野[15]が各市町村について詳細に行っている。このような世代間の職業の変化は，たとえば症例A子，B子，E子，G子，I子，J子らの夫の職業が先代の農業から工場勤務や自営業や教員に転換していることに見ることができる。F子の場合には，専業農家であった祖父から父の代で会社員となっている。

2. 家意識について

　第二次世界大戦以後，日本における家制度は，父系家族制（直系家族制）から核家族制（夫婦家族刺）へと移行した。しかし，地方ではいまだに家によって強固に戦前の家意識が残っており，それにとらわれ続けている人々も少なくない。当地ではいまだに多世代同居家族は，稀なことではない。そして，地縁・血縁のつながりが都市部に比較して相当に強く，とりわけ家意識とその継承にまつわる問題が，同居の有無にかかわらず，その家に属する構成員の考え方を強固に制約していることが多い。この場合の「家」とは，単に家庭や家族の代名詞ではなくて，戦前において理念として存在していたような家父長制の意味である。

　女性が，結婚によって実家から離れ，夫の家族に加わることを嫁入り婚というが，「嫁の場合，結婚してもある期間を経てなお次代の跡取りの出産という出来事を経験しえない時には，嫁の地位を失い，彼女の実家に戻される危険性もあった。世代間を通じての長期にわたる継続性をなににもまして強く求めた家集団にあっては，次代の跡取りを確保することは至上課題なのであった」[21]。戦前において家督を継いだ者は，家族や親族に対してその一族運営の中心として眷属を取りまとめる責任と義務があった[22]が，現在においてその責務は相対的にかなり軽減し，本論の各症例において，主に家名の継承と親との同居および老後の介護責任が中心的課題となっていた。この意味において，当地でも家意識は都会ほどではないにしても，相当に軽くなりつつあるといえるであろう。

　1995年当時の日本における単独世帯は22.6%，核家族世帯は58.9%，3世代世帯は12.5%，その他の世帯は6.1%となっている[19]。しかし奥三河地方では，気分障害を呈した97名中，単独世帯はなく，また3・4世代同居で46%となって日本平均の2倍以上となっている。同様に家の継承が問題となっている症例でも3・4世代同居の割合は40%である。このように，同地方にいまだに多く残っている多世代同居を背景として家の継承が問題化している。本論に取り上げた10症例中，核家族世帯は6世帯60%となり，全国平均とは大差がない。しかし，これら核家族世帯は，都市部におけるような近隣世帯と関係の薄い孤立的存在ではなくて，多くは周囲に親族や同胞，子ども世

帯を有しており，その精神的つながりはいまだに強固である。しかも，地域共同体との結びつきも，都会に比して格段に強く，一家の動静は絶えず周囲の眼差しのもとに置かれている点において，核家族ではあっても都会のそれとはかなり様相を異にしている。

さて家督相続は，明治民法下において相続人は1人に限られていた（単独相続）が，第二次世界大戦後の民法改正によって，家制度と同時に家督相続も廃止された。しかし，いまだに旧来の家制度は，程度の違いはあれ広く日本人の心に残存し歴史的にも地域的差異がある。慣習的には長子相続（長男相続）が今なお広く全国的に分布しており，当地方も例外ではない。また，地域によっては姉家督相続（初生子相続）や，末子相続あるいは選定相続がいまだに残っている[23]。前者は，第一子が家督相続者として既定的に確定しているが，他方，後二者は，あらかじめ相続者が選定されておらず，相続の必要なときに状況に応じて相続者を決定するものである。後二者の場合，長子であることが優先の理由とはならず，長子であることの持つ意味は，文化的にもまた個々人の意識においても前者とはまったく異なり，そこに現れる精神病理もまた違ったものになると思われる。このため，本論の議論は，あくまでも奥三河地方における父系長子相続を背景としたものであると限定しておく。

このように当地では父系家族制における長子相続が，伝統的規範となっている。このため男子の後継者がいない場合，家督の相続が問題となる。当地方では旧来の家意識が，父母や祖父母のようないわゆる旧世代のみならず，嫁にも，さらには家継承の役割を担うと期待されている新しい世代の長男や，兄弟がいない姉妹たちにもいまだ強く認められる。さらに多世代同居をしていない核家族世帯でさえも，このような家意識に制約されている。とりわけ若い世代は，旧来の家意識と新しい核家族理念の間で葛藤状況におかれて，場合によっては前者により強く呪縛されて，若い世代ほど逆に守旧的である場合もある。

3. 気分障害の状況因と性比

　本論で状況因とは，生活上の事象を自己と自己の環界の相互作用を視野にとらえながら，過去の生きられた生活史とその陰画としての生きられなかった人生を，さらには生きられるべき（はずの）未来への心的態勢をも射程に入れて[3]，病気という事態の出現を状況的に構成しようとする概念である。その意味で，当事者にとっては比較的長時間にわたって持続する負荷としてとらえられている。それによって発病状況を，当事者の人間学的次元においてとらえることで，了解の地平を広げようとする試みである。その意味で大森[26]も述べているように，統計的相関関係や刺激反応系的理解を超えるものであるが，決して個々人の生物学的病理性を排除しているものではない。

　全10症例ではどれも，精神病症状を伴うあるいは伴わない重症うつ症状は，認められなかった。この意味において各症例は，いずれも軽症あるいは中等症の症状に限定されていた。近年このようにうつ病の軽症化とその増加傾向がいわれるようになってきた。このような気分障害を中心とする比較的軽症な精神疾患は，自然発生的に現れることもあるが，多くは何らかの誘因や状況因があって発症することが広く知られるようになっている[1,18]。もちろんこのような状況に直面しても，全員が精神的変調をきたすわけではなく，それは当事者の生きている社会文化を背景として，その人の生活史の総体の結果として，ある人に事例化してくる。

　気分障害の性差については，従来より一般に男性に比べて女性に2～4倍多く発症するといわれていたが[34]，最近の研究では双極性躁うつ病と単極性うつ病とに分けるなら，前者では性差が少なく，後者では有意に女性に多いという見解が一般化しつつある[10,29]。本研究の気分障害を呈した97例中，双極性に分類されるのは5例に過ぎない。単極性は92例で，その男女比は1：3であった。この意味で，その性差が当地に特異的であるということはできない。

　気分障害を呈した全97例中で57例59％で，状況因が同定された（表3-2）。その中で状況因の様相は，その性差によって大きな違いを見せている。表3-2において，①から⑤までの状況因は女性にしか認められず，家族内の体制変化に対して，女性が男性に比してはるかに脆弱であることを示している。⑥から⑧までの状況因は，男女に共通して認められたが，それは身内の不幸や

本人の病気あるいは勤務先での問題を含んでいる。他方,男性で特異的な状況因は,⑨の定年退職後にうつ病を発症した7例であり,男性の状況因の実に44％をも占めている。そこに典型的な定年後における「荷おろしうつ病」[27]を見ることができた。

日本におけるうつ病の状況因や誘因研究[24,26,30,34]では,女性では主に家庭内での生活状況の変化が,男性では主として社会生活や職業上の変化が,統計的に有意な状況因であることが示されている。実際,本研究でも状況因が認められた男性16例中,勤務先での問題が4例また定年退職状況が7例と,職業上の変化があわせて11例で,69％にも及んでいる。他方,女性では状況因の認められた41例中,勤務先での問題はわずか3例で7％に過ぎなかった。このことは,いまだ奥三河地方において就職というかたちでの女性の社会参加が,男性に比して大きく遅れていることを示している。

4. 家の継承問題と女性

大森[26]は,初老期・老年期うつ病の発病状況因を調べ,職業上の要因,家庭内要因,身体的要因の3群に分け,さらに22の発病状況因子を細分類している。その中でとくに家の継承問題は因子としては取り上げられてはいない。また,高橋と矢崎ら[30,34]が行った「躁うつ病の発症に誘発的に関与したと考えられる日常生活の出来事」を対象にした25の事例研究において54の契機を,また大原ら[24]も56の事例研究で13の発病の誘因をあげているが,同様にこの問題は取り上げられてはいない。このことの要因は第一に,これらの研究の患者母集団が大都市部に限局されていると思われ,本論のようないわゆる田舎に居住する住民を対象としていないこと。第二に,家の継承問題がそれ自体としては因子として範疇化されておらず,「家庭不和」や「家庭問題」[24],あるいは「家庭内対人関係の葛藤」や「家族の心配」[26],「家族や世帯に関する出来事」[30,34]などのような因子の中に事例によっては内包されている可能性があること。そして第三に,この問題が診断者側に意識化(範疇化)されていないことによって見落とされた可能性があることである。なお杉本ら[28]がうつ病の発病条件としての家の問題を,河原ら[16]が家の後継問題を

契機に発症した摂食障害の例を論じていることは，その点において興味深い。

「家の継承」を自らの課題ととらえている当事者において，この継承が危機に瀕していると自覚される状況で，気分障害の顕在化が見られていた。家の継承問題が状況因として背景にあると認められた気分障害は，全例が女性に限定されていた。この問題をめぐって気分障害の担い手となったのは，姑や嫁，娘たちであった。それに対して男性がこの問題を主題として発症する事例は表3-2で示したように1例も存在しなかったことは，注目に値する。

このことは家の継承問題に関して，負荷のかかり方が男女において異なっていることを意味している。本論の10症例において，F子（父）とI子（義父）の場合に強い父権を持った男性が家に存在しているだけで，それ以外の8例ではいなかった。たとえば，A子では男はすでに無力化し，家の継承問題に取り組むべきはずの夫はそれに無関心であり，その存在感も希薄である。他方，それを代償するように夫の母，祖母，弟嫁が古い家意識にこだわり嫁のA子を圧迫していた。B子の夫は婿養子，I子の夫は養子縁組であり，ともに発言力に乏しい。C子，E子，G子では家長たる夫はすでに亡く，D子の夫は自ら父権を放棄しているように思われた。このことはI子の場合も同様であり，守旧的な家意識を持った義父母の存在の下で，夫はその問題にはとらわれていないという一見進歩的な姿勢を示すことで，嫁姑間の葛藤から距離を置くことになり，I子を結果的には孤立的状況に追いやっている。またB子の家の場合は，その母も婿養子をとっており，2世代にわたって婿の父権は弱力化していた。D子の場合，夫や後継者であるべき息子に当事者意識はなく，むしろD子自身が旧来の家意識にとらわれている。

このように本論の各症例において，相対的に男性の存在感が希薄である。もしいまだに強固な家父長的な父親が存在し，家の継承が絶対的価値基準であるとして家族構成員がそれを受け入れている家庭の場合，その規範は超自我の審級として内部に取り込まれることになり，それをめぐる葛藤の顕在化のリスクは相対的に少ないであろう[9]。その場合，たとえ家の中に男性が現実にいないとしても，理念的にその価値意識が一族の女性の間で共有されているなら，婿取りも養子縁組も問題化することは少ない。しかし現実には，家父長制がいまだ奥三河地方に強く意識され続けていると同時に，核家族制の

意識もまた広く浸透してきている。この2つの価値観の衝突が，女性においてより有意に社会心理的な葛藤を招いていると考えられる。だから，家の継承問題に悩んだ男性の事例が得られなかったことは，それがないことを意味しているのではなく，女性により負荷的に作用していることを意味している。

　適当な男性の継承者（おおむね長男）が存在する場合，家の継承は，娘だけの場合に比べてはるかに円滑に実現する。他方，息子や孫に何らかの問題を抱える場合や，娘だけの場合は，家の継承は危機に瀕する。とりわけ，血縁の継承者が娘に限定される場合，娘には婿取りの圧力が加わり，また生んだ人としてその母親（おおむね嫁）や，嫁の監督責任があるとされる姑は，男衆よりも非難される立場に置かれる。この点においても，父や舅，息子や夫あるいは婿は，女性よりもかなり楽な立場に位置している。また原理的には家を継承可能な子どもがいながらその自覚を持っていない場合（症例 C 子，D 子），あるいはそれを拒否している場合（G 子），そのような「育て方をした親」は周囲から非難の眼差しにさらされる。そのような状況でときに自責的となるのは，おおむね母親であり，父親ではない。それは，育児・しつけは，もっぱら女性の役割であると周囲から見なされているからであり，また女性もそのような見方を受容しているからである。

　全10症例において，家の継承という一元的な価値観の同一化対象の存続が危機に瀕していることが，発病に対する脆弱化因子となっていた。具体的には，子どもが娘だけの場合の症例（A 子，B 子，I 子），実子がいない場合（E 子），後継者が離婚したり（G 子），未婚の息子に嫁を取る展望が開けない場合（C 子，D 子，G 子，H 子）や息子の子ども（男児）に不安を抱えるような場合（J 子）あるいは当事者の娘に婿取りの意思がない場合（F 子）などである。この中で実子がいない E 子と I 子の義父母の場合は，養子縁組がなされて戸籍上の継承には成功しているが，それに伴う人間関係の歪みが，E 子では姑の立場において，I 子では嫁の立場において負荷的に作用していた。他方，娘だけの場合は婿取り（B 子，F 子）が，離婚した息子の場合には再婚（G 子）が，未婚の息子の場合には嫁探し（C 子，D 子，G 子）が，打開策として考えられるが，それらが簡単に解決されない事態が，発病状況に関与していた。他方，伝統的家意識を持った F 子の父や A 子と I 子の義父母の存在

が，当事者に抑圧的に作用して発病状況を準備していた。

　職業婦人はＦ子のみであり，他の9人はいわゆる主婦であった。Ｆ子の場合，家にいることは苦痛であり，本来の自分を取り戻せる数少ない場所が職場であって，むしろ仕事をしている自覚が彼女を支えていた。一般的に家の外に仕事を持って働いていることは，二つの世界を行き来することを意味している。一つは家，もう一つは職場。このお互いに異なった二つの世界の往復が，家にしか生活の基盤を持たない主婦には得られない，家とは別の論理で動いている外部への通路を開いてくれることになる。職業人の同一化対象は，家族内の役割よりも，むしろ職業的役割にある。現代において父や母，息子や娘であることは，家族内の誰かに対する関係に過ぎないのであって，家父長制におけるような絶対的な位置価は持たず，それだけでは個人のアイデンティティを保証するものとはなりえない。われわれの社会的アイデンティティは，家庭内で父や娘であることよりも，たとえば会社員や学生であることにある。それに比して，母，姑，嫁あるいは主婦であることはそれ自体は，本人を支える社会的アイデンティティとしては根拠が弱い。もちろん，彼らの存立の基盤は，地域社会に開かれてはいるにせよ，本来的には家にあるのであって，その家族との関係の中で閉じている。奥三河地方では上述のようにいまだ旧来の家意識が根強く残っており，それは家を生活の根拠とする女性にとっても例外ではない。この意味において，自ら望んだあるいは他者から期待された家継承の担い手としての役割意識は，外に職業を持たない女性にとって，都市部の核家族の専業主婦とは比較にならないほど強く自らの存在根拠を形成している。他方，外の世界に通路を持っている男性は，家庭にいる女性に比して家の継承に対する責任意識は相対的に軽い。このように男性では，自己の存立の根拠は，家よりもむしろ社会的立場にあり，家の継承が男性に対して持つ意味は，家を生活の根拠としている姑や嫁よりも，はるかに軽減している。しかも家の継承が危機に瀕していても，上述のようにその負荷は家長や息子よりも，はるかに姑や嫁にかかってくる。その意味で，奥三河の姑や嫁は，男衆に比べてはるかにつらい立場に置かれている。だからこそ，逆に家の外における存在の根拠を失う機会である定年退職状況が男性において特異的な負荷として作用していたのであろう。

笠原・木村分類[14]のⅠ型は「メランコリー親和型性格あるいは執着性格の持ち主で，状況の変化（以前から慣れ親しんできた生活様式の比較的急激な改変）に適応しえず，うつ状態を呈するもの」であり，10例中5例に認められた。先に述べたように第一次産業の衰退と二次，三次産業への移動とともに多様な価値観や生活態度が山間部にも浸透し，個人主義的傾向も拡大している。それと同時に内面的には伝統的な価値規範や絶対権威が消失し，父親的権威の失墜と相まって母親の影響力の増大が生じている。このような状況の中で，従来ならば伝統的な規範と権威と一体化して受容欲求を代償的に満足させることで制縛的性格を発展させてきたメランコリー親和型は，価値観が多様化した現在ではその典型的な成立が困難となり，その不全型つまり軽症化の増大の一因となっていると思われる。

Ⅱ型は「循環性格を基礎とし，ふつう明白な発病状況なしにうつ病相を反復するもの」で，症例B子に一例を認めたが，今回の増悪は家の継承問題が状況因として作用していた。またこれにかぎらず，一般的にB子のように父親や夫の存在が希薄化すると，確固とした価値感への同一化が困難になり，他方では母子関係の濃密化により人格の未熟化，依存傾向や自己愛傾向が認められ，ささいな契機で抑うつ的になりやすいにもかかわらず，重症うつ病にまで進展することは少ない。つまり，うつ病としても「未熟」なのであり，このことがうつ病の軽症化と増加に結びついていると考えられる。このことは，4例において認められた「未熟依存的自信欠如的性格の上に持続的に葛藤状況（主として対人葛藤）が加わって生じるうつ状態」であるⅢ型にも当てはまる議論であろう。

このように，病前性格としてメランコリー親和型性格や執着性格，あるいは循環性格や，未熟な神経症的性格構造を持っている場合，従来の伝統的共同体が崩壊してゆくなかで，一昔前ならば大過なく適応できた状況に対して，脆弱性を有し本論の症例のように破綻をきたしやすくなってきているといえる。

5. 通院の治療的意味

奥三河地方においては，いまだ精神科を受診することに対する抵抗感は強

い。それは，受診しようとする人その人自身の内なる心の抵抗としても，また精神科受診を希望している当事者を逆に阻止しようとする周囲（主に家族，親族）の働きかけとしても現れる。本人の意思であるというよりも結果的には家族に促されて受診にいたる場合でも，それまでの間に何とか精神科受診を先送りしようとする動きが見られることがある。本論では取り上げなかったが，精神病圏とりわけ統合失調症や心因反応において受診に先立ち，お祓いやお告げ，あるいは運命鑑定を受けながらも，はかばかしい結果が得られずに，最後の選択としてやむをえず，精神科受診にいたる例も稀ではない。

　しかし，本論で取り上げた気分障害は，最近のテレビや新聞の「心の健康」に関する報道に見られるような精神衛生に関する知識の普及に伴い，またいわゆる「狂気」のイメージから遠いこともあって，精神科受診は比較的に抵抗感が少ないようである。しかしながら精神科を受診するという行動自体は，本人や家族が苦しみの中で助けを求める「藁をもつかむ」行為であったとしても，この地域においてはいまだ相当の決断を必要とし，また相当の重みのある行動であることには変わりない。初診にいたるまでの受診すべきか否かの逡巡のなかで，当事者が受診を決断することは，一つのハードルをすでに越えたことを意味している。だからこそとりわけ，この受診したくないという内なる抵抗と，受診させたくないという外なる妨害を乗り越えて，自ら精神科を受診しそして通院を続けることは，きわめて能動的な行動である。それどころか当事者には，通院を継続することそれ自体が家からのしがらみから一時的にではあれ自己を開放することを意味していた。

　本論の10例において自らの意思で精神科を受診したのは，D子，E子，F子とH子の4例であったが，F子の場合，通院自体を家族から阻止されようとしていた。G子の場合は，急性に抑うつ状態を呈したために家族に直接連れてこられたが，それ以外の5例は，いずれも身体科を経由して精神科を受診している。しかし，A子やI子は，家族に精神科通院への強い拒否感があり，肩身の狭い思いをしながらも，それを乗り越えて通院を続けている。このように精神科通院に対する偏見がいまだに強い当地では，自らの意思で受診することは，それがたとえ身体科を経由していたとしても，かなりの心的エネルギーを必要とする。周囲の冷たい視線にさらされ，さらには通院を阻

止しようとする動きに出会い，そのつど自らも逡巡することになる。しかし，それらを乗り越えて通院を続けることそれ自体が，当事者にとっては，とりわけA子，D子，E子，F子そしてI子にとっては，数少ない場合によっては唯一の気がねなく何でも話せる（くつろぎの）場を実現させていた。通院することは，家にだけ閉じられていた世界が，外部世界とつながることを意味している。診察の場面で，利害関係のないむしろ支持的な第三者としての治療者との間にかかわりを持つことは，患者たちにしがらみのない安全な時間と空間を短時間ではあっても，保証することを意味していた。家とは異質の時空を一定の期間，繰り返し体験することが，患者の閉塞した状況に風穴を開け，あらたな自立（自律）的視点を獲得する一助となりえるのである。この意味において通院を続けることこそが，周囲に対する間接的な自己の意思表現となり，自己を支える手段となっていた。

V 結　論

　奥三河地方において市立総合病院精神科外来を2年の間に受診した467名中，気分障害を呈した97名で，家の継承をめぐる問題を状況因として発症した者は，女性10名にのみに限定された。そこでそれらの全受診患者に対する頻度や特徴，性差などを，発病状況に焦点を当てて調べ，以下の結論を得た。

1) 奥三河地方では，多世代同居世帯を背景として旧来の家父長制に新しい核家族制の意識が浸透してきたことで，社会心理的葛藤が引き起こされている。
2) この価値観の変換過程が状況因となって，女性に特異的に気分障害を引き起こしていた。
3) 気分障害全体で，家の継承をめぐる問題が状況因に関与している症例は，女性71例中10例14%を占めたが，男性では26例中皆無であった。
4) この女性10例において，家の継承が危機に瀕しており，このなかでさ

まざまな打開策が考えられていたが，その展望が開けない状況が負荷的に作用していた。
5) これら女性患者の多くは，姑や嫁として家にしか存在の根拠を有しておらず，男性のように社会参加（職業）を通した外界への通路を持っていなかった。そのことが，男性に比して旧来の家意識にとらわれていた一因と思われる。
6) これら10例中，8例では男性がまったく家父長的役割を担っておらず，女性がその肩代りを意図しながらもできない状況が負荷的に作用していた。残り2例は，むしろ家父長的な両親や舅姑からの重圧を跳ね返しえない葛藤状況が発病促進的に作用していた。
7) 全97症例においても，女性の状況因としては圧倒的に家庭内の問題が占めていた。他方，男性では26例中，職業上の変化に関する事柄，とりわけ定年退職後の「荷おろしうつ病」的特徴を帯びていたものが7例と，もっとも多かった。
8) 奥三河地方においては，いまだ精神科を受診することに対する抵抗感は強い。それは，受診者自身の内なる心の抵抗としても，また周囲の通院阻止の動きとしても現れる。
9) 精神科に通院を続けることそれ自体が，外部世界に通路を開き，そして周囲に対する意思表現となり，自己を支える手段となっていた。

文 献

1) 阿部隆明：うつ病軽症化の社会文化的背景．臨床精神医学 22；291-297, 1993.
2) 愛知大学綜合文化研究所：紀要・奥三河特集号，1990.
3) Blankenburg W : Lebensgeschichte und Krankengeschichte. In ; Blankenburg W (Hg.) : Biographie und Krankheit. 1-10, Georg Thieme Verlag, Stuttgart, 1989.
4) 江口重幸：滋賀県湖東一山村における狐憑きの生成と変容．国立民族博物館研究報告 12 (4)；1113-1179, 1987.
5) 藤田佳久：奥三河地域の気質と地域資源の活用．In 2) ; 81-94.

6) 早川孝太郎：猪・鹿・狸．世界教養全集 21，平凡社，1961.
7) 兵頭建樹：うつ病の病前性格に関する精神病理学的考察．名市大医誌 23 ; 72-86, 1972.
8) 飯田眞，松浪克文，林直樹：躁うつ病の状況論．In 25) ; 39-65.
9) 市川潤：躁うつ病と家族．加藤正明，藤縄昭，小此木啓吾編：講座家族精神医学 2. pp.171-197, 弘文堂，1982.
10) 市川潤：気分障害の性差．精神科診断学 2 ; 25-36, 1991.
11) 生田孝：精神医学の立場から見た心身問題――薬効との関係において．臨床精神病理 15 ; 287-298, 1994.
12) 生田孝：精神医学における自由の問題について．医学哲学・医学倫理 16 ; 101-111, 1998.
13) 笠原嘉：内因性精神病の発病に直接前駆する心的要因について．精神医学 9 ; 403-412, 1967.
14) 笠原嘉，木村敏：うつ状態の臨床的分類に関する研究．精神経誌 77 ; 715-735, 1975.
15) 交野正芳：奥三河地域の「定住」の追求．In 2) ; 41-58.
16) 河原みどり，尾崎孝子，長井曜子，他：家の後継問題を契機に発症した摂食障害の二症例．日社精医誌 4 ; 156-160, 1996.
17) 木村敏：いわゆる「欝病性自閉」をめぐって．笠原嘉編：躁うつ病の精神病理 1. pp.91-116, 弘文堂，1976.
18) 北村俊則：軽症精神疾患の疫学．大塚俊男編：精神医学レビュー 24. pp.31-34, ライフ・サイエンス，1997.
19) 厚生統計協会：国民衛生の動向．厚生の指標・臨時増刊 44 (9) 1997.
20) 切刀弘：人事異動を誘因として発症したうつ病――臨床特性，回復状況と治療について．精神経誌 95 ; 325-342, 1993.
21) 正岡寛司：家族過程論．放送大学教育振興会，1995.
22) 三戸公：「家」としての日本社会．有斐閣，1994.
23) 内藤莞爾：末子相続慣行．光吉利之，松本通晴，正岡寛司編：リーディングス日本の社会学 3 伝統家族. pp.277-285, 東京大学出版会，1986.
24) 大原健士郎，小島洋，岩井寛，二本木利江，影山節子：うつ病の社会的一側面――とくに発病前状況を中心に．精神医学 12 ; 297-302, 1970.
25) 大熊輝雄編：躁うつ病の臨床と理論．医学書院，1990.
26) 大森健一：初老期・老年期うつ病の発病状況――その臨床精神医学的・病理学的研究．精神経誌 85 ; 156-178, 1983.
27) Schulte vW : Die Entlastungssituation als Wetterwinkel für Pathogensese und Manifestierung neurologischer und

psychiatrischer Krankheiten. Nervenarzt 22 ; 140-149, 1951.
28）杉本直人，高橋隆夫：退行期におけるうつ病の発病条件としての家族関係．精神医学 16 ; 675-681, 1974.
29）高橋良，中根允文：疫学および国際比較．In25）; 355-375.
30）高橋良，矢崎妙子，北西憲二：うつ病の社会文化的研究──その日本的特性．精神医学 27 ; 1391-1401, 1985.
31）田崎佳久：奥三河の村の知識人. In2）; 71-80.
32）Winokur G（荒井由美子訳：うつ病の下位分類．精神科診断学 1 ; 147-155, 1990.）
33）World Health Organization : The ICD-10 classification of mental and behavioural disorders. Clinical descriptions and diagnostic guidelines. WHO, Geneva, 1992.（融道男，中根允文，小見山実監訳：ICD-10 精神および行動の障害―臨床記述と診断ガイドライン．医学書院，1993.）
34）矢崎妙子：躁うつ病．社会精神医学 8 ; 37-42, 1985.

妄想論

統合失調症の妄想における確信の構造
―― 妄想と「反」常識 ――

4

妄想論

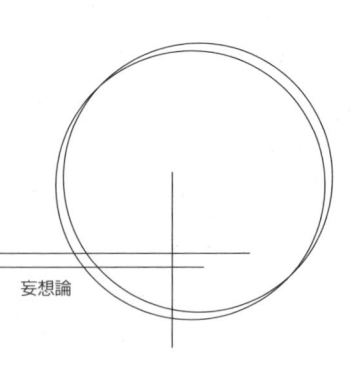

はじめに

　妄想は，精神医学の歴史において，理論的にも臨床的にもつねに中心的テーマの一つをなしていながら，依然として「妄想とは何であるのか」ということに関しては，Huber[6]も述べているように，現在にいたるまで「満足できる妄想の一般的な定義は存在しない」。しかしだからといって，われわれが，臨床的に妄想と妄想でないものとを区別できないというわけではない。実際われわれの大多数は，妄想者に接した際にその言明の持つ妄想的雰囲気を直観的に感じ取り，妄想とそうでないものとを区別することができている。しかし，その規準を問われるとわれわれは明示的にそれに答えることができない。その意味においてわれわれは，妄想なるものを暗黙知の次元[16]でとらえていることになる。それにしてもいったい何が，いわゆる健常者に現実との妄想的でないかかわりを可能にし，また何が妄想者に現実とのかかわりに齟齬をもたらしているのであろうか。

　われわれはごく短時間ならば統合失調症の症状をそして妄想をも体験しているにもかかわらず，そのつどすでに現実吟味能力によって絶えず軌道修正を行っている，という考え方が存在する[15]。つまり，妄想的な逸脱の可能性は，現実を基礎づける意識の志向性の本質の中に本来的に内在しているので

あり，Blankenburg[5]によれば「正常の表象形成や判断形成というものは，発生機の状態で間断なく止揚を受けて中断された妄想形成としてとらえなければならない」ことになる。妄想それ自体は，種々の精神病においても出現しうることが知られているが，とりわけその典型例は統合失調症において顕在化する。

そこで本論においては，統合失調症の妄想を取り上げて，いったん妄想が成立したあとにおける妄想者の確信と不信の構造を論じる。そのために，まず予備的考察として，妄想についての定義的問題と論証の根拠づけの問題を論じ，さらに症例を提示して，それらについての考察をその後に述べることにする。

I　予備的考察

1. 妄想の定義をめぐる問題

たとえば，「妄想とは，病的な状態から生じた誤った独断的思考・表象であり，それは言語表現による判断の形式で表出される」と仮に定義してみよう。しかしこれでは，ただ妄想のいくつかの側面を述べたものに過ぎず，妄想の定義としての必要十分条件を満たしてはいない。なぜなら，この文章における「病的」[注1]「誤った」「独断的」といった表現は価値判断であり，それらに対する明確な判断の規準が提示されていない限り，量と質の程度においてその妥当性を確定できないからである。つまり，何が「病的」なのか，何が「誤って」いるのか，何をもって「独断的」と見なすのか，の規準が未解決のままになっている。

古来，妄想の定義や特徴づけの試みが，さまざまに行われてきた。このことは，その定義に関していまだ共通の合意ができていないことを示している。そ

注1)「病的」という形容詞が，人間の利害関係の分類に基づいて使用されていることは，たとえば同一の過程に対して「腐敗／醗酵」の対概念が区別されることと同じである。人間を自然史的にとらえるならば，死に至ることも「自然」で「正常な」こととみなすこともできる。何を「病的」と見なすかは，個人レベルと人類全体のレベルでは相違したり，対立することがありえる。

の特徴づけについても，たとえば，「病的な自己関係づけ krankhafter Ich-Bezug」(Gruhle HW)，「病的に自己に関係づけられた誤謬 krankhafter ichbezogener Irrglaube」(Kehrer FA)，「異常意味意識 abnormes Bedeutungsbewuβtsein」(Jaspers K) などのように，その特徴を取り出した表現もいくつかなされてはいる。これらは，しかし Tölle [22] も述べているように妄想のある側面をとらえているに過ぎず，結局のところ現在まで「満足できる妄想の一般的な定義は存在しない」[6] のである。

しかもこれらを特徴づけている言葉は，上記の例では「病的」，「誤謬」や「異常」であって，価値次元における判断の規準を含んでいる。このことは，妄想を通常の思考から境界づけるためには，内容についての価値判断がなされざるをえないことを示している。この価値規準は，もちろん妄想を持った人に帰されるのではなくて，あくまでも周囲の第三者に帰属している。その意味において，妄想とはつねに他者とのかかわりにおいて顕在化する事態である。

妄想それ自体は，内容に応じてかなりの類型化が可能ではあるが，その体験内容の細部においては体験者それぞれに異なっている。なぜなら，妄想はあくまでも個々人の思惟の判断にあるのであり，人はまったく同一の体験と思惟内容をお互いには持ち合わせないのであるから。しかしながらその外見的形式に注目すれば，かなり共通した特徴が認められる。

このような観点から古くは Jaspers [10] は，妄想は「考えられ判断される場合にのみ」生じる「意味の体験」であるとして，その際の妄想の外面的標識として以下の3つを取り上げた。それは，

①主観的確信 subjektive Gewiβheit,
②訂正不能性 Unkorrigierbarkeit,
③内容の不可能性 Unmöglichkeit des Inhaltes

である。もちろんこれはあくまでも大まかに妥当するにすぎず，個々の場合にすべてを満たすとも限らず，妄想の定義でもない。しかもこれらは，Wittgenstein [24] の規準 Kriterium と徴候 Symptom の意味において，そのどちらでもない。なぜならば，定義あるいは規準とは，それを満たす必要十分条件を述べたものであるはずなのに，以下に述べるように Jaspers の三標識

をすべて満たしても妄想とは言えないことがあるからである。また「「徴候」と呼ぶものは，定義的な規準とされている現象に，その仕方はさまざまにせよ，常に相伴うことが経験的に知られた現象のことである」[24]からして，Jaspers の三標識は徴候とも呼べないのである。

　さて①は，思考内容に対する妄想者の確信の程度，つまり絶対的確信の態度を述べた形式的標識である。②も，訂正不可能性という妄想者の態度の形式面が注目されているが，「訂正」は正誤の規準に基づいて初めて意味を持ちうることを考えれば，内容的標識でもある。③は，明らかに内容的標識である。しかし実際の妄想において，③は該当しないことも多く，その具体例をJaspersも述べている。たとえば，世界没落体験を語っていると同時期に世界大戦が始まった症例，あるいは嫉妬妄想の対象になっていた人が実際にも浮気をしていた症例がある[10]。実際，日常臨床においても患者の妄想内容が，それ自体原理的には不可能であるとは断言しきれない場合も少なくない。このような理由から，Jaspersの標識③は厳密な意味においては妥当しないことがある。また①と②だけでは，堅固に抱かれた妄想に対しては当てはまっても，そのつど確信はしているのに継時的には不安定でとらえどころがない浮動性の妄想様観念や，病初期で患者自身もまだ妄想内容に半信半疑のとき，あるいは寛解への移行期において妄想が「溶けかかっている」ときにも，妥当しない。同様の困難は，幻覚の定義においても生じてくる[19]。

　しかし，妄想の定義づけができないからと言って，妄想について論じることも，その実体について言及することもできないわけではない。実際われわれは通常，言葉の定義を知った上で使用しているわけでもない。それどころか，その本性からして原理的に定義できない概念もある。たとえばWittgensteinが家族的類似性[25]の例としてあげたように，「ゲーム」一般についての必要十分な定義づけは存在しない。個々のゲーム間においていくつかの共通な性質を指定することはできるが，それらすべてに通底するゲームをゲームたらしめているような本質は存在しない。これと同様のことが，妄想の定義に関しても起きている可能性がある。

　Spitzer[20,21]は，1989年に妄想の再規定を試みた。ここで再とは，Jaspersの特徴づけを継承してという意味である。彼は，上記の理由でJaspersの標

識③を排し，かつ自己の内的体験と妄想体験の同型性に注目して，以下のように再規定を行った。「妄想とは，その発言内容が，自己の精神状態を問題にしているのではなくて，間主観的に通路付けられた（「客観的な」）事態を問題にしているにもかかわらず，精神状態に関する場合と同じ形式で表現される言明のことである」。Spitzer のこの議論は，自己意識の言明形式と妄想の言明形式の同型性に注目し，妄想内容が間主観的領域にまで持ち出されることで周囲世界との間に軋轢をきたしていることを主張したものであり，Jaspers 以後の妄想論においてもっとも画期的な業績である，と筆者は考えている。

　ところで，言明の内容が問題とされる事態が生じなければ，言明が顕在的には妄想とは見なされない。しかし，言明が問題となる場合，ではいったい誰がその言明を問題にするのであろうか。それを問題にするのは妄想者ではなく，常にいつもその周囲の人たちである。では，その人たちは，何を規準にして事態を「問題視」するのであろうか。これについて Spitzer は「間主観的に通路付けられた事態」に注目し，妄想内容が周囲に間主観的共感性を有することなくむしろ問題視されていることこそが論点であることを示した。しかしながら問題化の判定規準は示さず，未解決のままにしている。この「問題化」は，結局のところ妄想者の判断と周囲の共通認識（常識）とのずれが，周囲の許容限度を越えることで生じている。Spitzer が述べているように，妄想に対する特徴としては Jaspers の標識①と②，および（Jaspers の標識③の代わりに）③'「間主観的な理解の一致の困難さ」が取り上げられるべきであろう。この場合一致とは，話者と周囲の人たちとのそれであり，理解とは心理的了解と因果的説明を含んだものとする。③'は内容の標識であるので，個々人の置かれた状況や時代背景によっている。つまり時間と空間の関数となる。

　このようにある言明が妄想であるのかないのかを決める権利は，周囲の世界が持っている。しかし，それが妥当な最終決定とは限らない。ここで注意すべきことは，この間主観的規準は経験的次元にあることである。他方，形而上学的あるいは宗教的次元の言明に対しては，原理的に判断規準を確定することはできない。そもそもそのような言明（たとえば，「神は全能である」）に対しては，反証の契機も，検証の契機も存在しないからである。その場合，

妄想か否かは，経験的次元の言明内容の奇妙さと言動において精神病を疑わせる所見があることによって通常はなされている。経験的次元において言明内容の当否を判断できないという意味において，たとえば，宗教妄想と本当の宗教的観念をそれだけで区別する規準は，現在まで知られていない。

2. ミュンヒハウゼンのトリレンマ

いったん堅固に構築された統合失調症の妄想では，妄想主題は絶対的確信をもって語られる。この確信に対して，妄想者自身は，自らの妄想内容に不審を抱くことはない。妄想者は，疑っているのではない，確信しているのである。そもそも一般的に言えば，疑いを懐くこと（懐疑）は「疑わない（不疑）」という事態の成立を前提として初めて可能となる。しかも妄想者が自分の妄想主題に疑いを抱こうとしない態度は，妄想主題に基づいて世界を理解しようとする振る舞いがもたらす周囲世界との軋轢において，とりわけ顕著に認められる。

妄想主題は，ある時には晴天の霹靂のように突然に，またある時には懐疑と逡巡を伴いつつ徐々に形成される。しかしいずれにせよ，それが形成された後において，それは絶対的確信の構造を持っている。確信は，体験の蓄積から推論によって帰納的推論に得られたものであれ，妄想着想や妄想知覚のように突然に生起するものであれ，いずれも形成された後においては，それは妄想者の世界解釈における本人自身だけの説明原理となり，いわば「公理」的役割を担うようになる[7,9]。この意味において本論では，妄想の発生論を研究しているのではなく，むしろ現象の背後にある妄想の存在構造に注目している。

一般的に，世界理解を根拠づけようとするならば，つまりすべてのものに対して基礎づけが要求されるならば，そのつどの根拠に対してもまた基礎づけが要求されることになる。このことは，自明な理性的原理（合理論）から出発しようと，あるいは経験的観察（帰納論）から出発しようと，3つの選択肢を伴ったある困難な状況を，つまりトリレンマをもたらすことになる。Albert[1]は，かの有名な法螺吹き男爵にちなんでそれを「ミュンヒハウゼン

のトリレンマ Münchhausen's Trilemma」と名づけた。このトリレンマは，根拠づけを追求してゆくならば以下のa，b，cのどれかに帰着する以外にないが，しかしそれによっても何ら事態は解決しない，ということに由来している。

 a．根拠づけの無限背進（無限後退，無限遡及）：あることを根拠づけることは，その根拠のさらなる根拠づけが必要となる，そしてさらにまた……。ところが有限的存在である人間にとって，実際にそれを無限に遂行することは不可能である。

 b．演繹における循環論法：辞典によく見られるように，Aの意味をBによって説明し，逆にBの意味をまたAによって説明するような同義反復 Tautologie の手法である。A→B→C→Aのようなさらなる言い換えも，循環するなら同じである。

 c．特定の時点での根拠づけ作業の中断（判断停止）：任意のある時点において原理的にはさらに遡及可能である基礎づけを恣意的に（あるいは何らかの理由をもって）中断してしまうこと。たとえば，直観的理解や体験による判断，常識に基づく理解あるいは数学の公理系もこれに含まれる。なぜなら根拠付けはそこで終わり，それ以上の根拠が問われることは通常ないから。だがそのさらなる根拠が問われるならば（そして，それを問うことはいくらでも可能なので），問題は振出しに戻る。だからこそトリレンマなのである。

 結局 Bentham[4]も言うとおり「他のすべてのものの証明にもちいられるもの自身は，証明され得ない」のであり，Mill[13]もまた「……究極的目的に関する問題は，普通の意味では証明することができない」，「究極的目的に関する問題は，直接の証明を受け容れるものではない」と述べている。さて，日常生活におけるわれわれの理解的態度の根拠は，ほとんどbとcによっている。しかも，われわれが世界を理解するときに前提としている多くの常識は，通常それ以上は疑われないという意味において，上記トリレンマにおけるcとして機能している。しかしながらトリレンマの意味からして，常識は本来的に無根拠なのである。無根拠であるにもかかわらず，しかしわれわれは，たとえば「自分の生まれる前にも地球はあった」と思っており，「昨日，生きていたことを知っている」し，「他人が意識を持っていること」も，無自覚的

前提としている。しかもわれわれは，この世を生きるための多くのこのような基本的認識を他者と共有しあっており，この意味においてわれわれは「生活形式の一致」[23]を見ているのである。

　妄想者との間では，しかし社会生活上においてわれわれと決定的に相いれない見解の相違が，表面化する。それが先に述べた標識①，②，③'を満たすような妄想の場合，妄想者は，あたかも周囲の人々が間主観的に共有している常識のごとく，その妄想内容は自ずから明らか（自明）であり，その内容を周囲の人々も共有している（ないしは，されるべき），ととらえている。ところが妄想者の妄想主題はわれわれの常識に反している（反常識）のに，妄想者はそれをあたかも間主観的に共有された常識のごとく周囲の人々に提示してくる。だから妄想者とその周囲の人々との間には，妄想主題をめぐって乖離と軋轢が生じている。このような困難を生ぜしめる妄想者だけに確信されている妄想は，妄想者にとっては常識のように機能している。なぜならそれは妄想者から疑いの遡及をまぬかれているから。妄想者が，妄想主題を間主観的に妥当すると考え，かつそれが妄想者にとって常識のように機能していながら，非妄想者にとってその内容は常識とはとらえられないという点において，妄想はその妄想者にとってのみ妥当する「個人的常識」となっている。このような妄想は，たとえば，A：「絶えず誰かが自分の後をつけている」，B：「いつも監視されている」あるいは，C：「毒を盛られている」などといった内容を持っている。これらは，すでに述べたように常識を欠いているとか常識をわきまえていない（非常識）というよりも，むしろ常識に反しているのであり，「反」常識なのである。常識を欠いていても非常識であっても，単にそれだけで妄想的であるとはいえない。しかしまた「反」常識を抱いたからと言って，それだけでは妄想というには十分ではない。それが妄想と周囲に見なされるためには，その「反」常識を間主観的領域にまで持ち込んでわれわれに対してそれを主張し断固として変更しようとしない態度が顕在化することが必要である。

II 症例提示

　そこでどこにでも見られるようなありふれた一症例を提示して，常識と反常識の問題を検討してみる。それによって妄想者においては，妄想主題が，妄想者にとっての常識であり，われわれにとっての反常識となっており，その差異が世界理解における彼我の差異を生み出していることを示したい。この意味において，本研究の方法論は，統計的手法ではなくて，一例例証的な方法を取っている。つまり，平凡ではあるがしかし典型的な症例を通じて，個性記述的手法により問題の本質を把握し，解明的接近を行うものである。

1. 【症例F男】現在49歳，男性，精神科初診36歳

　F男は，妄想型の統合失調症の患者でありすでに発病後20年以上経過しているが，人格水準の低下はそれほど認められない。しかし，生活世界は加齢とともに狭隘化している。F男の病歴を，以下に示す。

　山間部の田舎で生まれ育つ。3人同胞の第2子で姉と妹がいる。小学，中学，高校を優秀な成績で卒業し，某有名国立大学法学部に現役で入学。F男の話によると，事の始まりは大学在学中に起きたという。当時国政選挙があったのだが，どういうわけかある革新系の選挙運動員が，夜遅くF男のところにやって来た。この人をF男は，まったく知らなかったが，その人はF男の先輩の友人であり，その先輩を通してF男を紹介されたと自己紹介した。しかも先輩から「F男なら協力してくれるだろう」と助言されたという。その時に「暇なら，今から事務所に手伝いに来てくれませんか」と，夜中に唐突な協力の要請があった。突然やって来たこの運動員に多少の疑念を感じたF男は，その先輩の近況を尋ねたところ，「お子さんも元気ですよ」との返答を得た。しかしその先輩にはまだ子どもがなかったはずなので，その時に「何かおかしい」と感じたF男は，夜間の同行を断った。後日確かめたところ，やはりその先輩にはまだ子どもがなかった。とするならば，その運動員はいったい何者だったのだろうか，心当たりはまったくなかった。単なる運動員にしてはF男の事情を知り過ぎているように思えた。運動員の不審な行動に不

安を感じていたＦ男には，それから絶えず漠然と周囲に自分の動静を窺う動きが感じ取られるようになってきた。

　Ｆ男は大学卒業後，地元の県庁所在地にある市役所に就職が決まり，将来を嘱望された地方公務員として出発した。しかしながらやがて市庁舎でＦ男は自分に対して組織的な妨害工作を感じるようになり，心の安らぐことがなかった。一例をあげると，役所の食堂で食事の際にお茶を飲んでいたところ，電話の呼び出しがあった。通話を終えてまた席に戻って，同じ茶を口にしたところ，味が先ほどとはまったく変わっており，思わず飲み込んだ茶を口から戻してしまった。誰かが何らかの仕掛けをＦ男にしたとしか思えなかった。このような不自然な出来事は，他にも取引業者の所に出向いたときに出されたコーヒーの味がおかしかったこと，外食したときの食べ物に変な味がしたことなど，時としてしかし執拗にＦ男の身の回りに起きていた。

　市役所で自分は目立ち過ぎたのだと感じたＦ男は，結局そこに10年あまり在職した後，上司からの再三の慰留にもかかわらず退職した。この間，すでにＦ男は見合い結婚をして2児をもうけていたが，この退職と前後して34歳時にＦ男から一方的に強引に妻と離婚し，子どもも妻に引き取らせた。本人は，妻も夫の上司と「結託して（勤続させるための）慰留工作を行った」ことを，離婚の理由の一つにあげていた。

　退職と離婚により身辺整理をはたしたＦ男は，以後目立たぬように生きて行こうと自らに誓ったが，そのため再三転職を繰り返すことになった。というのも，自分の存在はできるだけ目立たないように努めているのだが，仕事に慣れて職場内で顔見知りが増えてくるとともに，監視の目を意識するためであった。それ以上目立つことは自分を危険にさらしてしまうことになるからという理由で，いつも周囲には唐突に見える形で退職を繰り返していた。

　市役所を退職したあと，いくつか職を転々としたのちに，36歳頃には学習塾の講師をしていた。その年に今までの不審を，一挙に一つの確信に導く出来事があった。それは，塾から車で帰宅する途中で交通検問に引っかかったことに由来する。その時に，先を走っていた車とＦ男の車が停められた。横にはパトカーともう1台の車が停車していた。免許証の提示を促されたのでそれを見せると，まるですでにＦ男のことを知っていたかのように「あ〜，

○○さんか」と，話しかけてなかなか放してくれなかった。もとよりＦ男は，検問のこの警察官を知らなかった。何か不自然さを感じ危険を察知したので，Ｆ男は車の窓ガラスを閉めて，それから少し開けて免許証を返してもらった。その直後に車を急発進させたところ，そばに停車していた車から若い男女が慌てて走り出して来た。疾走する車内からそれをバックミラー越しに見て，何かが仕組まれていたのではないか，ひょっとしたら，いやきっと危機一髪のところだったに違いないと「直観」した。そしてそれは確かに「自分を抹殺しようとする動き」であって，大学時代以来の一連の不審な周囲の動きは「その動き」に由来するに違いない，と確信するようになった。その当時から現在に至るまで，Ｆ男がいつも「不審」な車に絶えず「尾行されて」いることも，「自分を抹殺しようとする動き」を裏づけていた。実際，気がかりな車両にいつも先行されたり，あるいは後ろをつけられている体験の累積が，その確信を補強していた。

　この「抹殺される」という理解に至ったことにより，ようやく今までの謎は，すべて氷解したように思われた。なぜ自分が抹殺されるのか，その理由はわからないし想像もつかないことであったが，しかし「抹殺されようとしている」ということは，絶対に確実なことであった。そしてそのことからして，自分はその「組織」にとって取り返しのつかないことをしでかしたに違いない，と確信された。それがどのような過失であったのか，そしてどのような組織が自分を抹殺しようとしているのかについては，皆目見当がつかなかった。だからこそ今日まで片時も気持ちの安らぐときはない。しかし，大学時代に下宿へ不審な人が尋ねて来て以来の謎は，すべて解けたと思っている。

　このような確信を聞かされた父母は驚愕し，嫌がるＦ男を何とか説得して36歳のときに，初めて精神科を受診させることになった。以来，病状がそのつど増悪するたびに不定期に家族に連れられて診察を受け，時には入院するという状態が続いていた。筆者がＦ男と出会ったのは，彼が44歳のときである。当時勤めていた会社でも，Ｆ男は再び「危機」が迫っていると感じ始め，退職を望むＦ男とそれを希望しない家族との妥協策として，筆者が当時勤めていた病院に連れて来られたのである。しかし結局まもなくＦ男はその会社

を退職し，自宅で7年来老父母との3人暮らしを続けている。そして，夜間は拉致される危険性が高いからと，外出は昼間に自動車を利用するだけに限定し，今のところ職にも就かず自宅に引きこもって生活している。

2. 症例のまとめ

　症例F男は，ICD-10におけるF20の診断基準を満たし統合失調症と診断することができた。その妄想内容は，なんら特異的なものではなく被害妄想においてよく見られるものである。

　F男の症状変遷の経過を見ると，当初自分の周囲で何か不審なことが起きてくる。それがこのF男では，不審な選挙運動員の訪問であったり，飲んだお茶の味がいつもとは違っていたりするなどといったものである。これらすべては，この患者には主観的に「真」である体験であり，たとえこの人だけの個別特殊的なものであったとしても，その体験の主観的明証性はF男にとっては疑いようがない。そのような体験の積み重ねの中で，F男は自分の動静を監視する集団の存在を確信するようになり，それは36歳のときに「自分を抹殺する組織」の存在という洞察に至った。以後10年あまり，これについての図式に大きな変更は見られてはいない。

　この経過の中で認められるのは，F男が抱く世界に対する信頼と不信の逆転である。選挙運動員の訪問を受けるまで，基本的にF男は世界に対して不信を抱いてはいなかった。それが，その訪問をきっかけとして何かに変化が生じたのである。何かがおかしい，何かがそれ以前と違っているという漠然とした感じ，つまり「不特定の不可解さ」を自覚するようになった。しかし，当初はその不特定の不可解さを，何かへと特定化することができない状態が持続する。F男に感じられるのは，周囲世界に対する違和感であり，周囲世界のよそよそしさであった。この場合に「不特定の不可解さ」とは，それ以前に慣れ親しんでいた世界からの乖離が，F男に実感されていることであり，もはやそれまでの慣れ親しんでいた世界が，F男には失われてしまったと感じられ，そのような事態にF男が見舞われているということである。

　この場合，不信に満ちた現在は，何ら不信を抱いていなかった過去とは連

続していない。たとえ連続していたとしても，滑らかではない。あたかもその軌跡は，時間微分不可能な部分を内包している曲線のようであり，近傍の未来を予測することができない。だからＦ男は，もはや世界に信を置くことができず，やがてその疑惑は「ある特定の不可解さ」へと結晶化することになる。それが，36歳における「自分を抹殺する組織」についての突然の洞察である。

　このようにまず体験されたのは，「不特定の不可解さ」であった。不特定で漠然としていた不可解さは，身辺に起こるいろいろな出来事の中で焦点化してゆき，ある時に「特定の不可解さ」へと変容した。そして，「自分が組織によって抹殺される」という特定の不可解さを伴った主題（テーマ）の定立に至る。そこでは，もはや今まで理解されていたような常識的な考え方の枠組み（概念枠）はなくなっている。常識的な考え方によれば，たとえば，自分の後ろを走っている車は偶然に通りかかった車であるし，通りすがりの人と視線が合ったとしてもたまたまに過ぎない，とあまり気にとめることもない。しかし，Ｆ男では，後ろを走る車は尾行追跡している組織の車となってしまい，視線の合った人は監視者に化してしまう。このような無数の体験内容が，一方では従来の常識的な概念枠を維持し，他方ではＦ男のように反常識的な概念枠を構成している。つまり，個々の体験内容それぞれが妄想主題と関係しているとＦ男に解釈される限り，常識的見方は，常識に反する概念枠に取り込まれてしまっており，通常では意識もされない常識的概念枠は廃棄されているのである。

　多くの妄想者と同様にＦ男においても，その内容についての確信は絶対的であり，その反証を受け入れる余地は認められなかった。いずれも自分自身の主観的体験が，その妄想体験の確信の根拠となっていた。そして，その強固な妄想内容のために，精神科受診に対して拒否的であり消極的であった。だから，彼の受診を促したものは，家族の強い受診への説得であり，彼の通院はあくまでも彼と家族の主張双方の妥協としてなされていた。

III 考　察

1. 常識の反常識化

　妄想発生の場においては，今まで自明と思われていて格別意識の対象とはなっていなかった常識のいくつかが前景化し，それらがことさら対象意識化されて，さらにその妥当性が疑念にさらされる。つまりある常識の常識性が留保されてくる。この判断留保により，今までその常識が妥当するという前提のもとで生きてきたことが懐疑の対象となる。これは世界に対する重大な態度変更を意味する。常識の持つ無自覚的自明性という性質に疑念を抱き，さらにその使用を中断することは，その常識に拠ってきた者にとって，自らの存立基盤を揺るがすものとなる。常識への疑念を貫徹すれば，その常識はもはや常識ではなくなり，だからその常識性は廃棄されることになる。

　われわれは多くの常識を前提にして生きており，通常それ以上はその根拠をさかのぼることをしない。しかし，さらにその根拠を追求することは原理的には可能である。その意味で，根拠のさらなる根拠づけの道は開かれている。信じないことは，信じることが可能であることを前提として初めて成立する事態である。われわれは常識に疑念を抱くことを，日常世界においては無意識的に留保して生きていることになる。もちろん疑問とあらば，いつでもその根拠を問うことは可能である。

　しかしながら人が従来の特定の常識に疑念を抱いたままであり続けることは，その人の精神の均衡にとって不安定である。その場合には，常識のさらなる根拠づけを求めるか，あるいはその常識が廃棄されるか，の2つが考えられる方法である。疑念を抱かれた世界は，信じることのできない世界であり馴染みのない世界となる。食事に毒が入っていないことに信を置く態度は，わが身を世界に委ねることであり，また委ねられる世界への信があるからこそ，そのことを意に介することもなく生活できるのである。信憑性の水準において，たとえば，

　(1) 毒が入っている，
　(2) 毒が入っているか，入っていないかわからない，
　(3) 毒が入っていない，

（4）毒が入っているか否かなどといったことが，まるで思い浮かばない，の事態を考えることができよう。(4)は，当事者にとって事態が対象意識化されていない点で，本論の対象とならない。(1)と(3)は，判断が一応確定されているという意味で曖昧さがない。ところが事態の確定していない言明(2)は，他の3つに比べて精神的にもっとも不均衡をもたらしやすい。そもそもわれわれの世界は（時と場合によるが）「通常は」食べ物に毒が入っていないことを前提としている。もしそれに疑念が付され続けるならば，その究極の行方は「毒が入っているに違いない」となる。ある常識が疑惑にさらされる場合に，その行き着く先は対極的な二方向のどちらかに向かう。つまり，一方はもとに立ち戻ること（疑念の廃棄）であり，他方はその疑念の肯定である。そしてその疑念が維持される限り，従来の認識はその否定へと向かうことになる。たとえ「最悪の場合を考えて一応毒が入っていると考えて対処する」という場合であってさえも，それは疑念の肯定にあたる。

症例F男では，「普通の人はゆえなく監視されることや毒を盛られることがない」という常識が疑念に付され続けた。その疑念の裏づけは，彼自身だけが感じることのできる体験に根ざしていた。そして，その疑念が廃棄されない限り，その行き着く先は，「自分は常時監視されており，いつか拉致監禁されて抹殺されるか，隙あらば毒を盛られる」となる。つまり「普通の人が監視されることはない」という常識がF男によって覆され，いつのまにか何らかの理由で「特別な」人間となってしまい，「監視，拉致，抹殺」という常識に反する考えがF男の個人的確信となっているのである。

2．理解の根拠

ところでわれわれが何かを理解しているとしたならば，その場合の根拠は何なのであろうか。もちろん原理的には先に述べたように，どのような根拠づけもトリレンマに陥らざるをえない。たとえ何かに拠っていたとしても，その理解の根拠づけは，原理的には恣意的に中断された地点に由来してい

る注2)。しかしだからといってわれわれは，まったく任意のものから出発するわけではない。通常われわれは，われわれにとって「明らかである」と思われるものから出発する。そもそも何かを理解するためには，その前提として明らかであると思われる何かがなければ，理解の営みさえ不可能となる。ではわれわれにとって明らかなこととは，いったい何であろうか。

　それについてアリストテレスは，次のように述べている。「われわれはつねに判明なことがらから出発しなければならないが，判明なことがらといっても二様の意味，すなわち"われわれにとって判明"という意味と，"本性上或いは端的に判明"という意味があるから，そこに後者の意味での判明なもの，すなわち普遍的な原理から出発する論議と，前者の意味での判明なもの，すなわち個別的特殊的なものから出発して普遍的原理へと向かう論議とが区別されねばらない」3)（第4章1095b）。

　つまり「明らかである」という属性については，対蹠的な2つのありかたがあるのである。一方においてそれはきわめて主観確信的なものであり，他方においてそれはきわめて普遍妥当的なものである。たとえば，「痛い！」と感じることは前者であり，「ミカンがここに1個あそこに3個あれば，計4個あることになる」のが後者に属する認識である。

　同じことをアリストテレスは，別の箇所でさらに次のように表現している。「本性上先なるものと，われわれにとって先なるものとは同じではなく，同様に，端的により判明なものと，われわれにとってより判明なものとは同じではない。われわれにとって先とか，より判明とかいうのは，われわれの感覚により近いもののことであり，本性上或いは端的により先とか，より判明とかいうのは，感覚からより遠く離れているもののことである。ところで，もっとも普遍的なものは感覚からは最も遠く離れているものであり，個々特殊のものは感覚に最も近いものである」2)（第2章72a）。

　これらを，われわれにとって先なるものを α とし，本性上先なるものを β として整理してみたのが，表4-1である。

　もちろん，この α と β の両者も先のトリレンマの意味では，本来的に無根

注2)　たとえば，もっとも論理的で厳密であると考えられている数学の公理系においても，その公理の選択は，相互に無矛盾である限り，恣意的であり本来的に無根拠である。

表 4-1 「われわれにとって先なるもの」と「本性上先なるもの」

α	β
・われわれにとって先なるもの ・われわれにとってより判明なもの ・われわれの感覚により近いもの ・個々特殊なもの ・個別的特殊的なものから出発して普遍的原理へと向かう論議	・本性上先なるもの ・端的により判明なるもの ・感覚からより遠くに離れているもの ・もっとも普遍的なもの ・普遍的な原理から出発する論議

表 4-2 「それ自体として明らかなこと」と「本性上明らかなこと」

α	β
・それ自体として明らかなこと ・感覚的，直感的，経験的，実証的 ・明証性 ・帰納 ・了解（Jaspers） ・素朴実在論	・本性上明らかなこと ・合理的，理論的，構成的，形式的 ・論理性 ・演繹 ・説明（Jaspers） ・観念論

拠である。この場合，αの方法とは「それ自体として明らかなこと」であって，感覚的にあるいは直観的に明証性を伴うわかり方であり，それらの積み重ねが帰納となり，それはJaspersの意味での了解を含む。他方，βは「本性上明らかなこと」であり論理的にあるいは理性（合理）的な判明さを伴うわかり方であり，その積み重ねが演繹となりJaspersの意味での説明を含む。同じことを言い換えればαは，（感覚）経験的，実証的ないしは帰納的となり，「手前から」あるいは「下から」のアプローチである。βは原理的，理論的ないしは演繹的となり，「向こうから」あるいは「上から」のアプローチを示している。その背景として，αは素朴実在論を前提としている。他方，βは観念論から唯名論にいたる系譜である。これらを整理すると，表4-1を表4-2のように書き換えることができる。

以下において，われわれにとって先なるものαと，本性上先なるものβという2つの対蹠的な「明らかさ」という観点から，妄想者の世界理解の様式に光を当ててみよう。

「私は監視されている」と思うF男の判断はどうであろうか。それは，あくまでも主観的判断に基づいているが，このような主観的判断からF男にとっ

ての「事実」認識が引き出されている。そしてここにおいて，認識一般に対していえる「主観的経験こそが客観的事実を支え，また後者は前者によって支えられている」という客観と主観の相互依存的補完関係[18]を見ることができる。ではそのような関係のどこに，妄想は由来するのであろうか。

　症例F男においてその妄想理解を支えているのは，F男自身の日々の直接体験である。後ろを振り返ったら「監視されていた」り，お茶の「味が変だ」ったりする。それはF男個人の個別的な体験に過ぎないにせよ，F男自身にとっては疑いえない直接的な感覚体験であり，それ自体F男にとっては判明（それ自体明らか）なことである。その意味においてF男の体験理解の根拠は，aにおける明らかさにあるように見える。しかし，F男の体験の明らかさは，彼個人に限られており彼の「わたくしにとっての判明」は「わたくしにとってのみの判明」（これをa'とする）なのであって，「a：われわれにとってより判明」とはなっていない。この意味においてF男の判明さは，F男個人に限定されており，体験の「われわれ性」（間主観的共感性）を有していないことになる。ところがF男は，自らの体験の明らかさ（a'）をもって，それが自動的にわれわれ性を有する体験（a）であると見なしてしまっている。そもそも間主観的共感性に由来する体験においては，a'はaに内包されるので，a'をaと読み替えることができる。ところがF男のみに由来する体験a'から，彼は「監視，拉致，抹殺」というテーマを構成するに至っているが，そのときすでにこのテーマは，a'の明らかさからaの明らかさへと移されている。そしてそのaの明らかさと同時に，またβの明らかさを帯びてF男に現出している。実際a'の性質を持った日々のF男の直接体験は，逆にそのテーマがβの性質を持った「監視，拉致，抹殺」というシェーマ（図式）によって，説明了解されて彼にとってだけのaの理解を補強する構造を有している。つまり，F男の体験構造は，直接体験それ自体としてはa'の形式を取りながら，他方その体験を自己体験として意識化する次元においては，aの形式に体験されまた同時にβの形式に構造化されていると見ることができる。しかも，a'はaを構成する前提をなし，そのaによって構成化されたβによる理解がa'かつaという形式の主観的体験を支えており，三者はお互いに相互依存的かつ補完的関係にある。

繰り返し説明するならば，われわれの個人的体験において常識的理解の範囲内では $a' = a$ ととらえることができる。そこにおける等号は，間主観的共感性によって保障されている。そして a という体験の総体が β という構造化されたシェーマを構成すると同時に β が a の理解を支えているのである。他方，F男において妄想体験に対しては間主観的共感性が保持されておらず，$a' \neq a$ となるにもかかわらず，$a' = a$ と置き換えられて，F男だけに意味を有する a （$= a'$）と β の相互依存補完関係が成立していた。この意味において，妄想者の体験の判明さの特徴は，当人だけにしか妥当しない「わたくし性（a'）」を，常識の根拠を支えている間主観的共感性を持った「われわれ性（a）」にまで敷衍拡大して適用していることにある。それによって β とわたくしだけの a' の関係を，β とわれわれ性を有した a の関係に重ね合わせて同一視しているのである。

3. 信憑性の根拠

どんなに特異で突飛な内容を持った妄想主題があったとしても，それが「～ということを想像した」とか「～という夢をみた」という包み込み（包摂化）がなされるならば，それは非妄想化されて理解可能なものとなる。この意味において，妄想内容が非現実的なものとして受け取られるなら，それは妄想的意味を失ってしまう。逆に，ありえそうにもないテーマに固執してそれを現実的なものとして言動する人は，それだけで妄想的である。だからこそ時代に先んじた科学者や発明家が，夢想家どころか妄想者と当時に見なされてしまう事態が生じたのである。他方，いくら妄想的な観念を抱いていたとしても，日常生活においてそれに基づかない振る舞いをしている人は，妄想的であるとはいえない。

信憑（ものごとが信用できること）とは疑惑を抱くことが可能であることを前提とし，また同時に疑惑は疑惑をまぬかれた信憑の存在を前提として初めて成立する事態である。信憑と疑惑との関係は，どちらか一方が基礎づけるものであり他方が基礎づけられるものにあるのではない。両者は，相互に信憑と疑惑の構造を支えてあっている弁証法的関係にあるのである。他方，

妄想は，発生的には疑惑を伴うが，いったん妄想の成立後は，その妄想主題（テーマ）に対して徹底的に疑惑を排除することで成立している事態である。そこにおいては何を疑うか否かが問題になっているよりもむしろ，可疑と不可疑の構造が問題となっている。

今までのような常識的理解が疑念にさらされ，それに関連する事象の根拠が問われるならば，「現在が過去と同じ常識的理解のパターンに従う」という期待を当事者が抱くことは困難になる。従来の常識が常識的判断として機能しない場合に，判断はその根拠を求めて彷徨し定まるところがない。そこに現れるのは，浮動的で不特定な思いのゆらぎや，思いの中断であったりする。

この段階にとどまることも可能であろう。しかし妄想が，ある特定の主題（テーマ）を持ったものとして特定化されてくる場合には，何らかの判断が下されていることになる。なぜなら，判断がないところに妄想はありえないから。このときにおける判断は，妄想者なりの主観的体験（a'）の蓄積に基づく帰納的推論によるものであったとしても，われわれにとっては唐突性を帯びたものとなる。なぜなら，判断が従来の常識的判断を用いないとするならば，常識とは異なる別の根拠に拠らなければならないのだから。しかもその根拠の選択は，すでに述べたように本来的に任意なのであり，先のトリレンマからして根拠の採用は恣意的となる。その典型は，生活史に脈絡を有しないような妄想着想の発生において見ることができる。もちろんわれわれ自身にとっても，ある判断をするときの根拠は任意であり，恣意的である。たとえば，趣味や好みの表現において，あるいは自分の意見の表明において。だがそれらは，間主観的共感性の範囲内にあるからこそ許容されているのであり，またその限りに過ぎないのである[注3]。

通常，常識とは「健全な社会人なら持っているはずの（ことが要求される），ごく普通の知識・判断力」[11]のことをいうが，妄想にかかわる常識は，妄想者にとってのみ当然とされる知識や判断力となる。ところで，常識の根

[注3] なお論理的演繹や数学的思考それ自体において妄想は存在しない[8]。そこでは論理の道筋が正しいか誤っているかだけが問題であり，それを指摘すれば足りることである。そこでは，同一の前提条件から出発しているか，それに用いる言語（数学，論理）が同じかどうか，が肝要である。それ以外で結論が異なれば，それはどちらかの理解の誤りに過ぎない。

拠はあるのであろうか。それは，もちろん個々の常識の内容によるが，一般的に言って，常識の根拠を尋ねることは，非常識の印象を与えかねない。たとえば，誰でも自分は生まれて以来ずっと身体を有していたことに同意するであろうが，その根拠は？と問われたなら，答えられるであろうか。そもそもこのようなことは，考察の対象にはふさわしくない自明の内容と一般的には見なされている。だから，たとえば「私の身体がいったん消滅し，しばらくしてまた現れたなどということはない」(101, 引用書中表記番号，以下同様)[25)]のである。しかもこのことは，「私が一定の思考過程を経て意識的にその確信に到達したのではない」(103)[25)]，ただもうそのように実感し確信しているのである。

　一般に体験それ自体は，明晰（それ自体で明らか）である。何かを見て「見たのか見なかったのかはっきりわからない」という曖昧な場合であっても，そのような曖昧な体験をしたということ自体，当事者にとって確実である。ここでは，「体験それ自体の曖昧さ」と「体験内容の曖昧さ」とは区別されなければならない。たとえ体験それ自体が曖昧であったとしても，それが曖昧であることはその人によって確定されることである。その人が曖昧と感じたら「それは曖昧なのであり」，そう感じられなかったのなら「それは曖昧ではない」のである。このように，体験者の言表によって初めて体験の曖昧さの程度が確定され[12)]，それが表出されることによって周囲に知られるのである。だから，「体験したのかどうかわからない」との表現は，まさにそのような意味でその体験が確定したことになる。このように「体験それ自体は，つねに明証性を帯びた不可疑性を帯びている」ということが，内的体験記述の特徴である。

　提示された症例では，疑念を抱いた事象に対して，通常の常識的判断とは反対の判断が下されている。この場合の反対とは「物事が，対立・逆の関係にあること，一方が他方を否定する関係にあること」[17)]を意味している。だから前述の例で「毒を盛られている」（肯定）の反対は，「毒を盛られていない」（否定）となる。F男では妄想主題に関しては，われわれの常識に反する見解に準拠し，それにそのつど対応する状況証拠に基づいて新たに再構成された帰納的思考により，その場の状況においてF男にとってのみもっとも蓋

然性の高いものが判断されている。たとえば,「後ろを振り向けば,ときに後ろを歩いている人と視線の合うこともある」などという常識が疑念に付され,それはむしろ「尾行者の視線」と判断されている。その結果,本人の知覚したあらゆる周囲の人の視線や車の動きは,恣意的な解釈に任せられて任意に解釈されるに至っている。しかし,ここにおいてその解釈が妥当するか否かの,間主観的規準は存在していない。なぜなら他者の追跡や待伏せは,本人が「ある」と思ったときにあるのであるから。F男が主張するように,振り向いたときに後ろに人がいたことは事実であろう。しかし,われわれはそれを単にただそのときに後ろを歩いていた人ととらえるのであるが,F男にとってはその人が「追跡」者であり「迫害」者なのである。たとえその人にこのことを尋ねて否定されたとしても,F男にとってそれは嘘に過ぎないのであり,追跡者や迫害者を示さない状況証拠がいくら積み上げられてもF男の確信は変わらない。つまりF男は,そこで迫害者という物理的存在（もの）を見いだしているのではなくて,追跡されているという文脈（こと）を感知しているのである。

ところで本来,事象の間の相違は,事象を記述する際にその述語に価値の重みの多寡を付けることによって生じてくる。なぜなら,渡辺[26,27]が証明した「醜いアヒルの子の原理」によれば,「2つの物件の区別がつくような,しかし有限個の述語が与えられたとき,その2つの物件の共有する述語の数は,その2つの物件の選び方によらず一定である」ことになってしまうから。つまり,「すべての2つの物件は,同じ度合の類似性を持っている」のであり,たとえば「2つの白鳥の類似性の度合と,1つの白鳥と1つのアヒルの類似性の度合とは同じになる」のである。しかしながらわれわれは,白鳥とアヒルを別のものと認識している。それはわれわれが,それぞれの述語づけに意味の軽重を付加しているからである。だから何か意味を感じ取っているのは（「こと」の検出）,個々の物件に意味の重みをづけ,ある特定の主題へと範疇化して,世界を述語づけているからなのである。

症例F男では日常世界が「監視,拉致,抹殺」へと絶えず主題化し範疇化されているように,妄想主題（テーマ）が日々の生活の中でそのつど「確認」されて行き,ますますその確信が深まっている。ところで言明では,単称言

明と全称言明とを区別することができる。単称言明とは，ある時と所における特定の事態や出来事に言及する命題であり，たとえば「昨日雨が降った」とか「今食事をしている」といったようなそのつど一回限りの出来事の記述をしている。他方，全称言明とは，世界のある側面についての性質や振る舞い，法則性，規則性などについて主張しており，普遍言明ともいう。たとえば，「人は死ぬものである」とか「地球は太陽のまわりを回っている」などがそうである。この視点から妄想主題と化している言明内容をみるなら，一見するとある時と所における特定の事態や出来事に言及する単称言明に見えながら（表4-1における a），実際にその機能はむしろ世界のある側面についての法則性や規則性などについて主張している全称言明となっている（β）[7]。後者は単称言明とは異なり，すべての時すべての所におけるある特定の種類のすべての出来事について言及している。たとえば「夜にドライブをするといつも不審な車につけられる」とは，車の振る舞いに関する普遍言明である。

このような普遍言明は，帰納的にはあくまでも一つの推論に過ぎず，その普遍妥当性は帰納法によっては原理的に証明しえない。むしろ，このような普遍言明は，常識的理解を廃棄した際にわれわれから見れば無媒介的にもたらされている。なぜなら，従来の常識的判断に準拠するという帰納的思考にはもはや頼らず，しかも何らかの判断を下さざるをえない事態においては，われわれから見れば任意の（恣意的な）判断が下されるほかないのである。その場合においても妄想者自身にとっては，われわれの常識に反する妄想体験に由来する帰納的推論として，普遍言明の特徴を持った妄想を構成していることもありうる。

4. テーマのシェーマ化

症例F男を代表として，疑念がそれに関する従来の常識的理解を転覆させ，われわれにとって常識に反する主題へと結晶化する経緯を見てきた。このように常識に反する観念を，あたかもわれわれが常識として持っているかのように間主観的領域まで，疑うことなく断固保持している人は，それだけで妄想的である。このような反常識的な態度こそが，妄想者の妄想主題（テーマ）

を際立たせている。それらは、一見すると妄想者によって経験的に帰納された内容の外見を呈してはいるが、しかしその関係は、むしろ先に述べたように妄想のテーマが理解の前提をなし、逆に日々の経験をそれによって図式（シェーマ）的に説明了解し、同時にその了解こそが体験の具体性を保証する構造をなしている。その場合には、妄想主題としてのテーマは、世界理解のシェーマとなっている。そしてそれらは、そのような疑念を抱く前のF男の常識（それは、われわれの常識でもあるのだが）とは、反対の関係に位置している。たとえば、Ⅰ-2. におけるにA，B，Cの反対命題であるA'：「誰にもつけられていない」，B'：「監視されていない」，C'：「毒など入っていない」といった平均的な市民生活における常識的前提が、F男においてはそのつどその反対に置き換えられている。もちろん、このような常識（A'，B'，C'）がいつでもどこでも妥当するとは限らない。あくまでもそれは、蓋然的な状況判断に属することであり、だからこそスーパーマーケットで買った青酸入りウーロン茶を飲んで死んだ人もいたのである。しかしまた毒入り飲料事件が発生していないときでさえも、売られている飲料にいつも毒が入っていることを前提として振る舞う人がいたとしたら、それは妄想的である。なぜなら毒入り飲料の存在可能性は、その場合にはほとんど間主観的共感性を得ることができないのだから。つまり蓋然的な状況判断は、その時々の共同体の間主観的共感性の獲得に拠っている。

5. 経験命題の非経験性

Ⅲ-2. において間主観的ではあるが確信的な性質aの明らかさについて、またⅢ-3. においては個々の直接体験を述べる形式である単称言明について述べた。これらはともに経験的テーマに関係したものである。しかしWittgensteinが述べるように、「およそ判断なるものが可能であるためには、ある種の経験命題はまったく疑いを免れていなければならない、……言い換えれば、経験命題のかたちをしたものがすべて経験命題なのではない」(308)[25]。これはいかなることを言ったものであろうか。以下の諸例を考えてみよう。

① 「私には両手がある」(245)[25)]
② 「私は人間である」(4)[25)]
③ 「私の生まれるはるか前から大地は存在した」(84)[25)]
④ 「地球は丸い」
⑤ 「私は月に行ったことはない」

　このような命題は，あまりに常識的であり当然なことなので，普段は意識化されることはない。そこで，そのような常識的内容を「常識命題」[注4)]と呼ぶことにしよう。ところで判断一般は，分析判断と総合判断に分けることができる。分析判断とは，主語概念のうちにすでに述語概念が内包的に含まれている判断である。たとえば「未婚者は独身者である」という言明のように，言明の内部においてその正しさが判明する。他方，総合判断とは，主語概念のうちに述語概念が含まれていない判断をいう。たとえば，「私は男である」とは，言明それ自体で正否がわかるわけではなく，言明外の経験的事実に照らしてその正否が判明する。分析と総合の観点から経験判断一般を見るならば，経験判断とは主語（主概念）と述語との総合が経験を拠り所として初めて成立する判断であり，総合判断に属することになる。

　すると①〜⑤のような命題は，一見すると経験的内容を述べた総合判断の形式をとっているように見える。実際に①と⑤は本人の直接的経験から，③はたとえば年上の人の証言や昔の記録さらには④も含めた地学からの学問的知識の習得によって得られる。また②は人間という言葉の概念形成を通じて獲得されるであろう。

　以上の説明によれば，「常識命題」は総合判断となり，言明の内部でその内容が真であることは保証されているわけではない。常識命題は，経験命題であるかぎり，経験に照らしてその真偽が判断されるが，非経験命題であるならその真偽の根拠を経験世界に問うことはできず，超越ないしは超越論的次元の判断によることになる。

　しかしこのような言明は，通常の直接的経験（たとえば「昨日友だちに会った」「今日7時に起きた」）や，経験から帰納された傾向や趨勢（「あの先生は

注4) このような常識命題の考えは，Moore[14)]に由来する。

すぐに怒る」）を述べる言明とは違う性質を持っている。なぜなら，このような常識命題は，われわれの日常の言語活動における世界についての把握の枠組みを基本的に構成しており，当事者にとってはあまりにも自明のことなので，通常は意識化されない確信として，物の見方・考え方にしみ込んでいる。このことは「もしそうでなかったとしたら」ということを考えてみるなら明らかであろう。「もしそうでなければ」私の世界は，今までとはまるで違った様相を呈して出現するようになる。

　だからこのような常識命題は，われわれの認識における骨格として機能し，そこに知識と信念が，網の目状に絡み合って一つの世界像を形成している。このような世界像はWittgensteinによれば真偽以前のものである。なぜなら「私の世界像は，私がその正しさを納得したから私のものになったわけではない。私が現にその正しさを確信しているという理由で，それが私の世界像であるわけでもない。これは伝統として受けついだ背景であり，私が真と偽を区別するのもこれに拠ってのことなのだ。」(94)[25] つまり，持たれた世界像それ自体は真偽の彼岸にあり，それは真偽の前提であって真偽を可能にするものなのである。世界像とは，単なる知識ではなく，知識の根底にあってそれを可能にするものでありながら，われわれはそれを十分自覚的に知っているわけではない。それはいつもすでに生活の中に溶け込んでおり，それが意識的に対象として取り上げられなければ主題化しえない。

　とりわけ⑤のような否定形によって表現されるような常識命題は，無数に存在して，数え尽くすことができない（たとえば「私は火星に行ったことはない」，「私は魚でない」等々）が，そのどれもが自明のこととして私の世界像を支えている。もし，「私が火星に行ったことがある」としたら，私の現在の生活は根本的な変容を被るであろう。私が火星に行っていないという事実は，私の今までの全生活によって支えられている。しかしまた他方それは，逆にそのことによって私の全生活を支えているのである。もし，私が火星に行ったことを思わせる何かが出てきたとしたらどうなるであろうか。私は全力をあげて，「火星に行ったことがない」ことへと，その事態を理解するように努力するであろう。さもないと，単に「火星へ行った」というたった一つのことでさえも，この世界における私の現存在を震撼させ，さらには転覆さ

せるに足る力を有することになる。もしこの論議の「火星」があまりに突飛であり過ぎるとするなら，たとえそれが行ったことのない隣町でも沖縄であったとしても，事情はまったく同じことなのである。

　しかもわれわれは常識命題が，真であると論証されたから受け入れたのでもない。Wittgenstein が述べたように「私は無数のことを学び，他人の権威にしたがってそれを受け入れた。しかるのちに，私自身の経験によってそれらの多くが確認され，またあるものが反証されるのを見たのだ」(161)[25] し，「子どもは大人を信用することによって学ぶ。疑うことは信じることのあとに来る」(160)[25] のである。

6. 蝶番としての常識命題

　このような意味において，「火星に行ったことがない」とか「組織につけ狙われている」といったことは，私の全生活に優先しているのである。Wittgensteinに従って言えば，そのような常識命題こそ，日常生活があたかもその回りを廻る「蝶番」のような役割を演じている。「すなわち，われわれが立てる問題と疑義は，ある種の命題が疑いの対象から除外され，問いや疑いを動かす蝶番のような役割をしているからこそなりたつ」(341)[25] のであり，そして「われわれがドアを開けようと欲する以上，蝶番は固定されていなければならない」(343)[25] のである。

　このような蝶番の役割を演じている常識命題は，無数に存在して尽くすことができない。しかも，このような常識命題は，原理的にトリレンマの意味において本来的に無根拠である。しかしながら，またそれによってわれわれの経験的歴史的世界が構成されてきたという意味で，われわれはそれらの共有を通じて生活世界の一致を見ている。

　だがこの点において，妄想者とわれわれの間に彼我の差が生まれる。妄想テーマにおいてわれわれと妄想者は，その蝶番の一つあるいはいくつかを異にしてしまう。そこにおいて，世界へのドアは両者には別様に開かれてしまう。妄想テーマに関する判断が，そこにおいて乖離する。それによって妄想内容は，われわれにとっては「反」常識へと顕在化し，そのテーマがシェー

マ化することによって，妄想者の世界像がそのテーマを蝶番に廻りだしている。この意味において妄想体験の言明は，個別的経験的内容を述べていると同時に，またそれは経験内容への可疑性をまぬかれた非経験的性質をも合わせ持っているのである。

文　献

1) Albert H : Traktat über kritische Vernunft. Die Einheit der Gesellschaftswissenschaft. Studien in den Grenzbereichen der Wirtschafts- und Sozialwissenschaften. Band 9., J.C.B.Mohr (Paul Siebeck), Tübingen, 1968.（萩原能久訳：批判的理性論考．お茶の水書房，1985.）
2) Aristoteles（加藤信郎訳：分析論後書．アリストテレス全集1．岩波書店，1973.）
3) Aristoteles（加藤信郎訳：ニコマコス倫理学．アリストテレス全集13．岩波書店，1973.）
4) Bentham J（山下重一訳：道徳および立法の諸原理序説．In：世界の名著　第38巻．中央公論社，1967.）
5) Blankenburg W : Anthropologische Probleme des Wahns. S.30-38, In : Schulte W und Tölle R (Hrsg.): Wahn. Georg Thieme Verlag, Stuttgart, 1972.（飯田眞，市川潤，大橋正和訳：妄想．医学書院，1978.）
6) Huber G : Psychiatrie. Lehrbuch für Studium und Weiterbildung. 6.Aufl., FK Schattauer Verlag, Stuttgart, 1999.
7) 生田孝：妄想における反証不可能性について──一分裂病症例を通じて．臨床精神病理 8；281-288, 1987.
8) 生田孝：ゲーデルの宇宙──病跡学的観点から．日本病跡学雑誌 49；27-37, 1995.
9) 生田孝：妄想と「反」常識（要旨）．臨床精神病理 18；62-63, 1997.
10) Jaspers K : Allgemeine Psychopathologie. 9. Aufl., Springer-Verlag, Berlin, 1973.
11) 見坊豪紀，金田一春彦他編：新明解国語辞典第三版．三省堂，1981.
12) Malcom N（佐藤徹郎訳：ウィトゲンシュタインの「哲学研究」．エピステーメー 2巻9号，pp.142-178, 1978.
13) Mill J S（伊原吉之助訳：功利主義論．In：世界の名著第38巻．中

央公論社,1967.
14) Moore GE(國嶋一則訳:常識の擁護. In:観念論の論駁. 勁草書房,1960.)
15) 中井久夫:リュムケと プレコックス感. 季刊精神療法 3;81-92, 1977.
16) Polanyi M(佐藤敬三訳:暗黙知の次元——言語から非言語へ. 紀伊國屋書店,1980.)
17) 新村出編:広辞苑第四版. 岩波書店,1991.
18) Spitzer M:Erfahrung. Aspekte einer Begriffserklärung. Nervenarzt, 57;342-348, 1986.
19) Spitzer M:Halluzinaitonen. Ein Beitrag zur allgemeinen und klinischen Psychopathologie. Springer-Verlag, Berlin, 1988.
20) Spitzer M:Ein Beitrag zum Wahnproblem. Nervenarzt, 60;95-101, 1989.
21) Spitzer M:Was ist Wahn? Untersuchungen zum Wahnproblem. Springer-Verlag, Berlin, 1989.
22) Tölle R:Psychiatrie. 9. Aufl. Springer-Verlag, Berlin, 1991.
23) Wittgenstein L:Philosophische Untersuchungen. Werkausgabe Band 1, Suhrkamp, Frankfurt am Main, 1984.(藤本隆志訳:哲学研究. ウィトゲンシュタイン全集8. 大修館書店,1976.)
24) Wittgenstein L:Das Blaue Buch. Werkausgabe Band 5, Suhrkamp, Frankfurt am Main, 1984.(大森荘蔵, 杖下隆英訳:青色本. ウィトゲンシュタイン全集6. 大修館書店,1975.)
25) Wittgenstein L:Über Gewiβheit. Werkausgabe Band 8, Suhrkamp, Frankfurt am Main, 1984.(菅豊彦訳:確実性の 問題. ウィトゲンシュタイン全集9. 大修館書店,1975.)
26) 渡辺慧:知識と推測——科学的認識論. 東京図書,1975.
27) 渡辺慧:認識とパターン. 岩波書店,1978.

統合失調症における妄想の構造

5

妄想論

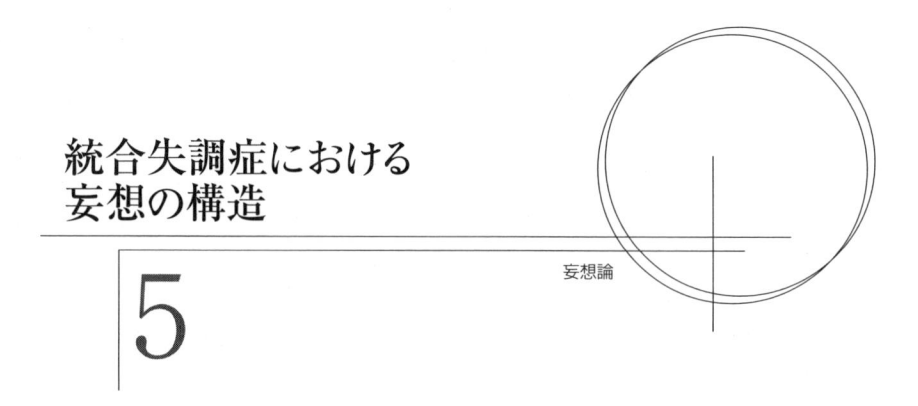

I 精神病理学の危機

　精神病理学の危機的状況が叫ばれ出してからすでに久しい。生物学的精神医学や計量精神医学の台頭により，精神病理学そのものへの関心の喪失と相まってもはや精神病理学は，医学における骨学に位置づけられ，創造の力を失った化石に過ぎないと見る人もいる[5]。しかしながら精神医学における精神症状学 psychopathology の語彙のほとんどが精神病理学 Psychopathologie（と精神分析）に由来することを見るだけでも基礎学としての精神病理学の役割はきわめて大きい。しかもそれらの概念がすでに確定してしまい，体系化も完了しているなら骨学の比喩はむしろ誉め言葉となろう。しかしながら多くの概念は未確定のままである。このような現状を鑑みて精神医学的概念の内包を規定する役割を担うものは精神病理学以外にないであろう。論争的テーマ（概念）の中でも幻覚と妄想は古来その双璧をなすものである。

II 妄想の系譜学

妄想は古代より存在するという見方が多いなか[4]で，Tellenbach[14]の妄想の系譜学 Genealogie はその意味で非常に興味深い。彼に拠れば，古代ギリシアでは「われを忘れること Außer-sich-sein」を意味している「狂気 Wahnsinn」に関する記述は至る所に見いだされるが，「妄想 Wahn」と呼ばれるものに対応する記述はなく，妄想はルネッサンス以後において個人の確立とともに始まるという。Wyrsch[17]によると妄想は Chiarugi によって，「パチア pazzia」という概念のもとで「推論と判断の能力の欠如」と「幻想 Phantasieren」として1795年に初めて記述された。19世紀に入って妄想と幻覚の明確な分離が生じて以後，精神医学における妄想問題の主題化が起こるが[§2]，それについてこれ以上は立ち入らない。

III 精神医学における妄想

精神医学の成立とともに，妄想を疾患単位や症状群ないしは症状としてとらえる立場が並存していたが，Kraepelin 以後は妄想を疾患に付随した症状としてとらえる視点が確立した。以来，妄想は理論的にも臨床的にもつねに幻覚と並んで中心的テーマの一つをなしてきたが，依然として「妄想とは何であるのか」ということに関しては，Huber[6]も述べているように，現在に至るまで「満足できる妄想の一般的な定義は存在していない」。

しかしながらわれわれは，妄想を抱いている人を前にするとその存在を直感的にいわば内在知（暗黙知）によって識別できるにもかかわらず，そのことを言語的に一般に定式化することはきわめて困難である。それを特徴づけるさまざまなキーワードが提出されてきた。たとえば，「機縁なき関係づけ Beziehungsetzung ohne Anlaß，病的な自己関係づけ krankhafter Ichbezug」（Gruhle），「病的に自己に関係づけられた誤謬 krankhafter ichbezogener Irrglaube」（Kehler），「異常意味意識 abnormes Bedeutungsbewußtsein」（Jaspers）等々。それらは妄想の特徴的一面を抉り出したものではあるが，

定義的基準とはなりえていない。しかも妄想は，時間経過によってもきわめて多種多様で多彩な表現をとる。たとえば，妄想の発生の前駆期，その顕在化，固定化あるは増悪化や慢性化の時期ごとに様相を異にし，さらには消褪期や寛解期においてもまた姿を変えてゆく。

このような多彩な妄想の表現型において，しばしば方法論的循環が見られてきた。つまり，妄想とは何かを概念的に規定しないまま，数多くの妄想症例を通して逆にそれを規定しようとする試みである。言い換えれば，妄想の外延から内包を規定していこうとする立場である。しかしその外延がはたして真の外延なのかは，内包が規定されていない以上，循環論法になってしまう困難をこれらの研究は，方法論的に抱えてしまっている。

それを回避するために数多くの妄想の基礎障害モデルが提唱されてきた。それらはどこが仮説であるかを明示している限りにおいて，検証可能性と反証可能性を内包していることになる。その場合に仮説を実証の下にさらすことで，その可否が吟味できるはずである。しかしながら現在までそのような試験にパスしたと判定されているモデルは知られていない。だから現時点においては特定のモデルにわれわれはとらわれるべきではないが，しかしそれらのさまざまな考え方を知っておくことで，臨床的眼差しが複眼的に豊かになるではあろう。

ところで近年の妄想論の退潮は，たとえば統合失調症研究の関心が，妄想それ自体よりもむしろその発生する基盤へと向かい，しかも妄想の存在それ自体が疾患特異的ではないという点からしても，（時間的かつ論理的意味において）幻覚や妄想発生以前のそれらに「汚染」されていない寡症状性の考察[3]へと向かったことにもその一因があるであろう。

しかし観点を変えるなら妄想の疾患非特異性は，妄想を成立させている基盤が人間の認識活動に通底している可能性を示している。しかも妄想は，判断し陳述されることによって体験内容が初めて確定されるきわめて言語的な事態（病態）であり，人間の認識の根拠が問われる認識論的事態である。それへの解明的接近は，人間についての理解の地平を拡大するであろう。以下において，妄想の理念型を統合失調症に見て，その認識論的・論理的構造を妄想一般の問題と関連させて論じることにする。

Ⅳ　妄想の記述現象学

Schneider[11]は「しばしば下される循環病と統合失調症という診断は，今日でもなお純粋に精神病理学的に下されており，純粋に心理学的な事実であって，だから根本的には医学的意味において診断ではない」と述べている。この場合「医学的」とは身体に基礎づけることを意味していると考えられるが，明らかな器質因性のものを除けば，精神病は精神病理学的手法によってしか診断ができないことは，約半世紀を過ぎた現在においても変わってはいない。

現代につながる妄想の記述現象学は，Jaspers[8]に始まることに異論はないであろう。Jaspersは，妄想を原現象 Urphänomen ととらえた。そして「妄想は判断において成立する」のであり，「病的に誤られた判断は一般に妄想という」とし，心理学的にそれ以上遡及しえず，現象学的に究極のものを一次性妄想体験とし，それを真性妄想と呼んだ。

それらは妄想知覚 Wahnwahrnehmung，妄想表象 Wahnvorstellung，妄想意識性 wahnhafte Bewußtheit の3つからなるとし，心理学的に了解可能なものを二次性妄想体験とした。

そして妄想の外面的標識[8]を次のように3つ取り出した。

①主観的確信 subjektive Gewißheit
②訂正不能性 Unkorrigierbarkeit
③内容の不可能性 Unmöglichkeit des Inhaltes

これに関しては最初の①と②については現在に至るまでも妥当であると見なされているが，③についてはそれに該当しない妄想症例が存在するため多くの疑義が提出されてきた。またこれらは妄想の定義 Definition でも規準 Kriterium でも徴候 Symptom でもないことに注意されたい。なぜなら，定義や基準は事態の必要十分条件を述べるものであるし，徴候はその事態に「常に相伴うことが経験的に知られた現象のことである」[16]からである。

他方 Schneider[11]は，妄想体験を，妄想気分 Wahnstimmung，妄想知覚 Wahnwahrnehmung そして妄想着想 Wahneinfall の3つに分類した。この場合，妄想着想 Wahneinfall は，Jaspers の妄想表象と妄想意識性に対応している。そしてこの中で妄想知覚をのみを彼の提唱した一級症状に含め，「このよ

うな体験様式がまちがいなく存在し，身体の基礎疾患が何も発見されない場合，われわれは臨床的にごく控えめに統合失調症だということができる」とした。ここにおいてさらに妄想知覚の二分節性をめぐるSchneiderとMatussekの議論に言及すべきではあるが紙面の都合上，ここでは立ち入らない。

なお横道にそれるが，SchneiderとJaspersにおける「wahnhaft」の用語法の逆転をここで指摘しておきたい。Schneiderは導出不可能な妄想観念Wahnideenを「wahnhaft」と呼び，導出可能な妄想観念を「妄想様wahnähnlich」と呼んだ。これに対してJaspersは（導出不可能な）真性妄想観念echte Wahnideenと（導出可能な）妄想（様）観念wahnhafte Ideenという言い方をしている。つまり形容詞「wahnhaft」が双方では対立する意味で用いられている。だから「wahnhaft」は，Schneiderの意味では導出不可能な妄想の形容詞であり，Jaspersでは導出可能な妄想の形容詞となっていることに注意したい。

V 妄想の認識論的・論理的構造

妄想論においてSchneider以後のもっとも大きな寄与がSpitzer[13)]によってなされたと，筆者は考えている。彼は，Jaspersが妄想に対して述べた外面的特徴の，①主観的確信と，②訂正不能性を有する陳述のクラスを考察した。そしてそのような2つの特徴をそなえた意味のある陳述のクラスは以下の4つに限られることを示した（もちろんそれ以外にありえるかもしれないが，現在のところは知られていない）。

a. 妄想の陳述
b. 自己の精神状態 mentale Zustände を述べる陳述
c. 分析命題
d. 私が有意義に疑いえない陳述

ここでb. 自己の精神状態を述べる陳述とは，自分自身の内的体験について述べるものであり，たとえば，私が本当に歯が痛くて「歯が痛い」と述べるような場合である。すなわち自分自身の内的体験に対しては疑いを持ちえな

いのである．c. 分析命題とは，命題「独身者は結婚していない」のように，その命題の内部だけで妥当性が判断できるものである．d. 私が有意義に疑いえない陳述とは，「私には手がある」とか「昨日も私は生きていた」といったような，それだけで「私にとって」は自明で疑いえないものであって，もし疑うとするならば自己存在の基盤が崩壊してしまうような陳述である．これは一般的に「常識命題」(Moore)[9, 15] として知られている．

つまり妄想とは，形式的に Jaspers の外面的標識の，①主観的確信と，②訂正不能性を持つ陳述のクラスの中から上述の b，c，d を除いたもの，だからそれらの残余クラスとなる．

VI 妄想の再定義

以上の考察から Spitzer[13] は，「妄想において問題となるのは，形式的には自己の精神状態に関する陳述のように述べられる陳述でありながら，その内容は，精神的状態ではなくて，間主観的に到達可能な（「客観的」）事態である」と考えた．言い換えれば妄想とは，客観的事象に対して，周囲からはとても間主観的な同意が得られないような仕方でかつ自分の精神状態について述べるような仕方で，そして Jaspers の妄想の外面的標識である，①主観的確信と，②訂正不能性をもって，主張し続ける事態である．同じことを言い換えて説明するなら，述べ方が Jaspers の外面的標識である，①主観的確信と，②訂正不能性を有する陳述のクラスにおいて，自己の精神状態を述べる陳述（b.）の形式をとりながら，しかし述べられる対象が間主観的事態である場合，それは妄想の陳述（a.）となる．

このように見ると，従来からいわれてきた「自己」と「妄想」との緊密な関係，つまり「妄想はその内容において自己に関係づけられている」ということは，先の4つの陳述のクラスの中で，a. 妄想の陳述と，b. 自己の精神状態を述べる陳述が，ともに Jaspers の外面的標識である，①主観的確信と，②訂正不能性を兼ね備えているという「構造的」同形性に由来することになる．Spitzer[13] が述べた例のように，健常者の「私は今まさに考えている ich denke grade」という陳述と妄想者の「私の後を人がつけている man ist hinter mir her」という陳述との間には，認識論的な形式的類似 epistemologischformale Analogie が存在しているのである．

　このように妄想は，陳述内容が，間主観的事態に，つまり外的世界との関係あるいは他者との関係において自分と関係しているのであり，妄想者の外的側面 Außenaspekte に関係している．だから妄想者の自分に関する間主観的理解，たとえば振る舞いに関連した理解は，臨床的にしばしば妄想のテーマになりうる．それらはテーマによって，たとえば，嫉妬妄想，迫害妄想，恋愛妄想，貧困妄想，罪責妄想や好訴妄想などと言われるが，そこにおいては間主観的な事態が問題となっている．

　このような Spitzer の新しい妄想の定義によれば，とりわけ関係妄想が問題となる（さらに誇大妄想と微小妄想も同様の議論が成立するが本論では立ち入らない）．妄想が，その人の間主観的な内容にかかわっているような場合を除き，ただ自分自身にのみかかわっている内容に関しては，Spitzer の定義によれば妄想には該当しないことになる．実際，自分自身の精神状態に関する陳述であるなら，その人が Jaspers の妄想の外面的標識である，①主観的確信と，②訂正不能性をもって主張するならば，たとえそれがどのように奇異な内容であったとしても，Spitzer の定義に従えばそれは妄想ではないことになってしまう．このことは一見すると日常的な多くの症例における臨床的言葉の使用には合致していないように思われる．

　たとえば，「私に向かって歩いてくる人は，何らかの仕方で私に関係しているのです」とか，「皆が私を大変奇妙そうに見ているのです，たとえ私がその人たちをまったく見ていなくても，まったくそのことがはっきりとわかるのです」，あるいは「考えているのは私ではないと私は感じています」などといったように，患者が出来事や対象との関係を直接的に知る Innewerden 体験について語る陳述がある．これらは，従来から関係妄想 Beziehungswahn ないしは病的自己関係づけ krankhafte Eigenbeziehung といわれてきた．

　このように特徴づけられる関係妄想ないし患者の発言は，「ある種の直接的に体験された精神状態の特徴づけ」としてもとらえることができる．たとえば，「いま教会の塔の時計が鳴っているということが，私と直接的関係がある

のです」という体験は，このような理解に従えば，教会の塔の時計に関する陳述としてではなくて，「直接的な自分自身の体験」に関する陳述としてとらえられるべきなのである。そしてこの体験が障害されているのであるが，その場合障害は特定の内容にかかわっているのではなくて，体験している人とこの内容との関係 Verhältnis にかかわっていることになる。

このような体験を，Jaspers の妄想の外面的標識の，③内容の不可能性に照らして考えると，混乱が生じることになる。ある患者が，すべては何らかの仕方で自分と関係しており，だから先の例のように教会の塔の時計が鳴ることが自分の考えと直接的に関係していると述べるなら，このことはJaspers に拠るなら，①主観的確信と，②訂正不能性を持ちながら内容的に誤った陳述として，つまり「妄想」と見なされてしまうことになる。

しかしながら Spitzer の考えによれば，このような陳述は妄想とはならない。それは，患者が自分自身の考えで世界がどのように自分に現れてくるのかという直接的体験を述べているのであり，だから何か誤ったことを主張しているのではなくて，自分自身の未曾有の体験に対して，手持ちの語彙を総動員しながら何とかそれを特徴づけようと試みていることの現れとして解釈される。このようにとらえるならば，患者によって述べられた自己関係づけ Eingenbeziehung は，関係「妄想」ではなくて，それは障害された自分の体験の仕方の記述なのであり，それはむしろ精神病理学的には「自我障害 Ichstörung」と呼ばれるべきものとなる。だから自己関係づけに関する陳述は，現実 Realität に関する誤った陳述としてではなくて，自分の体験 eigenes Erleben に関する正しい陳述として解釈されるべきなのである。

しかし，だからといって関係念慮から妄想が展開されることが否定されるわけではない。この場合に「私と関連していること（自我関連 Ichbezug)」の直接的体験が，患者によって解釈されることで，つまり原因や体験の仕方の背景を患者が推論することによって，結果として妄想判断が生じることもありえる。この意味で妄想体系は，二次的なものとして，つまり自我障害の結果であるとしても把握することができるのである。

以上のことをまとめるならば，患者によって述べられた自己関係づけ Eigenbeziehung の体験は，世界 Welt に関する誤った陳述として，従来は臨

床的に関係妄想と呼ばれてきた。その根拠は，Jaspers の妄想の外面的標識である，③内容の不可能性を援用することにあった。しかしながら Jaspers の妄想の外面的標識である，③内容の不可能性を妄想の外面的標識から排除する Spitzer の考えによれば，関係「妄想」は妄想ではなくて，自分の体験に関する<u>正しい陳述</u>として解釈されるべきなのであり，そのような体験は「自我障害」という概念のもとに含まれることになる。しかもそのようにとらえることの方が，事態を認識論的によりよく把握しているように思われる。

　このような Spitzer の見解を支持する 2 つの理由を挙げることができる。第一にこのような解釈は，患者の言うことをわれわれが真剣に本気で真面目に受け取っているということを意味している。患者の体験報告 Erlebnisberichte は，それが本来的にそうであるものとして受け取られている。Jaspers の理解におけるように，患者は患者が述べていることとは別の事態に関して誤った陳述をなしているのである，ということが患者に仮定される必要はない。むしろ患者は，未曾有の事態に対して何とか自分の体験を適切に表現しようと必死に試みているのである，ということが想定されることになる。そしてこのような受け取り方は，患者に対してもわれわれ自身に対しても，より倫理的な態度とはいえないだろうか。Spitzer は，さらに 2 番目の理由として以下のことも述べている。体験の頻度に関して，Jaspers の意味でのいわゆる関係「妄想」は，もっとも頻度の高い「妄想形式 Wahnform」であり，それは統合失調症において知られている限り，時代的かつ文化的条件とはかなり独立にほぼ 70 ％の出現頻度をもって現れてくるという。このことは従来から妄想内容の時代変遷がいわれていることを考慮するならば，関係「妄想」が生活史や文化的条件に依存して変動しうる思考の「内容」の障害ではなくて，病気 Erkrankung それ自体を非常に直接的に写し取っている体験様式 Erlebnisweise ないしは病気と非常に直接的に関連のある体験様式である，ということを示唆しているように思われる。

　以上の考え方によれば，従来の関係「妄想」は，体験の真なる陳述であって，むしろ自我障害に分類されるべきものなのである。では自我障害とは何を言っているのであろうか。ちなみに Peters の事典[10]によれば，自我障害とは「統合失調症に対してはとりわけ特徴的な自我体験 Icherleben の障害であ

る。私／自我 Ich と環界との間の境界が通過性を帯びてくる。特定の行為や状態が，私／自我に異質な審級によって外界から制御され，形成されそして影響を受けていると体験される。これに属する現象は（形式的な記述では），思考奪取，思考吹入，感情と意志そして思考の被影響体験ならびに催眠にかけられているような感じの被影響体験である」。この内容を見るならば自我障害とは Schneider[11] の第一級症状の多くにかかわっていることになり，その伝でいうならば他疾患を排除できるかぎりにおいて，統合失調症と自我障害の関連性は「ごく控えめに」見ても無視することができないであろうし，Peters によれば統合失調症にとってそれはとりわけ特徴的なのである。

このような体験はいわゆる DSM-Ⅳ[1] のような浅薄な症状把握では，一括して妄想に分類されてしまうことになる。しかも非常に興味深いことには，英米の精神医学がその基礎構成においてドイツ精神医学から強い影響を受けていたにもかかわらず，日本の場合とは異なって「自我障害 Ichstörung」という概念は英米圏に結局は移入されず，だからそれに対応する概念もそれに対応した英語も存在してはいない[12]。実際，自我障害 Ichstörung の直訳はI-disorder となるであろうが，そのような言葉は英語にはない。もちろん自我障害に該当する病態が英米圏に存在しないわけではない。それに部分的に対応するものは，depersonalization 離人症，derealization 現実感喪失，loss of control コントロールの喪失あるいは passivity phenomena 受動性の現象や disturbed ego-boundaries 自我境界の障害などと概念化されている。しかしどうして英米圏に自我障害概念が移入されなかったのか，あるいは自我障害という概念のもとに範疇化されなかったのかということは非常に興味深い問題ではあるが，ここでこれ以上この問題を論じることは，本論のテーマから外れることになるので立ち入らない。

さらに付け加えるならば，パラノイアと統合失調症との対比において，関係「妄想」を自我障害ととらえることによって，統合失調症性を特異的に取り出す視点が獲得される。この場合，パラノイアの関係「妄想」の言説は，間主観的領域に射程が置かれた妄想なのであり自我障害を示しているのではないが，他方，統合失調症のそれは自分の内的体験に関する「正しい」陳述にかかわっており，それは自我障害を表していると理解される。

Ⅶ 妄想の認識構造

　先に述べたように，①主観的確信と，②訂正不能性を有する陳述のクラスのうちで，d. 私が有意義に疑いえない陳述が間主観的理解を得られない事態が発生しうる。この場合，それはSpitzerの妄想の再定義によって妄想と見なすことができる。しかしながらSpitzer自身は，彼の主著『妄想とは何か？』[12]において，このような「常識命題」の非常識化についてはほとんど論じてはいない。このため筆者は以前に，この視点から統合失調症の妄想においてそれが構築された後における確信の構造に検討を加えたことがある[7]。そこで妄想を持つごくありふれた症例を提示し，その妄想の論理構造を分析し，ものごとの根拠づけにおけるMünchhausen's Trilemmaを紹介して，根拠づけの本来的無根拠性を述べた。ここでトリレンマとは，何かを根拠づけようとする場合，無限後退か循環ないしは恣意的中断という3つのどれかしか取りえず，そのどれを取ったとしてもさらなる根拠が求めるなら，また同じ3つの困難つまりトリレンマに陥らざるをえないことを示した。この無根拠性は，常識という間主観的な支えによって通常は覆い隠されているが，ひとたび常識に疑念を呈しつつ何らかの判断を下さざるをえない場合，その判断は常識あるいは間主観的共感性からの支えを失ってしまう。妄想という事態が，まさにそれに該当している。その際の判断はMünchhausen's Trilemmaの性質からして本来的に無根拠となる。妄想を体験している人は，その無根拠性を自らの体験によってそのつど確証することで支えていると同時に，逆に妄想それ自体をそのつどの世界解釈の公理として用い，それに基づいて体験を解釈してしまっている。

　その結果，体験それ自体は単なる主観的体験にとどまらず，体験者にとってあたかも客観的体験のように立ち現れてくる。しかしながらそのような妄想者の体験は，それ自体間主観的共感性を欠いたものとなって，共同世界から孤立してしまっている。われわれの多くが常識であるととらえていることの多くは，日常生活の中で体験としてそして知識として獲得されたものであり，それを前提にわれわれの世界が成立している。それらの常識や間主観的理解あるいは文化は，本来的には無根拠でありながら，われわれがそれらを

共有することによって，共通の間主観的な生活世界が成立している。妄想者の妄想テーマが常識に反している場合，われわれは生活世界のずれを妄想者に感じ取ってしまう。だから常識に反することを主張し続ける人は，われわれにとって異質な他者として立ち現れる。そこでは妄想テーマが，妄想者だけにとっての常識と化し，それが独り歩きしだして蝶番のような役割をはたし，妄想者の世界がそれを中心に回り出しているのである。

Ⅷ　日常臨床と認識論的理解の関係

　本論の議論はいささかわかりにくかったかもしれない。なぜなら，日常感覚からすると妄想としか感じられない関係「妄想」を，それは妄想でなくて自我障害であると提唱するSpitzerの論を支持するものであったからである。このような議論は過度に論理的で認識論的な詮索に過ぎないという見方も存在しよう。しかしながらこのような認識論的視点を屁理屈ととらえるべきではない。むしろ，そのような視点こそが日常臨床に精緻な眼差しをもたらすのであり，目の前に現前化している患者の病態に対する重層的かつ複眼的思考をより深めることに寄与するのである。

　実際，妄想的な内容を語る患者が現れた場合に，まず第一次近似においてわれわれはそれを「妄想」であると把握するであろう。DSM-Ⅳ的[1]症状把握では，臨床的眼差しはそこで止まってしまう。また日常臨床としてはその水準で話が終わってもよいのかもしれない。しかしながら精神病理学的水準においては，さらに患者の病態や陳述に関して認識論的吟味を加える必要がある。このレベルにおいて，患者の語る「妄想」が，上述の認識論的次元において妄想なのか，自我障害なのか，それ以外のものなのかを吟味することになる。そしてこのようなプロセスを経ることによってこそ，患者の病態に対するさらなる認識が漸近的に進むのである。しかもこのような認識は，精神病理学的思考に拠らなければ決して得られなかった性質のものなのである。この意味において，精神医学における病態把握の基礎学として，いまなお精神病理学の存在理由の一端が示されたのではないだろうか。

文　献

1) American Psychiatric Association : Diagnostic and Statistical Manual of Mental Disorders, 4th Text Revision ; DSM-Ⅳ-TR™. APA, Washington DC, 2000.
2) Berrios GE : The History of Mental Symptoms. Descriptive psychopathology since the nineteenth century. Cambridge University Press, Cambridge, 1996
3) Blankenburg W（木村敏，岡本進，島弘嗣訳：自明性の喪失――分裂病の現象学．みすず書房，1978．）
4) Blankenburg W : Wahn. S.648-661, In : Battegay R, Glatzel J et al（Hrsg）Handwörterbuch der Psychiatrie. 2.Auflage, Enke, Stuttgart, 1992.
5) 古川壽亮，北村俊則：精神医学における実証主義と操作化と計量的手法．臨床精神病理 13；89-100, 1992.
6) Huber G : Psychiatrie Lehrbuch für Studium und Weiterbildung. 6.Auflage, Schattauer, Stuttgart/New York, 1999.
7) 生田孝：統合失調症の妄想における確信の構造――妄想と「反」常識．臨床精神病理 24；3-19, 2003. [本書第4章]
8) Jaspers K（西丸四方訳：精神病理学原論．みすず書房，1971．）
9) Moore GE（國嶋一則訳：常識の擁護．pp.153-210, In：観念論の反駁．勁草書房，1960．）
10) Peters UH : Wörterbuch der Psychiatrie und medizinischen Psychologie. S.249, 4.Auflage, Urban & Schwarzenberg, München/Wien/Baltimore, 1990.
11) Schneider K : Klinische Psychopathologie. 14. Auflage, Thieme, Stuttgart, 1992.
12) Spitzer M : Ichstörungen : In Search of a Theory. pp.167-183, In : Spitzer M, Uehlein FA and Oepen G（Eds.）: Psychopathology and Philosophy. Springer, Berlin/Heidelberg/New York, 1988.
13) Spitzer M : Was ist Wahn? Untersuchungen zum Wahnproblem. Springer, Berlin/Heidelberg/New York, 1989.
14) Tellenbach H : Wähnen, Wahn und Wahnsinn in Sophokles' "Oidipus tyrannos" Z. f. Psych Psychother 28；337-349, 1980.
15) 渡邉二郎：現代哲学――英米哲学研究．放送大学教育振興会，1991.
16) Wittgenstein L（大森荘蔵，杖下隆英訳：青色本．ウィトゲンシュタイン全集6．大修館書店，1975．）
17) Wyrsch J : Zur Geschichte und Deutung der endogenen Psychosen. Thieme, Stuttgart, 1956.

妄想
―― 臨床的側面 ――

6

妄想論

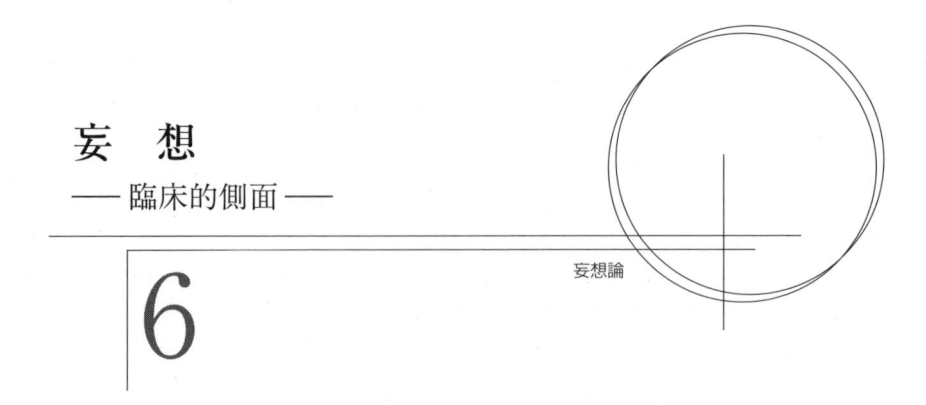

I 妄想体験と症状としての妄想

　妄想という体験は，さまざまな精神の病気において生じるが，さらにはある種の変容した覚醒意識状態[16]や健常者の体験[14]としてさえも見いだされることが知られている。健常者の妄想（様）体験と精神疾患における妄想体験の間に明確な境界が存在するのかという問題についての議論にはいまだ決着がついてない。しかしながら，妄想体験が臨床的に問題となるのはさまざまな精神の病気においてである。たとえばそれは，急性外因性精神障害における通過症候群において，慢性脳器質性疾患の解体過程において，内因性うつ病やときには躁病において，さらには敏感関係妄想のような妄想反応において，あるいはパラノイア性の妄想展開において，そして頻度が多く臨床的にも重要と見なされている統合失調症において出現する。

　妄想は，近代精神医学の成立とともに，疾患単位としてとらえる立場と症状群ないしは症状としてとらえる立場が並存していたが，Kraepelin 以後は妄想を疾患に付随した症状としてとらえる視点が確立した。だから妄想の背後には，健常者から病者にまで及ぶ多様な心身の変調が控えている。

　文明化された国では今日「妄想」ということが問題になるときに考えられていることは，たいていの場合社会的に暗黙の合意ができている。しかも妄

想を持った人に接すると，素人でも容易にそれと認識できる点で妄想は他の精神症状に比べて際立っている。このことは,「妄想」という術語を概念的に明確に定義する困難と対照的であるが，そこでは間主観的に構成された生活世界との関係が客観世界との関係よりもより障害されていることを示している。だから「何か変なことを言っている」という水準で妄想の存在を自覚しても，それをさらに明確に言語化しようとすると困難に陥ることが多い。これは，対人関係における人間認識が，感覚のあらゆるチャネルを通して形成されるのに対して，それの言語表現は一次元の時系列からなる分節言語の制約を受けるからである。だから妄想の概念規定は，幻覚と並んで精神医学における一大テーマでありながら，現在にいたるまで十分には成功していない。つまり実際のところ「妄想とは何であるのか」ということに関して，満足できる妄想の一般的な定義は存在していないのである。

II 精神病理学的事態としての妄想

精神医学における症状学は，不安や強迫観念のような，①精神症状，多動や徘徊のような，②行動異常，発熱やCPK上昇のような，③身体症状に3区分することができるが，このような区分法によれば妄想は純粋に精神症状に属することになる。妄想に由来して奇妙な行動をとることはありえるが，妄想に伴う特異な身体症状は知られていない。もちろん妄想成立の物質的基盤を脳の物理化学的な構造と機能に由来すると見るならば，それに対応した脳のマクロかつミクロのある種の状態が対応するであろうが，妄想特異的なものは現在にいたるまで知られていない[10]。

つとにSchneider[18]は,「妄想の問題は狭義の医学（身体医学）で取り扱う問題ではなくて，純粋に精神病理学的な問題である。妄想の概念に身体医学的なものの力を借りることはまったくできないことだし，また妄想の解釈や病因づけに身体医学的なものを直接利用することも不可能である」と述べていた。実際にたとえば，外因性精神障害で妄想を示す症例があったとしても，それが妄想であるか否かは純粋に精神病理学的手法によってしか診断ができ

ないことは，彼がそれを書いてから半世紀以上も過ぎた現在においても変わってはいない。そもそも精神障害において，精神症状は患者が内的体験を表出することによって初めて患者以外の人間が知りえるのであり，本人の陳述がなくても観察できるのは，上記の（表情や振る舞いも含めた）行動異常と身体症状だけである。その意味において，精神症状は，患者の体験とそれについての患者自身の判断および言語表出に拠らざるをえない。

　以下の論において妄想をとらえるとき，次の大まかな3区分ができるであろう。1）外因性精神障害に伴う妄想，2）統合失調症性妄想，3）それ以外（つまり，統合失調症以外の内因性精神障害と心因性精神障害）の妄想。1）においては身体因の探求が前面に出るであろうし，2）では以下に述べるように体験の了解不能性と体験からの導出不能性が問題になる。3）では，どれだけ体験から了解し導出しうるかがわれわれの課題となる。しかし，これらすべてに共通して，なぜ他ならぬこの人に，他ならぬ今，あらゆるテーマの可能性の中からこのような内容の妄想のみが，この状況において，選択的に出現しえたのかという問いが立てられるが，これらは生物学的視点のみでは決して答えられない問いである。

　精神現象の，ましてや妄想の因果的原因を問うことはできない。そもそも原因とは，それを構想する側に帰属するものであり，客観的に存在しうるものではない。今日われわれができるのは，妄想の発生を促すさまざまな条件を考慮することだけである。その場合の条件は，神経生物学的要素重視の極から（社会心理的）環境要素重視の極までにおよぶ幅広い多様なスペクトルをなすが，その間には両極から影響を受ける精神力動の場がある。もちろん妄想それ自体の判断については，上述のように純粋精神病理学的に考察するほかないが，妄想への傾きとしての素因と今ここにおける妄想発生の背後に，神経生物学的条件がそれなりの役割を演じていることはほとんど疑いえない。これはとりわけ外因性精神障害における妄想や，性欲動に起因するような心因性妄想にもいえることであろうが，その詳論は対話者に譲りたい。

Ⅲ 「妄想」という言葉の使用について

　妄想に関する議論が一致を見ない背景として，研究者それぞれがさまざまな病態としての妄想を取り扱いながら，しかしそれを共通の妄想という言葉のもとで論じることで，本来は違うものを同じものとして扱うカテゴリー・ミステイクの存在がある。臨床場面に現れる多彩な妄想の評価をめぐって，妄想とは何かを概念的に規定しないまま，妄想と見なされた数多くの症例を通して逆に妄想を規定しようとする試みがなされてきたが，そのような手法は結局のところ循環論法に陥ってしまう。それを回避するために多くの妄想の基礎障害モデルが提唱されてきたが，それらは仮説であるかぎり，検証可能性と反証可能性を包含しているはずでありながら，現在までその吟味に耐えたモデルはいまだない。

　かくして妄想という概念は，統一的には使われていない。妄想と妄想観念は，部分的には同義語として，部分的には異なった病態として見なされている。どんな妄想着想もそれだけですでに妄想として位置づけられるが，しかし妄想という概念は，（妄想着想とは逆に）妄想観念がかなり長い時間にわたって持続しているか，あるいはさらに長期間の妄想加工のあとの体系化の意味で堅固な妄想構築にまでまとまって初めて用いられる。まとまりのある妄想観念は，妄想の不可欠な構成要素と見なされている。しかし，それが妄想構築にまでつくりあげられることなく孤立したままでとどまっている場合，そういうことは稀ではあるが，その場合には特異な妄想観念という言い方をして，妄想とは言わない。

　妄想気分が妄想という概念に包含されるべきかどうかということは，議論のあるところである。妄想気分においてもすでに「判断的な何かが下されている」というかのJaspersの有名な言葉にもかかわらず，Schneiderは，妄想気分は単に妄想の準備野として評価すべきであり，妄想からは概念的に括弧の外に置くべきであると考えていた。しかしながら妄想気分を準備状態として，そこからどのような妄想が発生してくるかを追究することは，とりわけ精神病理学にとって興味深い研究対象である。ここにおいて記述的妄想研究は，力動的妄想研究と関係してくる。

Ⅳ 妄想の人間学的基盤と間主観性

　妄想の疾患非特異性は，妄想を成立させている基盤が人間の認識活動と通底している可能性を示している。しかも妄想は，判断し陳述されることによって体験内容が初めて確定されるきわめて言語的な病態であり，人間の根拠が問われる認識論的事態である。それへの解明的接近は，人間についての理解の地平を広げるであろう。

　妄想の萌芽状態はむしろ誰にでも普遍的に生じている現象でありながら，健常者は発生機の段階でそれをそのつどすでに止揚していると考えることもできる。一人だけの妄想は妄想たりえるが，集団の「妄想」は迷信や宗教となり，社会の「妄想」は文化であるという考えもある。実際，迫害妄想を訴える人，UFOの存在を信じる人あるいは三位一体を信じるキリスト教徒との間に病的な差違の有無を，生物学的精神医学は示しえるのだろうか。たとえば，実際に迫害を受けている人と，迫害妄想を訴えている人とでは，当事者の主観的「真実」は同じである。むしろ両者の差異は，その人自身とその人に接するわれわれとの間に生じる。その意味からしても妄想とは，それが一過性であれ慢性的なものであれ，人と人との間のつまり間主観的構成の問題であることが見て取れる。

　実際 Szasz[22] は次のように主張する。「われわれが医療場面で身体障害というとき，それは徴候（たとえば発熱）または症状（たとえば疼痛）を意味する。他方，精神症状の場合，われわれは彼自身，他人，および彼を取りまく世界についての彼自身の陳述をいうのである。患者は自分がナポレオンであるとか，共産主義者に迫害されているとか断言するかもしれない。この際，それが精神症状と見なされるのは，患者がナポレオンでなく，共産主義に迫害されてもいないことを医師が信じるときだけである。このことから次のことが明らかとなる。すなわち「X は精神症状である」という陳述は，患者の考え，概念，または信仰と，観察者および彼の住む社会のそれとの暗々裏の比較に基づく判断を含む。したがって，精神症状の概念は作られた場所である社会の，ことに倫理的価値体系と抜き難く結びついている」と。しかし，だからと言って筆者は，Szasz のように妄想もそして精神病も社会的捏造で

あるという反精神医学の立場に与するものではない。なぜなら，そのような観点だけからでは少なくとも外因性や内因性の妄想を，説明できないからである。

　ここでわれわれはKolle[13]に倣って正常な領域に属するある体験について考察してみよう。それは「一目ぼれ」という愛の現象である。この場合，意味体験は知覚から生じており，最初の一瞥によって愛の気分が生まれ，愛の緊張が高まり，愛の欲求が生じる。それが，相手の本質属性の直感的把握であるにせよ，状況の発展的展開であるにせよ，相手のあらゆるもの（目つき，言葉，しぐさなど）に意味が付与される。とりわけ片思いの場合には，その意味は恋慕する人にのみ生じているのであり，恋慕される人にも，周囲の他の人々にもそのような意味は生じておらず，逆に，他者には短所として見える欠点（たとえば，アバタ）も，それに盲目となるか，逆に長所（エクボ）として認識される。つまり，恋慕する人においては，周囲の人と共有できないある種の「異常な」意味の充足がなされていることになる。その意味で，異常な意味の充足は，恋愛妄想や嫉妬妄想の標識であると同様に，健常者の恋愛や嫉妬の標識でもありえるのである。だから，後述するJapsersの妄想に関する3つの標識は，正常な恋愛や嫉妬にもまさに当てはまってしまうのである。

V　妄想の概念規定

　妄想の概念規定は名目的定義と本質的定義とに分けることができる。前者は，ある語または概念をその使用に関して規定するものであり，語や概念に対応する事物の本質を明らかにしようとする後者と，対比的に用いられる。名目的定義は，どこまでが妄想であり，どこからがもはや妄想ではないとすべきなのかをできるかぎり操作的に確定することを目的としている。他方，本質的定義は，「妄想」という言葉でとらえているものの共通分母を，だから妄想の本質を，取り出すことを狙っており，つまりここでは概念規定の妥当性が問われる。しかしながら両者は，ときとして十分明白には区別されていないことが多い。

現代につながる妄想の記述現象学は，Jaspers に始まる。彼は，妄想を原現象ととらえた。そしてある体験において「妄想は判断において成立する」のであり，「病的に誤られた判断は一般に妄想である」として，心理学的にそれ以上遡及しえず，現象学的に究極のものを一次性妄想体験とし，それを真性妄想と呼んだ。それは妄想知覚，妄想表象，妄想意識性の3つからなるとし，心理学的に了解可能なものを二次性妄想体験とした。そして妄想の外的標識[12]を次のように3つ取り出した。
①比類なき主観的確信
②訂正不能性
③内容の不可能性
なおこれらは妄想の定義でも基準でもない。なぜなら，定義や基準は事態の必要十分条件を述べるものだからである。

Schneider[19] は Jaspers の議論を発展的に継承して妄想体験を，妄想気分，妄想知覚そして妄想着想の3つに分類した。この場合，妄想着想は，Jaspers の妄想表象と妄想意識性に対応しているが，現在では Schneider の区分が一般的である（なお，妄想 Wahn の形容詞「wahnhaft」の語用法は，Schneider では体験から導出不可能な妄想の，Jaspers では導出可能な妄想の形容詞であることに注意）。そしてこの中で妄想知覚のみを彼の提唱した統合失調症の一級症状に含め，「このような体験様式がまちがいなく存在し，身体の基礎疾患が何も発見されない場合，われわれは臨床的にごく控えめに統合失調症だということができる」とした。臨床的にも異常な意味を要素的に体験することの方が，存在しない事実を妄想的に事実誤認して主張することよりも，より統合失調症特異的であり，とりわけそれが知覚の明証性に伴って押し寄せてくる場合にはそうであって，これが妄想知覚である。このような知覚と意味の結びつきは，通常はコモンセンスに従うので，だから統合失調症の特異性をコモンセンス障害という観点からとらえることもできる[5]。

すでに述べたように Jaspers は，もともとの体験とそれに基づいていわれた判断を区別すると同時にまた，「われわれにとって了解できるものとして立ち現れてくるもの」と「われわれにとって心理学的にはそれ以上遡ることができず，現象学的に究極的な何か」とを区別した。そして後者のみを彼は，

「一次性」と見なした。このように何ものからも導出不可能であることが，それによって外見上の記述的基準となった。しかし，その了解可能性や導出可能性は，患者の生活史と現在置かれている状況に関する情報の入手可能性および治療者の（たとえば，想像力や生活経験の豊かさによる）了解能力とに依存する関数であり，一義的に決まるものではない。Jaspers の主張によれば上記3つの標識の背後においてもはや「究極的に了解不可能な体験」に突き当たるところで初めて，「真性」妄想が問題となる。彼は，これらの標識の背後にこそ妄想の本質として一次性妄想体験と人格変化を見ていた。それに対して，「非真性」妄想観念はJaspersによれば情動（たとえば，うつ病者の妄想）や特異な体験から，あるいは知覚錯誤（説明妄想）や感覚の疎隔体験（難聴者の被害妄想）から了解される。

さて先のJaspers の三標識は，現在の観点からすれば注釈を要する。最初の①と②については現在に至るまで妥当であると見なされているが，③についてはそれに該当しない妄想症例が存在するため多くの疑義が提出されている。だからこれらは妄想の必要条件でも十分条件でもなく，実際，先の「一目ぼれ」の例はこの三標識を満たすのであるから。

妄想患者における，主観的確信の「比類のなさ」についてSpitzer[21]は，その確信をデカルトのコギトcogitoの確信と比較した。彼は，「妄想は，形式的には精神状態に関する陳述のように発言されるが，その内容はしかしながら精神状態ではなくて，間主観的につながっている（「客観的」）事態である」と主張し独自の妄想論を書いたが，本論では紙面の制約上ここでは言及しない[11]。Blankenburg[4]も，内容面において経験的な陳述に対して妄想患者はアプリオリな妥当性を申し渡していることを指摘した。つまりそこでは，経験的陳述と超越論的陳述の取り違えが妄想者において起きている。だから妄想では，アプリオリとアポステリオリの交換の意味において志向性に逆転が生じている。この場合に妄想患者が妄想内容を体験する際の明証性は，健常者がそのつど考えていることの内容的正否には関係なく，考えているという「こと」を今まさに自覚している際の明証性に一致しているといえよう。われわれは，自分が考えている内容の正否は疑えても，今ここにおいて自分が考えているという「こと」は疑いようがない。だからたとえば，妄想患者の

「明日，世界が没落する」という確信は，その内容の確信にではなくて「我思う」という「こと」の確信に対応している。この2つの確信の形式の間の差違が，妄想確信の特異性を浮かび上がらせている。

訂正不能性は，多くの妄想患者では病気の特定の段階においてのみ存在する。たとえば，妄想内容が強迫観念へと滑らかに移行することがあり，その強迫観念に対しては（定義からしても）訂正能力を示す患者が存在する。もちろんその場合にはもはや妄想は存在しえないといえる。これに関連して中安[15]は，強迫観念と妄想の違いを，妄想ではある事態が成立する蓋然性が低いにもかかわらずそれを高いと判断している，つまり蓋然性の誤判断（蓋然性の逆転）が起きているのに対して，強迫観念ではその事態に対する蓋然性の判断は健常者と同様に保たれると見た。

Japers自身もまた，必ずしもすべて症例において妄想内容が「不可能性」であるとは限らないことを知っていた。ときには妄想内容が，不可能ではないが「蓋然的にはありえない」という印象しか与えないことがある。厳密に見れば「蓋然的にありえないこと」は，「不可能であること」よりもはるかに妥当な表現である。後者は，客観的連関の正否を見ているが，前者は間主観的に構成された生活世界における連関をいっている。むしろ決定的であるのは，客観的な正否ではなくて，主張が「場違い」なことなのである。

Ⅵ 妄想の折衷的定義

上述のように一義的な妄想の定義は現在に至るまで存在しない。そこで，名目的定義と本質的定義を折衷的に結びつけて，臨床的見地から成書では以下のような「定義」がなされてきた。

AMDPシステム[2]は，妄想を，「病的に生じた事実判断の誤り」と定義し，「この誤りは先見的明証性（経験によらない確信）によって起こり，それが現実に反して健常者の経験や集団的な考えや信念に対立する場合でも，主観的な確信をもってそれに固執する」としている。HuberとGross[9]による一般的で臨床の要請を満たすとする妄想の定義は，「他の体験からは演繹不可能

で，知能は損なわれていないのに，またいままでの経験関連や再検できる客観的現実と矛盾しているのに，長期間あるいは持続的に，すべての反証に対して動揺することなくまたそれを受け入れようとはせず（「訂正不可能性」），直接的確信（先験的明証性）があり，患者がそれにしがみついているような内容的に誤った確信」となる．

　妄想の定義をめぐるJaspersを念頭に置いたヨーロッパの議論とは対照的に，英米圏ではとりわけ「誤り」と「正しくない推論」という概念のもとに妄想的「確信」をとらえてきた．たとえばDSM-Ⅳ-TR[1]では，Appendix Cで次のように定義している．妄想とは「外的現実に対する間違った推論に基づく誤った確信であり，その矛盾を他のほとんどの人が確信しており，矛盾に対して反論の余地のない明らかな証明や証拠があるにもかかわらず，強固に維持される．その信念は，その人の文化や下位文化の他の人たちからは普通では受け入れられないものである．誤った確信が価値判断に関するものである場合には，その判断が信頼性を損なうほど極端である場合にのみ妄想と考えられる．妄想的確信は一つの連続として起こり，時にその人の行動から推測できることもある」．

Ⅶ　妄想の臨床的特徴

　妄想において「偶然性の排除」が認められることは，その本質的な何かを言い当てている．偶然を偶然のままにしておけるためには，基本的信頼を必要とするが，これこそが妄想患者には欠けている．妄想患者には，信頼がふさわしいところで信頼する能力が欠けており，同様に不信がふさわしいところで（とりわけ自分自身の判断に対して）不信を抱いている．特定の偶然の可能性に対する抵抗の背後に，すべての偶然性への抵抗がある．Schneemann[17]は，さらに信仰と妄想を「ポジティブとネガティブな偶然性の克服」としてお互いに対比的に議論した．しかしその際に注意すべきことは，妄想だけが偶然性への病的な抵抗の唯一の形式ではないことである．強迫患者でも，それは中心的な役割を演じている．妄想患者においては，偶然性への抵抗の仕方が

まさに妄想的なのであって，強迫的ではないということである。偶然性を克服しようとする過剰な欲求は，だからそれだけでは体験が妄想的であることを十分には根拠づけも説明もしない。しかし信仰と妄想との間の比較は，それにもかかわらず示唆に富んでいる。後者では，偶然性を耐えうるものとする世界への信頼もまた欠けているのである。基本的に世界に慣れ親しんでいることは，信頼がいつふさわしいか，不信がいつふさわしいかということに慣れ親しんでいることを内に含んでいる。そしてこのように慣れ親しんでいることそれ自体が，妄想患者には失われてしまっている。

相互作用的精神病理学の見地からGlatzel[8]は，妄想を相互性の喪失としてとらえた。彼は，妄想患者のコミュニケーションの特徴として擬似親密性を取り上げたが，その場合このような患者は，あたかも対話の相手が同じ妄想的理解を患者と同じように共有しているに違いないというように振る舞い，この仮定が妥当していないということに気づかない。しかしながら，対話の相手が自分の確信を共有していないということをおそらくは知っている患者も存在する。その場合に相互の意見の不一致に対してかなり鈍感なあり方が，妄想に関連する敏感さに比してきわめて特徴的である。

しかし，多くの統合失調症患者がある特定の段階で（とりわけ発病初期と寛解期に）まったく「疑う可能性」を示すことが，つまり部分的にあるいは批判的に妄想から距離をとることや訂正の能力を示すことが，知られている。だから，このような能力がまだ残っていたりあるいは再び出現する場合（移行期）の妄想の基準は存在するのだろうか，という問題が生じる。

Jaspersの先の3標識は独立ではなくて，ある程度相互補完しあっており，以下のような場合にはいずれも「妄想的である」という印象を与える。たとえば，他者には特別に理解しがたい間違った内容を（絶対的確信は伴わなくても）きわめて真面目に考慮する姿勢，それとは逆に，とてもわかりやすく正しく思われる内容を生真面目に考慮すること，同様に，主張を頑固に断固として固執する態度，健常者には内容の些細な訂正にしか見えないことに対して（健常者には了解できない根拠から）訂正を拒絶すること，等々。

妄想テーマに関してまったくの任意性は存在せず，むしろテーマ選択に対する傾向（たとえば，迫害，嫉妬，恋愛等々）が注目される。たとえば純粋

に事物に関係づけられた「客観的」妄想は稀であり，対人関係の出会いにおける歪みを示す妄想内容が支配的である。その場合，出会いの歪みを内面に取り込んで自分自身を襲う（貧困，罪業，心気あるいは全能など）妄想か，あるいは他者との関係を襲う妄想が形成される。しかしこの場合，一次性に障害されているのは，妄想患者が信頼していない他者とのアクチュアルな出会いではなくて，すでに前もって人間的な出会いを可能とする間主観的構成ならびに一見すると中立的な事物関連の間主観的構成なのである。

変調した気分状態と一致した妄想は，気分障害の診断にとって決定的である。また自我障害に関連した妄想は，一級症状と見なされて統合失調症と診断される可能性が大きい。それに対して，両者の欠如およびそれ以外の精神病理学的症状の欠如が，妄想性障害にとって特徴的である。

妄想をパースペクティブ可動性の制限として理解することができる[6]。近年さまざまな側面から妄想患者における志向性の変化に関連して，多くの妄想展開において現実の中で処理しきれなかった人生のテーマが妄想テーマへと変容をとげて経験図式を規定しているという考えが妄想への理解を深めている[7]。

Ⅷ 妄想の条件布置

妄想に対する特殊な素因なくして，妄想的振る舞いを導くような環境世界の布置が存在するかどうかということは，疑わしい。もちろん，孤立，言葉のわからない環境，感覚遮断等々のように単にそれだけで妄想促進的に作用しえる状況はあるが，さらに意図的に妄想を誘発することが可能であるかどうか，あるいはどの程度可能である（つまり，人間を「狂わせる」ことができる）かということ[20]は，慎重に判断すべきである。

Bateson[3]のダブル・バインド仮説は，当初の理論が想定したよりもはるかに広い領域で妥当することが見いだされたが，しかし個別例における妄想発生に対しても示唆に富んでいる。疑いのないことは，環境世界の要因がそもそも重要であるということである。しかも人間の共同生活における暗黙の

前提を変化させるものすべてが、妄想促進的に作用しうる。たとえば、移住、言葉のわからない環境、社会的孤立、社会や文化の変容、傷つけられた自己評価、権利の侵害、それらはさまざまな水準で相矛盾し錯綜するシグナルを送り、分裂した感情ないしは態度を誘発する。しかし多くの人は、このような状況に対しては妄想によらず、鈍感さや、妥協的な、場合によっては創造的な解決によって応答するということは、上記のような状況が、そのただ中に置かれた人間にとって妄想の生成に対する不可欠な条件ではないことを示している。

従来の単一因果的研究姿勢に代わり、最近では妄想を引き起こす布置（条件布置）が探求されるようになってきた。このような布置は、正常な過程の不安定化や葛藤、苦境さらには外因性要素の侵入に求められることがある。

妄想において重要な問題は、個別例においてどこに非統合失調症性の妄想と統合失調症性妄想との間の境界線を引くべきかということである。統合失調症性の妄想か否かの判別にその内容の奇異さが用いられることがあるが、この線引きは以前から論争的に議論されており、（従来のパラノイアに対応する）妄想性障害の診断の独立性は明確ではない。だから妄想性障害と妄想型統合失調症との区別が典型例では明々白々であるのに、境界領域ではそれが疑わしくなる。しかもそのつど症状の精神力動への精神療法的接近の成否に関しては、あまりにも多くの要因によっており一義的なことはいえない。このことは疾患のとらえ方のみならず、費やされた時間と治療者の熟練度にもよっている。

IX 日常臨床と認識論的理解との関係

妄想の直感的把握を言語化しようとする格闘こそが、日常臨床の基本である。それはあくまでも生物学の問題ではなくて、認識論的地平のつまり精神病理学的地平の問題となる。そのような詮索は、思弁に過ぎないという見方もありえよう。しかしながら speculation は、思弁であると同時に投機でもある。患者の心的世界をどのように自らに現前化させるか、それこそがわれ

われの見方における投機なのである。むしろそのような視点こそが，日常臨床に精緻な眼差しをもたらすのであり，目の前に現れている患者の病態に対して重層的かつ複眼的思考をより深めることに寄与するのである。

　実際，妄想的な内容を語る患者が現れた場合に，まず一次近似においてわれわれはそれを「妄想」と把握するであろう。しかしDSM-Ⅳ的症状把握では，臨床的眼差しはそこで止まってしまう。しかしながら精神病理学的水準において，さらに患者の病態や陳述に関して認識論的吟味を加える必要がある。このレベルにおいて患者の病態に対するさらなる理解が漸進的に深まるが，このような認識は精神病理学的思考によらなければ決して得られなかったような性質のものなのである。そして，それが再び臨床の場に回付されて日常臨床をより豊かなものにし，結果的に治療に寄与することになるであろう。

文　献

1) American Psychiatric Association : Diagnostic and Statistical Manual of Mental Disorders, 4th Text Revision ; DSM-Ⅳ-TR™. APA, Washington DC, 2000.
2) Arbeitsgemeinschaft für Methodik und Dokumentation in der Psychiatrie (Hrsg.) : Das AMDP-System. Springer, Berlin, 1979.
3) Bateson G : Steps to an Ecology of Mind : Collected Essays in Anthropology, Psychiatry, Evolution, and Epistemology. Chandler Publischers, San Francisco, 1972.（佐藤良明，髙橋和久訳：精神の生態学．思索社，1986/87.）
4) Blankenburg W : Daseinsanalytische Studie über einen Fall paranoider Schizophrenie. Schw. Arch. Neurol. Psychiat. 81 ; 9-105, 1958.
5) Blankenburg W : Ansätze zu einer Psychopathologie des "common sense". Confinia Psychiatrica 12 ; 144-163, 1969.
6) Blankenburg W (Hrsg) : Wahn und Perspektivität : Störungen im Reali tätsbezug des Menschen und ihre Therapie. Enke, Stuttgart, 1991.（山岸洋，野間俊一，和田信訳：妄想とパースペクティブ性——認識の監獄．学樹書院，2003.）
7) Blankenburg W : Perspektivität und Wahn. In : 6).

8) Glatzel J : Die paranoide Eigenbeziehung aus der Perspektive einer interaktionalen Psychopathologie. Nervenarzt 52 ; 147-152, 1981.
9) Huber G und Gross G : Eine deskriptiv-phänomenologische Untersuchung schizophrenen Wahns. Enke, Stuttgart, 1977.（木村定，池村義明訳：妄想――分裂病妄想の記述現象学的研究．金剛出版，1983.）
10) 生田孝：精神医学の立場から見た心身問題――薬効との関連において．臨床精神病理 15 ; 287-298, 1994.
11) 生田孝：統合失調症における妄想の構造．臨床精神病理 25 ; 111-118, 2004.［本書第5章］
12) Jaspers K : Allgemeine Psychopathologie : Für Studierende, Ärzte und Psychologen. Springer, Berlin, 1913.（西丸四方訳：精神病理学原論．みすず書房，1971.）
13) Kolle K : Der Wahnkranke im Lichte alter und neuer Psychopathologie. Thieme, Stuttgart, 1957.（久保喜代二, 塩崎正勝訳：精神医学における人間像．文光堂，1965.）
14) 森本幸子：健常者の被害妄想的観念に関する実証的研究．風間書房，2005.
15) 中安信夫：記述現象学の方法としての「病識欠如」．精神科治療学 3 ; 33-42, 1988.
16) Scharfetter C : Wahn aus der Sicht veränderter Wachbewußtseinszustände. In : 6).
17) Schneemann N : Glaube und Wahn. Ethik und Sozialwissenschaften. 1 ; 573-583, 1990.
18) Schneider K : Über den Wahn. Thieme, Stuttgart, 1952.（平井静也, 鹿子木敏範訳：今日の精神医学――三つの小論．文光堂, 1957.）
19) Schneider K : Klinische Psychopathologie. 14. Auflage, Thieme, Stuttgart, 1992.
20) Searles H F : The Effort to Drive the Other Person Crazy. An element in the aetiology and psychotherapy of schizophrenia. Brit J Med Psycho 32 ; 1-18, 1959.
21) Spitzer M : Was ist Wahn? Untersuchungen zum Wahnproblem. Springer, Berlin, 1989.
22) Szasz TS : Ideology and Insanity : Essays on the Psychiatric Dehumanization of Man. Doubleday Anchor, New York, 1970.（石井毅, 広田伊蘇夫訳：狂気の思想――人間性を剥奪する精神医学．新泉社，1975.）

科学主義の臨界 —— 氏家論文へのコメント

　生物学的精神医学の論文が公刊された時点でそれを読むとき，一見するときわめて新鮮な印象が与えられるにもかかわらず，数十年たってみるとそのほとんどが色あせたものになっている．他方，精神病理学の論文は数十年前のものも（現在のものでさえ）古くさい印象を与えながら，しかしそれを読み解くほどに19世紀や20世紀前半の論文でさえ，そのつど新たに感じられるのは筆者の偏見であろうか．生物学的精神医学の論文は，当初は新鮮でもすぐに賞味期限が切れることが多いのに対して，精神病理学の論文は古いスタイルを保ちながら，しかし数世代にわたる議論と評価に耐えることがある．その意味で氏の引用した膨大な論文の命運を思うとき，ある種の感慨にふけらざるをえない．実際，生物学的精神医学の歴史は，外因性精神障害を除けば，新説がかかげられてそれがいつの間にかしぼんでしまうことの繰り返しであったと言っても過言ではないであろう．

　さて氏の単純すぎる妄想の定義への批判はさておき，本論たる妄想の症状特異的な生物学的基盤は本当に存在するのだろうか．もちろん外因性精神障害は，その基盤に何らかの認知あるいは統覚機構の異常や解体ないしは欠損などが関与しているであろう．しかし，心因性さらには内因性精神障害における妄想を疾病レベルにおいて原理的に身体へと基礎づけうるのであろうか．

　暗算をしている脳状態と筆算をしている脳状態は，脳のミクロな分子レベルで量子力学的電子状態に違いがあるに相違ない．それと同じように信仰者が神を思うときと妄想者が妄想着想しているときの状態に何らかの差異は存在するであろうが，そこに症状特異性はあるのだろうか．むしろ違いは，妄想者の脳状態にではなくて，生きている共同体のコモンセンスの評価尺度に由来するのであり，だから妄想者の脳状態と健常者の脳状態は正常も異常もなく，それぞれのレベルの物理化学生物学的法則に従っているだけということになる[1]．

　言い換えれば，妄想とは精神内界で表象したことが現実の外界と対応関係を持たない事態のことである．だから心的表象が妄想なのか否かは，つねに外界の実在との参照関係においてしか決められない．つまり精神内界のみで

は確定できずつねに外界との対応において規定される妄想を，単に脳の特異的状態として原理的に取り出せるのかという問題なのである。

そもそも観念とは，個々人の生活史に根ざしたものであり，それまでの人生の総体に由来する意味において過去の積分である。簡単に言えば一個人の履歴現象なのであるが，その履歴性を「今ここ」の脳状態における症状特異的「病変」として取り出せるのだろうか。あるいは過去の履歴性を捨象して「今ここ」にだけ局所化して取り出すことができるのだろうか。以前に筆者が述べたように，唯一一回性の刻印を帯びた固有記述的事象は，再現性と検証性を担保できないために科学的説明には原理的になじまないのである[1]。

そもそも妄想は疾患単位ではなく，症状 symptôme である。徴候 signe が客観的所見であるとするなら，症状は主観的訴えとなる。だから徴候にはそれなりのマクロの異変が対応するであろうが，症状はそれに対応する雑多なマクロとミクロの状態が重畳しあっているに過ぎない。妄想の折衷的定義は形式と内容の両方から規定されるが，われわれが妄想であると感じ取る大きな要因は，その内容の奇異さにある。そしてこの奇異さに固執する妄想者の態度が「何かおかしなことを言っている」という印象を強める。言動の判断は価値判断である。ところが妄想の生物学的基盤の探求においては，身体的に基礎づけうる客観的 evidence を見いだすことが眼目となる。これは事実問題にほかならない。ここにおいて，古来より哲学の難問であり Hume によって明示されていまだ解決を見ていない「事実判断から価値判断は生じうるのか」という原理的問題に足を踏み入れることになる。つまり，はたして妄想内容の判断を含んだ価値問題を脳の事実問題に還元することができるのであろうか[1]。

多くの生物学的精神医学者が考えているような自然科学における因果関係は人為的な擬似関係に過ぎず，理論物理学では原因や因果などという曖昧な概念はとうに廃棄されており，その代わりに議論されるのは関数関係である。妄想論でいえば，問題を初期条件と境界条件および発展方程式に還元できるか否かということである。いまだ生物学的精神医学が，因果論に，そしてまた（紙面の都合上，詳論できないが）科学哲学的にはすでに廃棄された方略である evidence による決定論に固執する姿勢（EBM）を見るとき，往年の

Gallの骨相学とそれから派生した複雑な学説の行く末を思うのは筆者だけであろうか。以上のように考える思考的背景には，筆者が理論物理学と科学基礎論とりわけ非線形物理学の研究を経てから精神医学へと向かった履歴があることも付言しておきたい。

参考文献

1）生田孝，濱中淑彦：XI. 脳と心の関係について　A. 精神医学の立場から．臨床精神医学講座第21巻　脳と行動．pp.226-232，中山書店，1999．[本書第14章]

精神病理学的妄想研究の
方法論的基本問題

7

Blankenburg W（生田訳）　　妄想論

　精神病理学における妄想研究の「基本問題」とは，何を意味しているのでしょう？　どのような「基本」が考えられているのでしょうか？　ここでは，妄想性障害 Delusional Disorders の「原因」が直ちに問われているわけではなくて，妄想研究の前提が問われているのです。哲学的に表現するなら，妄想が事実として今ここに現れている条件が問われているのではなくて，妄想体験を可能にする条件が問われているのです。

　　　日本でもこのような問いが開かれていることは，私をこの学会に招待してくれたことが，何よりも示しています。そして私は，このことを本大会松本雅彦会長に心より感謝しております。さらにまた，今まで私の大学病院に受け入れてきた少なからぬ数の日本からの招待研究者がこの問題に対して関心を持っていたことによっても知っております。妄想に関しては，その際，私はまず第一に生田孝と渡邊俊之を考えております。

　精神病理学における基本研究は——妄想の精神病理学においてもそうですが——妄想体験を促進したりあるいはそれどころか直接的に妄想体験を引き起こしたりするような，神経生物学的，精神力動的ないしは社会発生的因子を追求することだけにあるのではありません——そのような研究は，もちろんそ

7. 精神病理学的妄想研究の方法論的基本問題　147

れだけでも重要な課題なのですが——，しかしそうではなくて，「妄想」といったようなものが，まさにその基盤においてそもそもどのようにして構成されうるのか，という問いの解明にあるのです。人間の表象活動 Vorstellungsleben が，そもそも妄想をおびて逸脱しうるという事実は，どのような方法論的問いを提起するのでしょうか？　よく考えてみれば，このことがかなり稀にしか起きない，ということも大きな謎です。いったい何が健常者に，概して妄想のない現実関係を保証しているのでしょうか？　このことは，単に抽象的な基礎的問い掛けなのではありません。そこで直ちにまた事実に則した問いが出てきます。つまり，妄想は——できるかぎり操作的に——どのように定義することができるのでしょうか？（この際には，何が妄想であるのかということは，すでに前提とされています）。さらに，どうしたら妄想といったようなものが，すみやかに取り除かれるのでしょうか？　等々。最初からもっぱら妄想を取り除く戦略にだけ興味を持つのではなくて，同じ程度に健常者における現実の<u>自己構成 Sich-Konstituieren</u> の前提に対しても興味を持つならば，その時にはいったい健常者はどのようにしてある程度妄想から免れているのであろうか，ということを問うことが<u>必要になる</u>と私は考えています。このことは結局は，<u>治療的な結果</u>も，ひょっとしたらそれどころか<u>予防的な結果</u>をももたらすかもしれません。

　2つの異なった"Konstitution"の概念形式があります。それは，生物学的構成つまり体質と，<u>現象学的構成</u>です。前者，体質概念は，周知のものでしょう。後者，つまり（Husserl 現象学由来の）現象学的構成は，構成作用（志向作用）を意味しています。これによって，何かが何かとして精神活動において im seelischen bzw. mentalen Leben 構成されます（ここで私は，意図的に「意識において im Bewuβtsein」という表現を避けています。というのは，無意識もそれに一緒に含まれているからです）。方法論的には，次のことを強調することが，私には重要であるように思えます。このような構成の営みを現象学的に探究することは（Husserl は，超越論的な「働きつつある生 leistendes Leben」という言い方をしていますが），経験的に目の前にあるものをただ<u>記述すること</u>でもなければ，<u>因果的研究</u>（ないしは条件分析）<u>でもなく</u>，また単なる<u>解釈</u>でもありません。自然科学の分野でそれと一番よく比

較しうるのは「動力学 Phoronomie」でありましょう。これも、単なる記述でも、因果研究でもありません。しかしながら、それが――周知のように――重力理論を初めて可能にしたのでした。

現象学的－人間学的に妄想へといたる通路は、したがって通常の臨床精神病理学の手前から始まります。妄想の理論を「人間学的」と呼ぶことが正当化されるとするならば、その理論は、妄想をおびて逸脱する可能性の条件が人間の本質において、ないしはその現実との関係において根拠づけられるのかどうかを――そしてもしそうだとしたならば、どのような仕方で根拠づけられるのかを――、示さなければなりません。よりラディカルに表現するなら、正常な観念形成と判断形成とは、「発生機において」止揚された妄想形成と見なさなければなりません。

このことが可能となるのは、どんな観念形成や判断においてもあらかじめ弁証法的構造が示されるときにおいてだけです。「弁証法的」構造の下で私は、対立的傾向が統一されるような構造を考えています。健常者においては、弁証法的構造が統合されて、一つの統一へとまとめられています。妄想病患者では、それに対して、弁証法的構造は、ばらばらになっています。弁証法的構造は、ひとり歩きをして、正常な現実関係を打ち破っています。（このことこそが、今ではもう30年以上にもわたって私が探究してきたことなのです）どんな観念に対しても、誰が、あるいは何が「前に置かれる〔表象される〕sich "vor-stellt"」のかと問うことができます。さらには、表象されることになるもの das Vorzustellende（「主題 das "sujet"」）、あるいは表象する人それ自体 der Vorstellende selbst への問いがあります。一方は、他方なしでは考えることもできません。しかし、それらの重要性は、等価ではありません。

どんな観念作用 Vorstellungsakt（つまりどんな認知行為）においても、両者の間には競争関係があります。表象する人の自己構成 das Selbstkonstitution des Vorstelleden と、表現されるべきものがそれ自身を構成すること das Sich-Konstitution des Vorzustelleden は、お互いに競合しあっています。「主題 das "sujet"」が、「主体 das "Subjekt"」を横取りしてしまったとしたら、主体（主体の主観性 die Subjektivität des Subjekts）は自らを主張することがで

きなくなってしまうでしょう。そうなれば同一性の拡散にまで至ります。主体が非常に際立つ場合には，事態の主観的色づけやそれどころか歪曲まで起きることになるでしょう。その時に，テーマ化された対象は，主体という体制のシステムの条件によって（たとえば，主体の自己保存傾向や意識されない動機づけによって）歪められる危険を伴うことになります。

　自己 das Selbst（そして自己意識）の統一が保たれるとするならば，自己構成 Selbstkonstitution がいつも少しばかり優位を保っていなければなりません。自我 das Ich は，認識行為において，認識すべきものへと，自らを見失ってはなりません。他方，自我は，目の前にあるものへと入ってゆくことができなければなりません。Piaget は，このような対立を，同化と調節の対立としてとらえようとしました。

> 身体学的観点と心理学的認識論的観点との間を，このような（生理学には欠けている）概念によって架橋することは，非常に重要であるにもかかわらず，そのことが有している可能性はまだほとんど汲み尽くされてはいない，と私は考えています。同化と調節は，知覚と自己運動のように一つの制御系をなしていますが，しかしそれらは，もうそれ自体すでに制御系として構造化されてしまっているのです。

　非妄想患者においても，当然のことながら，特定の興味，期待，気に入った考え，それらに対応した観念などが，とくに意識して認識されます。それらは，経験を刺激し，出会って来るもののある側面に対して<u>敏感にさせます</u>。しかしだからこそ，認識過程においてヒポテーゼ Hypothese があまりにも早くテーゼ These になってはならないのと同様に，日常経験において先入観が，そのつど出会って来るものの像 Bild を歪めることになってはなりません。

　それに対して妄想患者は，現実とはかかわらずに，妄想が関係している<u>その</u>領域とかかわっています。その外部に立っている精神科医から見れば，彼らはまず第一に，もはや認識関心を追っているのではなくて，彼ら自身の「自閉的な」実存関心を，追っているように見えます。彼らの観念は，むしろ自

己の構成ないしは自己の組み換え構成 Konstitution bzw. Rekonstitution des Selbst に奉仕しているのであって，事物 Sache の構成ないしは組み換え構成に奉仕しているのではないのです。妄想患者の自己は，構成的に自己を保存するという関心とは独立に，そのままで認識関心に自由な余地を許すほど十分には強くないのです。システム理論のモデルの助けを借りれば，妄想をおびた現実表象が目的論的に操作可能であるという印象のみならず，そこから結果する妄想的な現実表象の組み換えが比較的に安定していることも，フィードバックの働きによって説明されます。

> Wulff (1933) は，同じ意味で「そのままにすること Sein-lassen と変化した行為 verändertes Tun」との間の弁証法，という言い方をしています (しかし私は，むしろ「変化しつつ行為すること veränderndes Tun」という表現をしたいと思います)。いずれにせよそれは，健常者の話に限ってのことですが。

内的な括抗関係（つまり，内的矛盾 Enantidromie）から妄想的な逸脱が生じる仕方と，その可能性の条件を理解するためには，いくつかのことが必要となります。人の関心を過度に引きつけるテーマは，どのようなテーマであれひとり歩きを始める傾向を持っている，というものもその一つです。

「あるテーマのひとり歩き」が妄想にまで至るという考えは，だから現象学的－人間学的妄想研究が特別に取り扱ってきた考え方の一つです。Binswanger は，Szilasi に引き続いて，妄想患者の「イメージ形成図式の単調さ」について強調しました。テーマ的統覚がシェーマ的統覚へと（より簡潔には，現実理解において，あるテーマが単なるシェーマへと）変わることは，妄想の病態発生においてときに詳細に個々の段階で追うことができます。それには，「機能変動」という言い方をすることもできるでしょう (Weizsäcker, 1940)。

この「機能変動」は，以下のように詳しく読み解くことができます。もはや「道具的に」操作しえないテーマは，テーマ化する人の手からこぼれ落ちています。このようなテーマは「自発的」となり，いわば「侵襲的」になります。それは——固有の法則にしたがって——それ自身「独自の生命 Eingenleben」

という仕方で，あたかも癌組織のように，組織化され始めます．活動的に克服することを課せられた領域から，現実の行動において決着のつかなかったものが，その行為の領域へと向かわないで，受容するものの領域へと，つまり知覚と認知の組織化の領域へと，いわば「漂流するabdrift」仕方を追求することが，重要です．

　方法論的にここでは，――精神医学を越えて――身体的かつ社会心理的な構造変化へと広がる「病理学総論」を目指している，という視点が主導的なのです．とりわけ，免疫学のモデル表象を精神病理学的事態へと移し換えることができないかどうか，ということが問題となります（だからすでに見てきたように，現象学的――人間学的妄想研究は個別記述的研究だけが問題となるのである――，と考えてしまう大きな誤解があるようです）．

　現実を越えて可能性をとらえることのできる能力，そしてまたこの可能性を絶対化する能力は，人間の本性に属しています．それによって人間は，前もって与えられていることから，動物にはできないような仕方で自らを解き放ちます．しかし人間が精神的に健康であろうとするならば，この絶対化の能力は，またしてもちょうど同じ強さでそれを相対化する能力と結びつかなければなりません．絶対化と相対化は，一つの制御系をつくります．その中でそしてそれを通して，人間にとっての現実が，そのつど新たに構成されるのです．

　絶対化できることと相対化できることは，あらゆる認知にとって重要な制御系の中で――交互に自らを要求しかつ強化しあいながら――，お互いに結びついています．ところが妄想患者では，この制御系が，ばらばらに壊れています．それはちょうど若干の破瓜病患者で相対化傾向の抑制が外れてしまっているのと同じように，妄想患者では絶対化傾向の抑制が外れてしまっています．妄想患者では相対化の能力が――つまり，単なる可能性からそのつどの現実的なるものへと帰還する能力が――，失われています．精神力動的理由から，彼らにとっては「必然的な〔差し迫った危機に向けられた〕notwendige」可能性が，直ちに現実になっているという程度にまで失われています．妄想患者は，ある可能性をもはや「単なる」可能性として放置することはできません．そこではもう副次的なもの，偶然的なものといったような

ものは存在していないのです。Minkowski は，1930 年に統合失調症性妄想患者における本質標識を，「偶然の排除」にすでに見いだしています。それを，近年においては，Berner, Glatzel, Janzarik ならびに木村（Marburg, 1989）も，妄想患者の本質標識として取り出してきました。Berner は，「感情の緊張が欠けている場合における偶然の排除」と表現しています。私の見解ではそれは，妄想患者の絶対化傾向の一つの特殊例に過ぎないと思います（このことについては，「運命論理」という考え方で Strindberg の特徴がとりわけ印象的に示されているように，妄想の及ぶ限り，何ものをも彼らの現実に関する考えのシェーマからいわば「去らせたり」，解き放つことができません）。

> 詳しく見れば，しかしながらここで述べたことが，一般的には当てはまらないような患者が存在します。Schneider の妄想知覚の典型例では，たとえば，患者によって次のことが気づかれます。この患者の目に「とらえられた」犬について，彼は「偶然に」通りかかった通行人に，この人も自分と同じ犬を見なかったかどうかを尋ねました。このことは，だから，その患者に「偶然」であるとして見なされたのは，その犬の行動ではなくて，むしろ通行人がそこを通りかかったことなのである，ということを意味しています。ですから，なぜある場合には「偶然」が排除され，他の場合には考慮されるのかということは，もっと詳しく調べる必要があります。

絶対化は，気分体験の志向的な相関者にまでも及んでいます。そこから，Matussek がすでに 1952 年に明確にしたように，ゲシュタルトの質が，圧倒的な性格をおびているということが，理解されます。Janzarik は，知覚様式が「束縛を外れる Entzügelung」という言い方をしました。「束縛を外れる」とは，いずれにせよある制御系が，お互いにばらばらになっていることを意味しています。すでに述べた絶対化できることと相対化できることの制御系の他に，とりわけ，自発性と受容性，能動的世界関係とパトス的受動的世界関係とを一つに連結する制御系があります。それらが，ここではすっかり失調してしまっているように思われます。システム理論のモデルの助けを借りれば，このような制御系の失調を，より正確にとらえることができます。し

かしそれによって，事態を早まって規定してしまう危険もまた伴います。今の研究段階では，ここにおいて慎重であるべきでしょう。

しかしまず第一に，そのような制御系への洞察によって，少なからぬものが，得られます。すでに，人生において行為に課せられたテーマから，あまりにもグロテスクな物象化にまで至る常同的な画一主義への，妄想的体験加工における変容は，そのようなゲシュタルトクライスの考えないしは制御系の考えの枠内で，よりよく理解することができます。

Berner (1980) が批判的に書き留めたように，健常者において体験と認知が妄想から免れることを可能にしているある種の前提を示すだけでは，当然のことながら十分ではないのです。なぜある人は病気になり，他の人はそうならないのか，という決定的な問いは，残されたままです。なぜwarumという問いの前に現象学的－人間学的妄想研究は，しかしながら「いかにしてwie」についてより詳細に把握しようとする要求を置きます。そしてこのいかにして（つまり患者においてはどのようにして妄想へといたるのか）という問いの前に，どのようにして健常者では妄想から免れて世界と自己自身とにかかわっていけるのか，という問いを置きます。その時，そこから治療に利用できる――そしておそらくは予防にも利用できる――帰結が，生じることでしょう。

I 妄想の本質規定に向けて

妄想の概念規定としては，そのほかにも名目的定義の試みを本質規定の試みと結びつけるものもあります。たとえば，「感情の絞り込みにおける偶然の排除」という妄想の基準が，そうです (Berner, 1977)。一過性の妄想をも正当に評価するために，Janzarik (1988) は，妄想を「偶然性や単なる主観的妥当性を止揚する脱現実化を免れている限りにおいて，偶然性や単なる主観的妥当性を排除している確信である」と定義しました。しかし彼はこれに対して，この定義は「それ以外の定義の試みと同じ程度に批判の余地を残している」とも，付け加えました。この定義が批判可能であるのは，この基準を

用いる人が，何が実際にもまた「純粋に偶然」でありうるのかということを，いつもすでに十分正確に「知っている」ということを前提にしているからです。しかし，偶然の排除が決して妄想的ではなくて，ある程度は現実的であるような場合も存在します。それでもなお，妄想の本質が「偶然性の回避」にある，とする仮説は適切なものです。一つの偶然を実際にもまた「偶然」のままにしておくことができるためには，基本的信頼が必要であり，それが妄想患者には欠けています。妄想患者は，信頼すべきところで信頼する能力を，不信を抱くべきところで不信を抱く能力を欠いているのです。

　偶然の可能性を回避することの背後には，すべての偶然性の回避があります。Schneemann（1990）は，信仰と妄想をそれぞれ「プラスの偶然性の克服」と「マイナスの偶然性の克服」としてお互いに対置させています。これについては，雑誌「倫理と社会科学」（Ethik und Sozialwissenschaft, 1：573-636, 1990）の中に，精神医学者，哲学者，神学者それに社会科学者が参加した非常に広範な議論が，発表されています。

> ここで，「妄想」は決して病的な偶然性回避の唯一の形式ではないということを，考慮しなければなりません。キーワード「偶然性の回避」においては，強迫神経症のほうがむしろ精神科医には多くのことが思い浮かべられるでしょう。偶然性に対する不安は，強迫神経症の患者の方に，妄想患者よりもより明白に現われています。決定的なのは，偶然性の回避一般が生じるということではなくて ── 宗教的確信の大部分もまたこのような偶然性の回避として解釈できるのですが ──，そうではなくて偶然性の回避の仕方 Art こそがまさに，「妄想的」なのです。それは，個人的な強迫的な仕方でもなく，あるいは集団儀式的な仕方でもないし，また信仰的仕方でも迷信的仕方でもないということなのです。偶然性を克服することへの過剰な欲求は，だからそれだけでも妄想体験の発生を十分ではないにしても，基礎づけることができます。しかしながらこの欲求の程度とその特徴は，重要で ── 妄想研究にとっても興味深い ── 基本的な人間学的問題です。それについては，今日に至るまでまだ十分に解明されたと見なすことはできません。

このように〔妄想と信仰は違うものであるという〕有力な反対意見があるにもかかわらず，信仰と妄想との間の比較は，興味深くかつ得るところの多いものです。Basch（1956）が——その共通分母として（Jungの意味で）「直観すること」をとらえて——妄想を「病的な信仰」と定義したのに対して，Matussek（1963）は，妄想患者は信仰ないし信頼を持ち過ぎているのではなくて，あまりにも持たなさ過ぎている，と述べました。これは，妄想においては「複雑さを減じて」(Luhmann) 偶然性に耐えられるようにする信頼が欠けている，という見解とも一致しています。私の見解では，より基底的で——信頼とともにまた不信をも基礎づけている——根源的な「<u>慣れ親しんでいること Vertrautheit</u>」という言い方を，むしろすべきであると思います（Blankenburg, 1971 ; Glatzel, 1981）。基本的信頼（Eriksonに即すれば"basic trust"）は，「慣れ親しんでいること」を含んでいるのですが，このことこそが，いつ信頼がふさわしいかをまたいつ不信がふさわしいかを適切に評価することを，われわれに許してくれるのです。この慣れ親しんでいることが，仮に信頼を置くことと仮に不信を置くこととの間に境界線を引くことに関して，（日常生活にとっては重要な，しかしときとしては間違うこともある）確実性をわれわれに与えているのです。この慣れ親しんでいることこそが，妄想患者には失われてしまったものなのです。何によって引き起こされたのかということが——どの程度，神経<u>生物</u>学的に，またどの程度，生活<u>史</u>的に，引き起こされたにせよ——，その際さしあたりまったく未解決のままになっています。ここで述べたことは，そこにあるものを説明しようとしているのではなくて，単にその存在を明らかにしようとしているのです。

　妄想患者に欠けているこの慣れ親しんでいることは，現象学的に見れば，このような患者において「生活世界の間主観的構成」が不足していること，に基づいています。われわれが，対人関係の場の中で個人的な出会いを伴ってその中に生きている世界の「間主観的構成」への問いは，先頃 Marburg で催された会議での中心テーマでした。私は，この「間主観的構成」の問題を，精神病理学の，少なくとも妄想のもっとも重要な基本問題の一つと見なしています。

II　現象学的──記述的妄想研究

　妄想研究における現象学的方向にとって重要なのは，精神病における精神活動の現象を入念に記述しかつ概念的に整理するということが，優先するということです。まず最初に，事態そのものが確定された後に，妄想のさまざまな現象形式が分析的記述と概念化の努力の中でとらえられるべきです。そのあと初めて妄想の力動と発生を調べ，そして内的関連を示すことに着手することができます。それらは，発生的了解（Jaspers）という方法を用いて直接的に感情移入することができるか，あるいは解釈として心理学的説明という別の方法を用いることで考えることができます（Huber & Gross, 1977）。記述的妄想研究は，だから何が起こっているかを，先入観なく記述しようとします。しかしこの記述的妄想研究は，生じてくるものを整理しないわけにはいきません。そのためには概念規定が，不可欠です。概念規定は，どの程度まで記述的妄想研究の対象なのでしょうか──それは，どの程度まで記述的妄想研究の前提なのでしょうか？　このような問いは，現在の妄想研究においては非常にわずかにしか示されてはいない，と私は思います。何を考慮するのかは，一般に経験的なことであると見なされています。操作的に定義されるものならば，計量化することができます。しかし操作的定義がどこから取られるべきであるのかは，妄想研究において未解決のままです。そこから非常にしばしば経験的妄想研究の<u>疑似客観性</u>が，生じてきます。

　　　HuberとGross（1977）によって基礎づけられた妄想の定義は，「内容的には間違った確信であり，それはそれ以外の体験からは導き出すことができないが，直接的な確信（アプリオリな明証性）を伴って現れ，その際に患者の知能は保たれており，これまでの経験連関と客観的に検証可能な現実とを両立させることができないにもかかわらず，かなり長い期間にわたって，あるいは時に持続的に，根拠のある反論に対しても動じることなく（「修正不可能性」）その誤った確信に固執している」というものです。それに対するただし書きとして彼らは，経験に即して見れば多くの統合失調症者において，ある段階にまったく妄想を「疑う可能性が，あるいは批判的に距離を取りかつ修正す

る能力が，部分的にそして時としては完全に」あった，と強調しています。

　そこから，私の考えでは，ほとんど今まで注目されなかった問いが生じます。もしこのような能力がまだあるいは再び存在するときにおいても，なお妄想病であると言える基準はあるのでしょうか？　Bernerによれば，Jaspersの3つの基準（絶対的確信，訂正不能性，内容の不可能性）は，ある程度まではお互いに代理しあっています。たとえば，特別に理解しがたくて現実離れのした内容でありながら，その内容を絶対的確信は伴わないにせよ真面目に考えている場合には，それだけでもう妄想的であると見なすことができるように。逆もまた同様であって，おそらくそれ自体ではまったく論ずるには値しないと見えなくもない主張に頑と固執してまったく動じるところがないなら，この主張に「妄想的」という性格が付与されます。同じことは，修正不可能性に関しても当てはまります。
　「真性」妄想の標識としての「了解不可能性」と「導出不可能性」というJaspersのテーゼに関しては，今までに多くの論争がありましたし，現在もあります。このテーゼは，多くの害をもたらしました。というのは大多数の精神医学者が，この「Jaspersの定理」(v. Baeyer) に基づいて，若干の統合失調症者の一見するとまったく了解できない妄想思考に対して，それにもかかわらず患者の体験の中へそして病前歴へと掘り下げることによって最初には了解しえなかったものを了解しようとする努力を，最初から必要ないのだと，自らを正当化して思い込んでしまったからです。それでもこの基準は，初期診断としては，有効であることがわかりました（Avenarius）。このことはしかし，一見「理解できないunverständlich」ように見えるものが，実際に了解不可能なものetwas Unverstehbaresである，ということを意味しているのではありません。むしろそこからは，患者には自分の言うことをわからせることdas Sich-Verständlichmachenに対する感覚Sinnが欠けている，ということだけを引き出すことができます。患者は，「コモンセンス」への通路を失ってしまっています。このことは，実際に一つの重要な規準です。健常者もコモンセンスに違反することはありえます。たとえばこのことは，「不条理

演劇」において，あるいは「ダダイズム」においては，まさしく流行でありました。しかしそのような場合にはたいてい容易に示されるように，コモンセンスに対するこのような違反は，その無能力から生じているのではなくて，意識的な抗議から生じているのです。

Jaspers は，彼の（間主観的な，だからこそ結局は「主観的な」）導出不可能性という規準を絶対化してしまいました。「真性」妄想観念は，彼にとっては，「究極的な」何かであったのです。彼は，真性妄想観念の基礎を，「一次的に primär」病的な体験の中に，あるいは「人格変化」の中に見ていました。Jaspers は，あまりにも本質的なものに魅了されたので，知らず知らずに現象学を事実学の本質学として，事実学の上位にすえてしまいました。しかし，研究にとってそれは，不利益をもたらしてしまいました。

同じようなことは，Jaspers が主張する「妄想知覚」の導出不可能性に関しても当てはまります。その際には，正しく知覚されたものが，異常意味意識によって負荷をかけられています。Gruhle（1932）は，周知のように「動機のない関係づけ」という言い方をしました。深層心理学的には，非常にしばしば「動機 Anlaβ」について究明することができます。よりうまく表現するならば，「このような関係づけがどのようにコモンセンスに違反しているのかということに，気づいていない関係づけ」と言うべきでしょう。Schneider が考えていたように，妄想知覚が「二節性」であり，純粋形式的にも正常な知覚から区別されるという仮定は，根本的に論破されています（とりわけ Matussek, Blankenburg, Spitzer）。しかし，分裂病者にとって「妄想知覚」は非常に意味のあるものである，ということは正しいでしょう。しかしながらこれは，妄想知覚において，私が以前に明らかにしたように（Blankenburg, 1965）コモンセンスに対する感受性の喪失がとりわけはっきりと目立つからこそ，そうなのです。したがって，妄想知覚の持つ特別な統合失調症特異性は，「コモンセンスの障害」の程度を比較的容易に確認できることと関連しています。この障害が，ことわざや漫画などの解釈の誤りにおいて目立つように，これが実際に明白な象徴化の障害よりも病理的であるのかどうかということは，疑問の余地があります。

Ⅲ 現象学的──人間学的妄想研究と現存在分析的妄想研究

　一般に流布している意見とは違って，現象学的－人間学的妄想研究は，現存在分析的研究とも同じように，一次的には因果志向的にではなくて，まず第一に記述的に行われます。「記述的」であるのは，しかしながら深められ「圧縮された verdichtet」経験の意味においてです。現象学的－人間学的妄想研究は，またもっぱら個別記述的なやり方を取るのでもありません。一つの誤解があります。個々の症例を志向した Binswanger の偉大な統合失調症研究が，その誤解についてのきっかけを与えました。現象学的－人間学的妄想研究の方向は，むしろそれどころか体験の妄想的変化の本質を問い，そのつどの「妄想世界」の構成的構造を問うています（それには，Herzog, 1993, 参照）。妄想世界の中で患者は生き，その中で出会うものと自分自身とを了解しています。現存在分析的観点ではなくてより厳密な（Husserl の意味での）現象学の観点においては，われわれが妄想的であると特徴づける精神過程の志向分析が問題となりますが，しかしその際にはこのような過程の前志向的な基盤がとりわけ考慮に値します。Husserl はこれに関して，「受動的総合」という言い方をしています。

　純粋に精神病理学的記述とは反対に，ここでは「正常」と「異常」との間の境界は，前提とはされておりません。むしろ，両者の可能性の条件を，健常な精神活動の内的な（弁証法的な）構造から，そして通常では覆い隠されているか，あるいは発生機において止揚されている力動的な緊張から，了解しようと試みます。このような了解は，心因的ないしは社会因的意味における成因論的了解ではなくて，いわば発生への関係を有している構造の了解なのです（それはちょうど自然科学において，動力学が－たとえ純粋記述的には，たとえば「自由落下」の時間空間関係を記述しているにせよ－因果志向的な重力理論の基礎となることができたように）。

　妄想世界の現存在分析的研究は，今世紀の精神医学の一章をなしました。現在，妄想の志向分析は，新たにまた関心の対象となっています（Mundt, 1990；Wiggins ら，1991；Wulff, 1993；Blankenburg, 1991, 1992. かなり古い文献では Binswanger, 1965；Lopez-Ibor, 1982；Tatossian, 1979, 1990, 参

照)。その基本テーゼとは,妄想作用においては志向性の向きの逆転(Wulffのいう「自己遮断 Selbstdurchquerung」)が,起きているというテーゼのことです。つまり,アプリオリに与えられているものとアポステリオリに与えられているものとの間の取り違えという意味において,逆転が起きている,というものです(Blankenburg, 1958, 1972, 1987, 1991)。

　Glatzel(1981, 1990)の「相互作用的精神病理学」とWyss(1973)の人間学的考えの関連のもとで,私(Blankenburg, 1991)は,パースペクティブ運動性の減少として妄想をとらえることをより正確に試みました。「パースペクティブ性」はそれ自体,妄想患者にはまったく存在していないように思われます。だから,無パースペクティブな世界という言い方をする誘惑に駆られます(Wyss, 1973)。私の研究で,自発的能動的行動様式と受動的パトス的行動様式との間,およびアクチュアルに関心を向けていることとアクチュアルでない背景関連との間が,交互に相対化している中で,その部分的欠落について,とりわけ正確に研究してきました。そこから——ちょうどEmrich(1990)のゲシュタルト心理学の実験からもわかるように——神経生物学的仮説へと結びつけるラインが,社会心理学的考えへと結びつけるラインと同様に,生じてきます。とりわけ重要なのは,かの「自己運動性」が損なわれていることです。その自己運動性とは,現実とのあらゆる妄想のない関係にとっての前提として他者の身になって考えることができる Sich-Hineinversetzenkönnen in andere という点で,健常者にとって多かれ少なかれ自由になるものです。そこから妄想的な投影への傾向ということが,理解されます。それはちょうど,自己参照性(v. HolstとMittelstaedtによる「再帰性求心原理 Reaffarenzprinzip」)を伴って自発的に起きる眼差しの動きの代わりに,外から眼球を変位させると見られたものが歪むという心理生理学的なモデルに類似しています。このような背景の上で,なぜ妄想患者における志向性の変化が学問的興味の前面へと押し出されてきたのか,ということがよく理解されます。すでに晩年のBinswanger(1965)においても同様に,テーマ的なもの(「統合失調症性妄想世界の解読」)から,統覚の形式における変化の分析へと関心が移っていることを確認することができます。後者は,(Weizsäckerの意味で)「機能変動」と理解することができます。

内容的視点と形式的視点（ないしは構造力動的視点）と精神力動的視点は，若干の妄想発現において，現実において処理されなかった人生のテーマが妄想テーマの意味で経験をシェーマ化することへと変容している，というテーゼの中で，お互いに結びつき合っています。簡潔に述べれば，人生のテーマから，妄想患者にとっては，経験のシェーマが生じています。

知覚の心理生理学から受け継いだモデルを拡張することによって，まず第一に他者のパースペクティブに立って考えることができるという自己運動性も，現実を健全に認知する「自己運動性」に属するのであるというように，自己参照的な「自己運動性」モデルをここで，妄想の精神病理学のために拡張しなければならない，と強調することは大切なことです。しかしこの自己運動性は，外界ならびに主体の知覚を問題なく間主観的に構成するという基礎の上においてのみ可能となります。「生活世界の間主観的構成」が障害されていることを強調することに反対して，時として共同妄想 symbiontischer Wahn（「同形妄想 konformer Wahn」や「二人組精神病 folie à deux」）が出現することが述べられることがあります。しかしこのような症例をもっと詳しく研究することも，えるところの多いものです（Baeyer, Cornu, Scharfetter ら，参照）が，その際にもっとも重要なことは，それが極端に稀にしか起きないということです。私は，それが日本においてもそうであろうと考えています。しかしこのことは，私が日本の同僚に対して持っている問いの一つです。つまり，日本の患者とヨーロッパの患者との間では，共同（＝同形）妄想の頻度において違いはあるのでしょうか？

Ⅳ　妄想のない現実連関と妄想

ここから再び，以下の問いに戻ります。何が，健常者に妄想を帯びない現実との関係を可能にしているのでしょうか？　健常者に「脱中心化」(Piaget, 1940) を，「乗り越え」(Conrad, 1958) を，つまり主観性の超越を可能にしているのは，何なのでしょうか？　たとえ日常意識が，しかも懐疑論者の日常意識でさえもが，このような「離れ業」をいつもすでに自明なこととしてし

まい，それがうまくいくことを前提としているにもかかわらず，いく人かの認識論者は，それを解決不可能な問題と見なしています。

主体の主観性の超越は，実際にもしこの主体の主観性がもっぱら自己関係性しか意味していないとしたならば，不可能となってしまうでしょう。その時には，何人かの哲学者が信じていたような独我論に，少なくともパースペクティブ主義に，陥ることが避けられなくなります。その時には，健常者の正常な自己関係と世界関係は，自閉している人のそれから区別することができなくなってしまいます。主体の主観性は他ならぬ前もって与えられていた自己関係性において成立するという前提は，しかしながら妥当しません。主観性は，むしろお互いに2つに「分裂して」対立する構成要素であることがわかります。一方は，実際にどんな主体でも自分が前もって与えられていること Vorgegebenheit に（たとえば，自分の立場，からだの具合，そのつどの環境，生きている時代などに）依拠しています。このような前もって与えられていることは，ある程度までは「偶然的 zufällig」なものです。それが人間という現存在の偶然性 Kontingenz を成しています。主観性にこのような一側面しかないとするならば，独我論が揺らぐことにはならないでしょう。

「主観性」は，しかしまだそれ以外のことをも意味しています。ちょうど，上に述べたことの裏側となる別の特徴もまた主観性には付け加わります。ここで考えられているのは，自分自身を（身体的にも頭の中でも）動かし，あるいはまたある程度まで自己参照的に自らを変えるという，主体の能力のことです。私の立っている立場が，私の立場であり続けることはありません。私は，そこを立ち去ることもできますし，立場を変えることも，その後で立場を振り返ることも，他者の立場と比較することも，それによって<u>相対化する</u>こともできます。人間の経験が立場に束縛されているということは，かなりの部分，能動的に立場と視点を変える能力によって止揚されます。それによって人間の「視点」と「立場」の相対性もまたもう一度，それらを能動的に――自己洞察的に――変える能力によって相対化されます。あらゆる人間現存在の根源的相対性は確かに取り消すことはできませんが，しかしそれをもう一度相対化し，それによって部分的に止揚することができます。交互的相対化は――つまり<u>他律的</u>に決定された相対性を，かなり<u>自律的</u>に相対化す

ることは——，自然がそれによって人間の進化を可能にさせた決定的な術策なのです。このことはシステム理論によって，現在「オートポイエーシス」というキーワードのもとで論じられてはいますが，それによって与えられた洞察の可能性を，精神医学はまだ十分汲み尽くしてはおりません。

> おおまかな一つの比喩があります。それは，鏡像において生じる左右の交換は，鏡を取り去ったりあるいは破壊することによっては，取り除かれないというものです。なぜなら，その時には鏡像もまたなくなるからです。しかし，その鏡像をもう一度鏡に映すならば，左右の交換を止揚することができます。このようなことが，現象学者の行っていることについての非常に大まかな比喩なのです。現前化の過程を絶えず反省することを通して，現象学者は，客観化によって引き起こされたわれわれの見方を脱自然化して，世界へ自分自身へと部分的ではあれ再び止揚させようと努力しているのです。

人間の見方が視点に束縛されていること（パースペクティブ性）は，視点を変化させようと目指すことで克服されます。知覚のレベルでこのことは，知覚と自己運動のゲシュタルトクライスによって起こります。真なるものの認知（＝何かを真であると見なすこと）のレベルに対しては，これで十分ではありません。ここでは，他者の立場に立って考えるという形式の強化された可動性が必要とされ，そして「他者の眼をもって」眼差すということが必要とされます。それには，パースペクティブの可動性のみならず，それどころか——これが可能である限りのことですが——「パースペクティブの交換」が，必要です。自分の立場から距離を取り，それによってある点においてはまた自分自身からをも距離を取るという契機は，他者のパースペクティブに立ってものを考えるということの中に，強化されています。このような考え方によって，妄想問題にどのような意味を付与することができるのか，ということこそわれわれが，長年にわたってマールブルクで携わってきた問題なのです（Blankenburg, 1991, 参照）。

訳者後記

　以上は，1993年9月30日に日本精神病理学第16回大会（京都）において行われたWolfgang Blankenburg教授による特別講演の全訳である。1979年からマールブルク大学精神科主任教授として教室を主宰してこられた氏は，1993年9月をもって定年退官された。退官の日を今回の9月29日から10月29日までの1カ月にわたる日本滞在中において迎えられ，またこの間に8つの講演を精力的にこなされた。このように在職中最後の仕事が日本で行われたことは，日本における研究者との交流をとりわけ重視している姿勢の現れである，と訳者は考えている。

　Blankenburg教授の業績については，ここにあらためて紹介するまでもないであろう。主著『自明性の喪失』（木村・岡本・島訳，みすず書房，1978）は，今や日本において精神病理学における必読文献になっていると言っても過言ではない。以後の研究展開は，現象学的−人間学的立場を基本姿勢として，さらに広範な関心領域へと広がってきている。たとえば，本論でも述べられているようにシステム理論への関心と期待は大きいようであるし，最近では心身問題や時間論に対して，あるいは従来においては対立的立場であると見られがちであった分析哲学に対しても積極的な関心を示している（これは，ハイデルベルクのM. Spitzer，およびマールブルクの分析哲学者P. Bieriとの親交にも由来するようである）。

　Blankenburg教授と知己になりいち早くその卓越した業績を日本に紹介したのが，本学会当日，氏の直前にやはり特別講演を行った木村敏教授であることはよく知られている。その関連で名古屋から何人かの若手研究者が今まで氏のもとで学んできた。まず岡本進が，ブレーメン市立病院時代にすでに留学し，氏のマールブルク大学教授就任とともに一緒に移っている。以後，マールブルクの地に，島弘嗣，鈴木茂，渡邉俊之，生田孝の順で留学し，氏の多大な薫陶を受けて帰国した。またその後，広島から若宮真也も留学している。今回の通訳は，訳者がBlankenburg教授のもとに当時一番近くまで滞在していたことによって依頼されたものである。

　留学中の体験の一端を述べる。筆者は，氏のお膝元であるマールブルク大学精神科では現象学的人間学的「雰囲気」に満ちあふれていることを予期し

て行ったのであるが，教室内で現象学の立場で研究している人は，氏の他にOberarztが当時1人いるだけであって，日常的にそのようなことが教室員の間で話題となることは，ほとんどなかった。また研究会などでもBlankenburg教授自身が発表する場合を除き，そのようなことが議論の中心となることはあまりなく，当初はいささか意外の感を抱いたものであった。実際，臨床講義や教室での症例検討会では，通常，患者がまず紹介されて数十分のインタビューが行われるのが慣例となっていたが，そのあとの説明や討論は，おおむね臨床精神医学的な立場のものであり，現象学的観点から（ましてや精神分析的視点から）のものはほとんど聞かれなかった。しかし，氏の豊かな経験に基づいた臨床的コメントは，いつも聞くものに新たな視点を与えて非常に魅力的であった。そのため，氏が欠席したときの研究会は，何かしら精彩を欠いたものとなった。このような臨床的センスの上に強靭な思索力をもってして初めて，あの気品をそなえた論文の数々が，あくまでも個人的な知的営為によって生み出されているのではないか，との印象を受けた。よく考えてみれば当然のことながら，氏の研究姿勢は，共同研究的なものにあるのではなくて，日常臨床に裏づけられた自身の発想と感性による個人的研究にあることは明らかである。思索と創造とは，あくまでも個人的なものに由来するのだから。

　ドイツでは大学によっては，医学と他の分野を同時に専攻することができる。実際に，分析哲学と精神医学を同時に専攻してその関連性を学位論文のテーマとしている学生が，氏の病棟回診に筆者と一緒について回っていた。Blankenburg教授も哲学専攻を経て途中で医学にかわられたので，この辺りを尋ねてみたところ，哲学に進んだ当初は医学のことは念頭になくその後に精神医学へと向かった，と述べておられた。

　同教室には，広い意味での臨床精神医学の立場から氏の臨床的姿勢に共感を持った人たちが参集していた。彼らの関心領域は，個人精神療法，集団精神療法，デイ・ケア，心理劇，ダンス療法，身体療法，共同住居などの臨床的なものから，個々の精神病理学的問題まで多岐にわたるものであったが，氏はそのいずれにも深い関心を示していた。教室内の雰囲気は非権威主義的であり，いつも自由で伸びやかな空気に満ちているように筆者には感じられ

た。秘書室には自身の論文を年代順に収容したファイル・キャビネットが置かれてあり，教室員の自由な利用に供されていた。筆者も，そこから各種の別刷りをいただいてきたものである。

先にあげた『自明性の喪失』は，長らくドイツでは絶版になっており，「題名は聞き知っているが読んだことはない」という教室員もままいて，日本とは多少様子を異にする印象を得た。実際，精神病理学関係の出版物に対しては，日本におけるほどの広範な読者をドイツでは獲得することはできないようである。また精神病理学の研究者数自体も日本ほどにはいないようで（質が問題だが），それも減少傾向のように見受けられた。このため，現代ドイツにおける代表的精神病理学者である氏が退官してしまい，ドイツの大学精神医学における精神病理学は，何かしらさみしいものが感じられる昨今である。

長い目で見れば必ずブランコのようにまたその揺り戻しが見られるであろう，と述べるだけに，氏もドイツにおける最近の精神病理学の退潮傾向を認めておられた。このため，とりわけ日本の研究者に期待するところが大きく，これからの精神病理学は日本においてこそ大きく花開くに違いない，とよく口にされていた。そして，日本語文献が読めないことを非常に残念がり，欧文での発表を期待していた。日本の若手研究者の研究内容やその動向にも非常に関心を持ち，それについてしばしば筆者に尋ねることがあった。はたして，日本の精神病理学者は，それに応えることができるのであろうか。

なお本講演の翻訳は，講演前日に来日した際に直接持参された予定原稿によった。原稿では，斜字，太字，太字の斜字などでいろいろと文章にアクセントが施されているが，日本語ではすべて強調文として訳した。また訳し分けにくい言葉は，その理解の一助としてあえてドイツ語を併記した。そのため訳文が，見苦しいものとなったことをお許しいただきたい。講演当日は，予定原稿の分量がかなりあったために，省略をほどこし，さらに文脈の一貫性のために少し変更を加えて口頭で述べられた。そのため後日，完成原稿を送るという約束であったが，氏が多忙なために本号の発行には間にあわなかった。訳者としては，この原稿こそが，講演当日のその内容と雰囲気を伝えるものであると考えている。

統合失調症論

幻聴と共通感覚

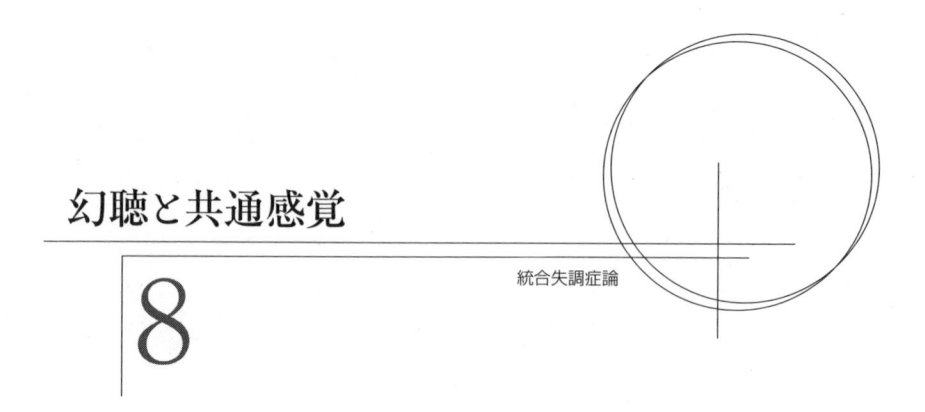

8 統合失調症論

はじめに

「統合失調症の幻覚に特徴的なことは，聴覚と体感の異常である」とBleuler[4]は述べたが，実際に統合失調症性幻覚における幻聴および体感幻覚は，周知のようにその出現頻度においてそれ以外の感覚の幻覚に比して特異的に多いことは臨床経験上よく知られているところである。もし聴覚・体感以外の幻覚が優位であるならば，むしろひとまず統合失調症の診断を留保して，他の可能性つまり鑑別診断をもう一度考慮するのが通例である。このように統合失調症において，なぜ幻聴および体感幻覚がそれ以外の幻覚に比して多いのかという素朴な疑問に対する納得のいく説明を，筆者は寡聞にして知らない[注1]。本論文は，それに対する一つの試みである。

ところで統合失調症に罹患するということは，「統合失調症」といういまだかつて被ったことのない体験を主体が被るという事態を内包している。主体がその未曾有の体験を言語化する場合に，その体験それ自体に対応する言葉

注1) 幻視よりも幻聴が優位な説明としてZutt[32]の有名な議論があるが，筆者はこれに異論があり別の考察を準備しているので，本論では言及しない。またアルコール幻覚症や症状性精神病では，幻聴よりもむしろ幻視が優位であることは，臨床的に良く知られた事実であるが，これはまた別の問題設定が必要となるであろう。

をすでに持ち合わせているかどうかは保証の限りではない。しかもその体験は，生きる主体にとって記憶の空白を許さない限り，自ら被ったこととして意識化せざるをえない（ここでは「抑圧」といったような精神分析の概念には立ち入らない）。だとするとその未曾有の体験は，それまでの手持ちの言葉を何とか工夫して新たに用いるしか方法がないことになる。つまり未知なる新たな体験を，従来の既知なる五感（と共通感覚）で代表されるような感覚表現と体験説明の仕方を用いざるをえない。

このような観点から，幻覚における幻聴と体感幻覚の優位性を論じる。以下において，言語の共感覚 synaesthesia 的表現における個別言語を超えた法則性，それらと比喩の関係，個別的感覚を一つの統一的体験にまとめあげる共通感覚 sensus communis のはたらき，そして幻覚体験の持つ否定的意味について考察する。さらに幻覚が現れる場合には，聴覚領域と体感領域において出現する蓋然性が高いことを述べ，否定性を帯びた意味体験は本来的に聴覚領域においてしか原則的には可能とならないことを論じる。

その準備のために，共感覚，比喩と共感覚，そして共通感覚についての簡単な解説を以下に行う。

I 共感覚と共通感覚

以下の議論では，体感といわゆる五感（触・味・嗅・視・聴覚）によって諸感覚を代表するものとする。たとえば，痛覚，温度覚，圧覚などは触覚の一部となるが，身体感覚や運動感覚など（たとえば振動覚，内臓感覚，平衡覚，筋肉覚など）は，体感に含めて考えている。

1. 共感覚

共感覚 synaesthesia とは，ある刺激がそれと通常に対応する感覚受容器に局在した感覚を引き起こすのに加えて，さらにそれとは異なった性質の主観的な感覚（つまり二次感覚）を同時に生ずる現象をいう。たとえば，音を聴

いて色を感じる「色聴」，味わうことで色を感じる「色彩味覚」などのように，ある一つの感覚刺激から異なった別の感覚が同時に随伴して引き起こされる現象が，共感覚現象である。つまり一つの感覚の質が，他の感覚の質に移行し，共同して作用しあうのである。このように一つの感覚刺激から，異種の感覚が同時に随伴して引き起こされる現象を，共感覚現象という。このような現象は，音を聴いて色を感じる色聴がもっとも多いとされており，その随伴感覚は幻覚とは異なって，それが主観的なものであることが十分に自覚されている。このような共感覚という現象それ自体への注目は（共感覚という言葉の初出は別として），Marks[19]によれば紀元前6世紀ピタゴラスにまで遡れるという。

さて，このようにある特定の感覚刺激が与えられたときに，それに対応する感覚体験（一次感覚）の生起と同時に，それとは異なる別の感覚体験（二次感覚）を持つという厳密な意味での共感覚保持者の存在はきわめて稀である。このような現象は，幼児期に体験されることもあるが，成年期に移行するに従って消えてゆくと言われている。またLuria[17]が述べているように，もちろんこの共感覚という現象は，すべての人々に決して一様に生ずるのではなくて，「とりわけ皮下組織の興奮性の高い人々にとくに明瞭にあらわれる。よく知られていることは，ヒステリーの場合に強くあらわれ，妊娠期間中に顕著に高揚が見られ，また，一連の薬物（たとえば，メスカリン）を利用することによって人工的につくりだせる」という。

だが広い意味において，このような現象の生起それ自体は，それほど特異的なものではない。たとえば「色彩音」という現象は，われわれにとっても周知の現象であり，高い音を「明るい」音，低い音を「暗い」音と実感することは，単に比喩的表現にとどまるものではない。また色彩と温度感覚との関係において，赤い色を「暖かく」感じ，青い色を「冷たく」感じることは，自明の共感覚現象である。

共感覚現象の理解のしかたとして，いろいろな考えが存在する。その代表的なものはたとえば，まず赤い色を暖かく感じ，青い色を冷たく感じることは，色を見たことによる視覚神経の興奮が，温度感覚神経に通底して（neural short circuit により）副次的に温度覚を引き起こし共に興奮したと考えるこ

とである．第二は，赤い色という体験の持つある種の性質が，色覚と同時に温度覚をも励起したと理解することである．このような様相の異なる感覚に共通の感覚体験が認められる現象は，intermodality phenomena と呼ばれている．第三は，共感覚とは人生早期の間に体験された諸感覚の経験的結びつきが学習された結果として，協同して諸感覚が一定のパターンで励起されるとするものである．第四の考え方として，Goldstein[6] は，それぞれの感覚領域における一定の過程に対する全生活の相同的体制 gleichartige Gestaltung の表現であると見なすべきであるとした．いずれにせよ，このような諸感覚の相互作用が存在することを通して Luria[17] は，いろいろな感覚器官を総合する相互作用領域を大脳皮質に overlap zone として想定している．さらに最近になり共感覚に新たな関心がわき起こり，そのメカニズムに対して興味深い議論が展開されている[5, 14, 23]が，本論と直接的には関係しないので，それには立ち入らない．

2. 共感覚と比喩

このような共感覚現象とそれに関連した比喩的言語表現は，意識するしないにかかわらず深く日常会話の中に浸透している．たとえば，ある音を「ザラザラした音」と表現することは，ザラザラという触覚を本来は表現している擬態語が，異なった感覚域である聴覚を共感覚的に形容している比喩的表現である．この場合に問題としている「共感覚の比喩的表現」とは，体感と触・味・嗅・視・聴覚の五感的感覚表現のどれか一つが，その他の感覚表現と修飾・被修飾関係にあるような言語表現をいう．そしてそこで体験されている事態は，実際の共感覚体験から純粋な比喩までの広いスペクトラムを表現していることになる．

たとえば「黄色い色」といった場合は，修飾されるものも修飾するものも視覚次元にあるので共感覚的比喩とはならない．しかし「甘い香り」（図 8-1）とは，味覚を修飾する「甘い」が嗅覚

```
┌─────────┐       ┌─────────┐
│  甘い   │ ───→  │  香り   │
└─────────┘       └─────────┘
   共感覚            原感覚
```

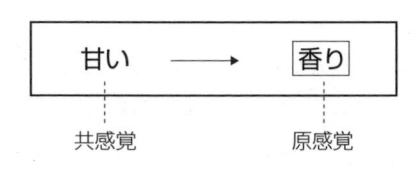

図 8-1　共感覚の比喩的表現

共感覚→原感覚	具体例
(1) a. 体感→触覚	ゾクゾクする肌触り，痺れる感触
b. →味覚	痺れる味，ジンジンする味
c. →嗅覚	痺れるような臭い，脳天かち割る臭い
d. →視覚	フワフワして見える，眩暈のする色彩
e. →聴覚	ブルブルする音，腹に響く音
(2) a. 触覚→味覚	軟らかな味，滑らかな味
b. →嗅覚	刺すような香り，突くような臭い
c. →視覚	暖かな色，冷たい色
d. →聴覚	滑らかな音，荒い音
(3) a. 味覚→嗅覚	甘い香り，甘酸っぱい臭い
b. →視覚	甘い色調，甘い柄
c. →聴覚	甘ったるい音色，甘い声
(4) a. 嗅覚→視覚	芳しい色調／色彩
b. →聴覚	芳しい音調／音色
(5) a. 視覚→聴覚	明るい声，暗い音色

図 8-2　共感覚にもとづく比喩（山梨[28]原図，筆者改変）

領域の「香り」を修飾しており共感覚的比喩である。この場合，山梨[28]にならって，修飾される側の感覚を「原感覚」（この場合は「香り」=嗅覚）とし，それを修飾する側を「共感覚」（「甘い」=味覚）と表現しよう。というのは，形容する側の感覚次元が，原感覚と異なる感覚領野から形容することによって，原感覚と共通の感覚次元に持ち込まれており，そこにおいて異なった感覚次元の交通が生じているととらえられるからである。あるいは原感覚が共感覚の領域へと，感覚の次元を拡大してその共感覚野の感覚的属性をも帯びるようになっているとも考えられる。さらに共感覚的表現を広くとらえるならば，それは現象それ自体であるとともに，比喩的意味をも表していると見ることができる。そしてこの場合，それを比喩としてとらえるなら，そこにみられる構造は隠喩となる[10]。

このような修飾・被修飾関係から五感相互の比喩的表現を列挙してみると，たとえば，図 8-2 のような一覧表をつくることができる。ここからわかることは，任意の共感覚・原感覚の組合せによる修飾・被修飾関係が可能であるのではなくて，そこにある規則性が認められることである。山梨[28]の組合せ

8. 幻聴と共通感覚　173

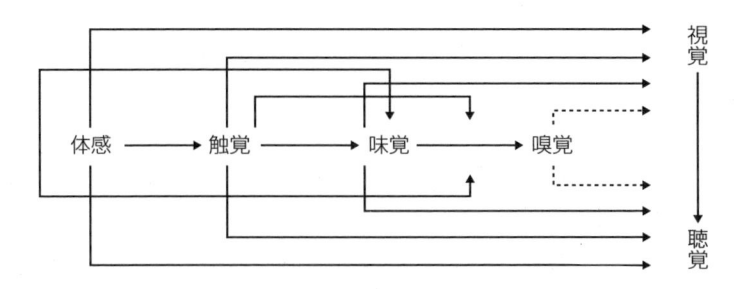

図 8-3　体感と五感の修飾・被修飾関係
［‥‥‥▶ は，嗅覚から視覚と聴覚への共感覚的修飾性が比較的に少ないことを示している］
（山梨[28] 原図，筆者改変）

によれば，共感覚→原感覚の修飾関係には，基本的に以下のような一般的制約が認められるという（もちろん，これに反する若干例が存在するし，詩的表現はこの限りではない）。なお1）および体感は，筆者の追加である。

1) 体感は，触覚，味覚，嗅覚，視覚，聴覚のいずれの原感覚に対しても共感覚となりうる。
2) 触覚は，味覚，嗅覚，視覚，聴覚のいずれの原感覚に対しても共感覚となりうるが，体感の共感覚にはなりえない。
3) 味覚は，嗅覚，視覚，聴覚のいずれの原感覚に対しても共感覚となりうるが，体感，触覚の共感覚にはなりえない。
4) 嗅覚は，視覚，聴覚のいずれの原感覚に対しても共感覚となりうるが，体感，触覚，味覚の共感覚にはなりえない。
5) 視覚は，聴覚の共感覚となりうるが，他の感覚の共感覚とはなりえない。
6) 聴覚は，他の感覚の共感覚とはなり得ない。

以上の制約関係を図示すると，基本的には図 8-3 のようになる。
　このことは，聴覚領域こそがあらゆるそれ以外の感覚表現によって形容されることを示しており，だからもっとも多様な表現可能性を有し，逆に体感領域がもっともそれに乏しいことを示している。このことをたとえば「甘い

声」という表現を取り上げて考えてみよう．この場合，共感覚的形容詞「甘い」を述語とし原感覚「声」を主語とする構文に置き換えるなら，「声は甘い」となる．このとき聴覚体験である主語「声」を描写する述語は，味覚である「甘い」のほかに上述の理由によりすべての感覚野からの共感覚的述語を用いて形容することができる．つまり，聴覚体験の形容表現が，他の感覚野に比べてもっとも多彩で数が多いことになる．結局，感覚表現の分化度と表現の多様性は，体感，触・味・嗅・視・聴覚の順に高く，その階層性は，個体発生と系統発生の順におおむね対応している．

このような共感覚的形容詞における規則性は日本語においてのみならず，Williams[31]によれば日本語と基本的に言語構造を異にするインド・ゲルマン語族にも一般的に認められており，共感覚的形容詞に関するかなり人類普遍的な規則性を見ることが可能であるように思われる．

3. 共通感覚

ところである体験をする場合，個々の感覚はそれぞれの感覚モジュール（固有感覚器）を通して知覚されることが知られている．しかしわれわれは，体験それ自体を個々の感覚の足し算ではなくて，全体として一つのまとまりある体験としてとらえているのである．そこにはこれら個別感覚の共通の基盤となっている，より高次のそしてより深層に位置しているなんらかの総合的感覚がはたらいているのである．これに関して，アリストテレス[1, 2]は，ある対象が五感を通して一つのものととらえられるためには，「共通感覚 sensus communis」というある種の統合的感覚が前提とされなければならないことを論じた．たとえば胆汁を見て，「それが苦くて黄色であるという感覚が生じる時には，それらの感覚はそれぞれが別の独立な感覚としてではなくて，むしろ〈合した〉一つの〈感覚という類に属する〉感覚として感覚するのである（何故なら一つのものがそれら両者であるということを言うのは，たしかにお互いに別のものとしての感覚の仕事ではないからである）」．そして個々の感覚器官に共通なものについては，「われわれは最初から共通感覚を持っている」のであり，それに独特の感覚があるわけではないと述べている．そし

て次のような一般的共通感覚の存在を示した。①運動，静止，数，形態，大きさなどの知覚，②所属性の知覚，③感覚の主体であるという知覚，④相異なる感覚の識別知覚，さらには夢などもこの働きによるとしている。われわれはこのような共通感覚をお互いに持っているからこそ，個別的感覚器官から入っている個々の感覚どうしを比喩（共感覚）的に結びつけて豊かな体験内容を構築し表現することができるのであるという。このように五感や共感覚現象は，共通感覚の存在を背景に考えることで初めて，一つの体験として全体的にまとまりある感覚知覚体験へと構成されるのである。だからこそWeizsäcker[30]も，「一つの対象がいくつもの感官を通じて同一物として現出しうるためには，感覚運動性の概念よりも遥かに広い共通感覚 Konsensus と協調 Koordination つまりいわば共通感覚運動性 Konsesomobilität のごときものを考える必要がある」と述べ，「共通感覚の思想は徹底的な史的研究に値するだけではなく復興にも値する」と，その概念の意義を強調していたのであった[注2]。

Ⅱ　体験の意識化における二形式

　体験は，どんな体験であろうとも意識化されることで初めて述語的性格を帯びてくる。しかしだからと言って，その体験が直ちに言語化できる水準まで「述語的」となるのではない。体験は，まずそれがどのような体験であれ，意識化されることによって意味づけられ，前述語的なものから述語的なものへと向かうことになる。何かを体験するとき，それは感じること（感覚知覚）と同時にそれについて何かを思うこと（思考，思惟，観念，想念，表象）を伴っている。その背後には，情動体験[26]がひかえているが，論旨の都合上それについては本論では論じないことにする。このような「思うこと」を，本論では代表して「思考」と表現することにする。だから，何らかの体験が意識化されるということは，必然的に感覚性と思考性を伴うことになる。

注2）しかし，Berkeley[3]が『視覚新論』の中で述べているように，その存在を否定する論者もいることを公平のために付け加えておく。

1. 随意性と不随意性

　感覚と思考との間の本質的な違いは，自我意識にとっての随意性と不随意性にある。感覚は，その特徴を不随意性に有し，意識の自由にならないものとして（たとえ内臓感覚であったとしても）自我意識にとって外部由来のものとして立ち現れて来る。だから，意識の志向性の彼岸から意識野にもたらされるものであり，それを遮断するためには何らかの身体的運動を必要とする。たとえば，音を遮るには耳を塞ぎ，光りを遮るには眼を覆うように。他方，思考の特徴は，その随意性にある。思考の対象は，意識の志向性に応じてそれを自由に変えて操作することができるし，身体運動を伴わなくてもその意識表象を消すこともできる。本来の思考は，あくまでも自我意識にとって内部由来として自己所属感を伴って立ち現れてくる。その意味において体験の意識化は，「感覚」化あるいは「思考」化という二形式を取るのである。

2. 感覚と思考における不可疑性

　われわれにとって外的世界や内的世界のものごとが，それ以外には疑いえないという確実性を持って立ち現れてくるあり方（不可疑性）は，以下の2点において認められる。それは，①今ここにおける感覚知覚それ自体と，②頭をよぎるさまざまな想念（思考）の現れにおいてである。感覚知覚の不可疑性とは，今ある感覚を感じている場合，それを体験している当事者にとってその感覚それ自体は疑いえないということである。それを形式と内容に分けて考えるならば，（感覚知覚の枠組みとして）何かを感覚しているということそれ自体と，その感覚の内容は疑いえない。たとえば（意識清明を前提にして）自分の歯が痛いときに「本当は歯が痛くないのだ」（内容）と自分に言い聞かせてみたところで，あるいは「本当は痛くないのに，あたかも痛いように自分自身が感じているのに過ぎないのでは」（形式）と内省してみたところで，ズキズキとした痛みに対する自己確信は根源的に疑いえないのである。思考においても，それを形式（想念を抱いているということ）と内容との2つに分けて考えるなら，前者は自分にとってそれ自体疑いえない。つまり今思っている「こと」を「ひょっとしたらそんなことなど思っていないのではない

か」と疑ってみたところで，そのような想念を懐いている「こと」自体に対して疑いえない。またその内容についても，その曖昧なところをどんどん取り除いていったとしても，最後にどうしても疑いようのない核心的部分が残される。たとえば昨日誰かに会ったとして，その出来事を思い返したときに，相手の服装の想起がかなり曖昧なものであったとしても，その人に会ったということそれ自体はいくら疑っても疑いえない根源的「事実」として残るであろう。仮に会ったことさえ自分にとって疑わしいとしても，その「疑わしいということ」それ自体は私にとっては疑いえないのであり，そう表現されることでその体験がそのようなものとして確定するのである[18]。このように感覚知覚と思考における形式と内容には，どうしても疑いえない核としての根源的不可疑性を持った部分が残る。

このように，自分にとって今ここで感覚している「こと」の事実性とその感覚内容の不可疑性，および今ここにおいてある想念を懐いている「こと」の事実性とその内容に対する（その可疑性をも含めた意味での）不可疑性は，われわれがこの世を生きていく上での自明の前提条件となっている。実際，もし今感覚していること，そして今思っていることが，その人にとって同時に根源的に可疑的なものであるとしたならば，その人は世界に何の根拠をも持つことができなくなる。それどころか，生存も危うい。なぜならその人にとっては「命の危険にかかわること」があったところでそれも疑わしいのであり，それに対する回避行動をとることにも何ら根拠のないことになってしまうのだから。

このように感覚と思考においてそれらの営みの枠組み（形式）を構成する主体としての自己の存在規定は，根源的な内部由来性とそれ以外（外部由来性）を区分けすることに拠っている。だから自己部分と非自己部分の差異的な限定化によって不可疑的中心核が構成されることが，われわれの存在の根拠をなしている。このような人間の認識活動における感覚と思考の二分類は，古代インド哲学においてもすでに行われていたという[21]。

Ⅲ 統合失調症体験の表出

1. 未曾有性

　本論では「なぜ統合失調症性体験が生じるのか」というような発生論的な議論には立ち入らない。あくまでも何らかのメカニズムで統合失調症性体験がすでに患者に生起していることを前提にして議論を進めることにする。

　さて統合失調症に罹患するということは，それまでのいまだ経験したことのない未曾有の体験を被ることにほかならない。そこにおいて意味の充満はあっても，それに直接対応する既知の言語表現や感覚表現の存在は，保証の限りではない。実際，統合失調症者の内的体験をそのままに共感したり感情移入したりすることは，われわれの体験領野の限界を越えているために，ほとんど不可能なことである。統合失調症体験に関してわれわれは彼らと，たとえば歯の痛みのような共通の体験を分かち合ってはおらず，またわれわれがすでに経験したものから彼らの体験へと外挿し補完することで連続的に接続することは困難（不可能）であり，いつもそこに断絶が存在する。その意味で本論では統合失調症体験を，「統合失調症という事態においてわれわれ自身が統合失調症者へと心身ともに（脳状態も含めて仮想的に移行させようとする場合に，どうしても重ね合わせることができない事態」と規定しておこう。この操作は，神田橋[15]のいう離魂融合体験を，そして筆者[8]が述べた反事実的条件法による仮想的な連続的イメージを形成しえない事態を意味している。

　たとえば「頭の中に蛆がいる」と言われて，そのような事態を仮想的になんとか表象することはできたとしても，その肉感的な生々しさまで追体験することはできないし，それを前提とした世界における自己の存在様式を想像することはほとんど困難である。ましてや統合失調症性疎外や不安，焦燥に感情移入する術もなく，ほとんど縁遠いであろうが何とか対応しそうな手持ちの自分の体験からかろうじて類推するか，あるいはただただ想像をたくましくする以外に術はない。たとえ，それらがまったく的外れなものであるとしても。ただし，ここでは統合失調症体験がすべて理解不可能であると主張しているのではない（この場合理解とは（因果的）説明と（心理的）了解を

含んだものとする)。どうしても従来の理解方法による接近を拒んできたものが，その核心にあるということを述べているのである。

ちなみに「同病相哀れむ」という言葉があるが，おしなべてそのような状況は急性期ないしは増悪期の統合失調症者の間では，臨床的にもほとんど観察しえない。外部の観察者から見ると，類似の病態を示している患者間においてさえも，当事者はあくまでも孤立して自閉的な世界に生きており，お互いにその体験を語りあって共感し慰めあうことはない（もちろんこのことは寛解期には該当しないが）。その意味において，統合失調症者はみなお互いに理解しあうことのないそれぞれの統合失調症を体験しているのである。筆者の見る限り「同病相哀れむ」のは，神経症圏の人たちまでであり，精神病圏とくに内因性精神病の人たちの間で病勢が激しいときにそれはほとんど見られない現象であると思う。

2. 表現困難性と伝達困難性

われわれが統合失調症の体験について知りえるのは，「何かただならぬことが起きているようだ」という漠然とした印象，外的に把握される客観的症状（たとえば筋緊張，拒絶，自閉など）そして患者自身が述べる精神内界についての訴えなどによってある程度明らかにされる主観的症状を通してに過ぎない。たとえ彼らが急性期を過ぎて，多少のあるいはかなりの表現能力を回復したとしても，彼ら自身はあまり内的体験を語りたがらず，また語ってくれたとしても，彼らには表現化・言語化への当惑が見られる一方，われわれにはその体験を理解しきれぬもどかしさが残る。このことは，妄想を語る人よりもそれを語らぬ人において顕著である。妄想者においてはすでに妄想主題が言語化されているので，言表としての把握は可能である。しかし，妄想はあっても浮動的であったり，あるいはそれを欠く場合には，彼らの内的体験にわれわれが踏み入ることは至難の業となる。

統合失調症体験が伝達困難である理由の一つは，それが直示的説明を拒んでいることに由来する。外部的事象であれば「これがそうだ」と例示することで，つまり媒介項として相手と私の間に比較の第三項を提示することで，

共通体験を持ちうる。この場合に，外部事象を直示することによって相手の理解を求めることは，説明する側では同一事象の再体験を，説明される側では初めての体験を，それぞれ共有し同定化することで達せられる。たとえば幼児が犬と猫の違いを指し示めされることによって例証的に理解してゆくように。病理組織の標本やレントゲン写真の判読も同様で，「百聞は一見にしかず」である。この場合，言葉の説明は，そういう事態の事後的な明確化に過ぎない。幽霊現象の理解の困難さは，外部事象であるとされながら，その再現不可能性と共体験不能性に由来するであろう。いずれにせよ直示的説明は，内部事象に関するかぎりそれと同様の内的体験をしたことのある共感者を前提とするのでなければ，行いえないのである。

統合失調症体験は，たとえそれがまとまりの乏しいものであったとしても，体験しているその瞬間においてその患者その人の心身を巻き込んで内的世界に生起している。もちろん発生論的には，対人関係や環境世界，それに木村[16]のいうところの「あいだ」の関与も当然考えることができるが，その体験それ自体は，世界とその人との間に形成されたある種の心身状態に基礎を置くプロセスであると筆者は考えている。その体験は，それがどのようなものであれ，すでに述べたように情動という基礎気分状態を背景として感覚と思考の二形式において意識に浮かび上がることになる。なぜならそれ以外の意識化の手段を人間は持ってはいないのだから。つまり統合失調症体験でさえそれがたとえ未曾有のものであったとしても，感覚と思考という2つの意識モジュールのチャンネルを通らざるをえないことになる。その体験は，その発現それ自体としては心身つまり内部由来（内因性）であるので，感覚と思考への二分法は，外部刺激の感覚受容のように境界鮮明ではありえず，むしろ曖昧でありかつそのつど揺らいでいることになる[注3]。

注3) われわれの言葉はすべての物事を表現することが可能であるように構成されているとは限らない，と同時に現実を語ったはずの言葉が対応する現実を持たない場合もありえる。たとえば後者は，「原子の色は何色？」という問いに見ることができる。実際，この問いは，問いとしての意味を有していない。なぜなら，原子半径は可視光線の波長よりも小さいがゆえに，その色を問うことには意味がないからである。これがいわゆる，Ryle[24]のcategory mistakeである。「宇宙の果て」を素朴に問うことも類似の構造を有する。われわれの言葉は，0℃1気圧の標準状態近傍における物理化学的生物状態とそれに伴う日常的な心的現象を記述するのに有効ではあるが，それを超えた事態を記述す

3. 前述語性

　統合失調症体験とは、何かを圧倒的に被ることにほかならない。そして体験は、体験それ自体としてその発生機においていまだ対象意識化されない段階では前述語的である。それは、意識野において対象化されることによって初めて述語的性格を帯びてくる。しかしだからと言って、その体験が直ちに言語化できる水準まで述語的となるのではない。体験はまずそれがどのような体験であれ、意識化されることによって感覚化と思考化とを必然的に伴う。ただし体験内容が思考化されることが、直ちに言語的に述語化されることを意味するのではない。思考に用いられる言葉は、内言語（内言、内話）でありそれは、外言語とは異なる言語形式を持っている。

　Vygotsky[27]によれば思考活動つまり内的表象活動において、思考と言語は同義語ではない。思考活動における言語は内言語として機能し、その特性において外言語と性格を異にする。その特徴は、意味の操作性と述語性にある。内言語では、考えている主体にとって考えている対象は自明であるがゆえに、主語はほとんど省略されている。さらにある単語に多くの意味が、それも私的にしか意義を有しない意味さえも重畳されており、思考と言葉は心的内面の多くの階層において相互に関係し影響し合っている。

　つまり思考は、言葉で表現されると言うよりもむしろ言葉の中で遂行されるのである。言葉なき思考も原理的には可能であるが、しかし言葉なくしてその深化は困難であるし、思考なき言葉は意味を持たない。実際に、あることを考えること思うことと、それを言葉を用いて外部に表現することとは、相互に何らかのかたちで関係してはいるけれども、一対一の対応関係にあるわけではない。思考を言語で表現することは（もちろん言語以外の表現、たとえば絵画や音楽、身振りなどによっても可能であるが）、内面的にはその思考内容の全体から部分へと、つまり意味のまとまりから特定の言葉（単語）へと表出する（される）ことを意味する。他方、外面的には、その思考内容

るために有効であるとの保証はないのである。そのような日常的な生活世界の論理とそれが適用できなくなった世界との相剋の典型例を量子力学の建設に見ることができる。統合失調症体験は、比喩的意味において精神の標準状態近傍を超えた特異な領域を形成している。その意味においてその体験内容の言語化は、至難の業となる。しかしそこへの架橋つまり理解の限界を拡げる試みこそ精神病理学の営為であろう。

が部分から全体へと，つまり言葉によって単語から構文へと継時的に構造化する（される）ことを意味する。この場合，言葉と思考の関係を見るならば，内的思考は意味性にその特徴を有し，表出された言葉はその一次元的な音声弁別性に特徴を有することになる。

　以下において体験の感覚化と思考化とに区別して議論を進める。ただし，これらはその体験それ自体においてはもちろん密接不離なものであり，その二分法は以下の議論を進める際の操作的手段にすぎない[11, 12]）。

4. 統合失調症体験の述語づけ

　統合失調症体験が従来の感覚知覚の述語づけで処理しきれず，それに「馴染まなければ」その感覚部分は疎隔化されて，感覚性のためにその本性上あたかも外部由来のような性質を主体にとって帯びることになる。その理由は，すでに述べたように感覚とはその定義において，意識の志向性を超えた彼岸から意識の自由にならないかたちで，自己にとって不随意に外界から圧倒的に押し寄せるものなのであるから。感覚がたとえ身体内部に定位されたとしても，体感異常や体感幻覚のように自己親和性を帯びず，異物（他者）化されてくることになる。しかも当事者にとって「外部由来」のものを受け入れる通路は，感覚知覚しかない。実際，他者の思考でさえも，声や（点字も含む）文字あるいは身体の動きを経由して感覚受容器を通してしか届きえないのである。ところが，その本来的な内部由来性（内因性）のために統合失調症体験は，通常の感覚のように身体的動きによっても回避することはできず，どこまでも執拗にその人の影であるかのごとくまとわりつき，それを遮ることはできない。しかもその際に現れる感覚印象は，従来の手持ちの感覚知覚様式によって受容せざるをえない。だからそれらは，体感と五感に割り振られることになる。その場合に，それが何かの感覚モジュールによって受け入れられたとしても，それに対応する対象を外界に持たない場合には，外界由来性と制縛性を伴って知覚錯誤や感覚異常からさらには幻覚の性質を帯びることになる[11, 12]）。他方，統合失調症体験が思考（観念，表象）的モジュールによって受け入れられる場合，漠然とした不安感を伴う異常意味意識から，

さらにそれが何らかの意味づけを伴うがそのつど浮動的である妄想気分へ，さらには何らかの「物語」性を持って絶対的自己確信性と変更不能性を帯びて間主観的領域へと過適用されることで，妄想への通路が開かれることになる。

ここで，「体験の感覚的側面における感覚知覚それ自体と，その意味づけ・述語づけとを同一視しており混同している」という反論がありえるであろう。しかしながら統合失調症体験それ自体に即して見れば，いわゆる「健常な体験」ほどには感覚と思考の区別が明確にはなされておらず，むしろ未分化な部分を多く含んでいると考えられる[12]。実際，患者の幻聴体験や体感幻覚を詳細に尋ねれば尋ねるほどにそれが本当に「そう感じられたのか，あるいはそう思われたのか」が，本人にとっても曖昧としてくることが多い。つまり統合失調症体験は，体験としてはそれ自体で明らかである（明晰）が，他との区別が明らか（判明）ではないのである。判明さを追求すれば，明晰さは失われる。だからそれはむしろ意味体験と言うにふさわしく，その感覚的側面が幻覚へ，思考的側面が異常意味意識から妄想気分さらには妄想へと分節化されると考えるのが妥当であろう。

このように統合失調症体験が疎隔化されるようになると，その感覚性は自我境界から排除されてあたかも外部由来の性格を帯びるようになり，それは解釈以前のものとして感覚野に出現して来る。他方，その思考性は特性上，内部表象におけるように操作可能な随意的性格を持ち，それはすでに一つの解釈（判断）をなしている。

5. 内的体験と比喩

感覚表現の相互理解において，身体外部（あるいは表面）の対象や状況に対する感覚表現は，その状況をともに体験したりあるいはその対象を直接的に指示することにおいて，原理的にはお互いに理解可能である。つまりその状況や対象は，媒介項として相手と私の比較の第三項 tertium comparationis をなしている。他方，身体内部の感覚表現については，そのようなやり方は原理的に不可能であり，それを見たり触れたりすることのできる外界の実体

（媒介項）と関係づけることはできない。だから、それを直接的に五感以外で表現するには、比喩的表現を取らざるをえなくなる。たとえば腹部が痛いときに、「ここが痛い」と表面から直示することはできるが、ではどのように痛いのかと問われると「ドーンと」痛いとか「えぐるように」痛い、「突き刺すように」痛いなどのような比喩的表現を用いざるをえない[注4]。そのような内部感覚は、似たような体験を持ったことのある人でもない限り共感が困難なものである。実際、誰にでも経験のある腹痛ならまだしも胆石の嵌頓や狭心症の痛みは、それを体験した人以外には実感を伴って理解することは難しい。

このような内部感覚についての比喩は、直喩以外は隠喩の構造をなしている。たとえ「焼けるような痛み」と形式上は直喩として表現されたとしても、それは隠喩的意味をも内包している。なぜなら安井[29]のいうように単に「……ような」という表現は、比較という心的作用の存在は示していても、それが何に関しての比較であるかということ（つまり、比較の第三項）を示さないかぎり、「そういうことに関する判定は、聞き手の場面判断と計算にゆだねられている」からである。だからその意味においては、隠喩と見なすことができる。

このように内部感覚を何らかの形で表出する（述語づける）際に、それを形容する固有感覚的形容詞がない場合には、あらゆる既存の感覚表現を拡張して比喩的意味で使用するしかない。ましてやよく使われている手持ちの慣用的用法ではもはや表現できない感覚を被っている事態に対しては、自前の新たな隠喩を作り出す以外に手立てはない。このように相互理解のために媒介項として機能する比較の第三項がない場合にも内的体験を語ろうとするなら、隠喩によって語るほかないのである。同様に超常現象や神秘体験を物語るときにも、そこには意味の充満があっても、それに直接対応する既知の言語表現がないのであり、だからそれを語ろうとすれば隠喩で語るしかない。

注4）腹部感覚の表現の違いに、大貫[22]は文化の違いを見ている。英語では腹の表現は貧弱であるという。他方、日本においては多様な腹の様態表現があり[25]、その違いを大貫は漢方医学における腹症の伝統の有無に見ている。しかも、これらの表現はほとんど擬態語によって形容されており、つまり比喩である。

6. 統合失調症体験の感覚野における分極化

　感覚とは，すでに述べたように精神にとって外界由来の非遮断的不可避性を持っている。だからたとえ自己の内部体験であっても，それが自己所属性を有さず不随意性を帯びて迫り来るものは，外部由来と（誤って）認識されざるをえず，また自己にとって排除されたものは，自己にとって異質な外部由来性を帯びることになる。このように統合失調症体験それ自体が，自己に由来するものとして認識されず，それが感覚のモジュールに述語づけられるなら，その感覚性は必然的に自我意識にとって異質なもの，さらには外部由来とされざるをえなくなる。

　統合失調症体験が何らかの感覚モジュールに述語づけられるとするならば，どのような感覚野に由来するとされるのが蓋然性の高いことになるであろうか。統合失調症体験のように意味が確定しているとは限らない体験が意識化されそして表出（述語化）されるためには，体験が何らかの感覚領野に分節化されて範疇化される必要がある。ところで，ある感覚を意味付ける場合，その表現形式においてもっとも多様な表現可能性・分節可能性を有するのは「共感覚と比喩」の所で述べたように聴覚的述語づけ・意味づけとなる。他方，もっとも表現の乏しい意味づけの感覚野は体感となる。つまり体験が，多くの意味を伴って感覚性を帯びている場合には聴覚領域に，逆に意味づけが乏しく体験そのものにとどまっている場合には体感領域に対応するのが，それぞれ蓋然性が高いということになる。だから統合失調症体験が感覚領域で意識化される場合，述語づけ・意味づけの傾向性は，共感覚の述語づけの傾向性に従えば，その意味づけの分化度と多様性の最大と最小とに，つまり聴覚領域と体感領域とに対応することになる。

　この意味で統合失調症体験の意味づけが，感覚的側面において強ければ強いほど，その体験は聴覚性を帯び，さらには単なる音的なものから声的なものへと分化してゆくであろう。これが，騒音性幻聴から明らかな声に至るまでの幻聴へのスペクトラムに対応する[13, 20]。他方，その体験が未分化でまだ十分な意味づけを被っていない場合には，もっとも分節化の乏しい触覚や体感にとどまるであろう。つまり，外部ではあるが近接作用によって初めて出現する触覚に代表されるような皮膚感覚や，振動覚や内臓感覚などのような

体感 → 触覚 → 味覚 → 嗅覚 → 視覚 → 聴覚

体感幻覚 ←----- 統合失調症体験 -----→ 幻聴

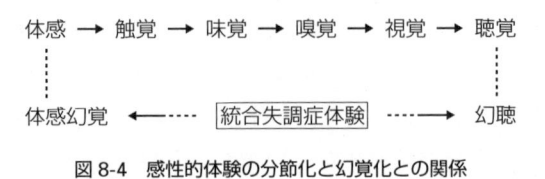

図 8-4　感性的体験の分節化と幻覚化との関係

内部知覚をも含めた体感の領域に対応するであろう。

　また聴覚と視覚を比較するなら，視覚の方が明らかにより複雑である。聴覚は，一次元的時系列の構成にすぎず，空間的定位をとくに必要とはしない。他方，視覚は二次元的平面構成に加えてさらに視点が定位される必要がある（視点が決まらなければ，視野も定まらないから）。この意味で聴覚の構成の方が，視覚よりはるかに自由度（恣意性）が大きいのであり，これも幻聴が幻視よりも構成されやすい理由の一つであろう。

Ⅳ　幻聴の否定性

　幻聴とは意味体験である，それも否定的な。幻聴を聴く人々にその聞こえた内容を詳しく問うてみると，逐語的に文字化可能なほどに明瞭に音声化して聞こえる人から，不明確でとらえどころがないがその意味だけはわかる人，あるいはただざわざわと何かノイズのように聞こえる人までその聞こえ方のスペクトラムははなはだ広い[13, 20]。しかし，そのどの場合にも患者自身は，幻聴体験によって何らかの意味を感じとっている。そしてその意味とは，ほとんど例外なく患者自身の存立を脅かすような意味内容を帯びている。たとえ明瞭な言葉としての聞こえ方をしなくても，あるいは言葉をとらえられなくても，患者は自己侵襲的な意味を感じ取っている。

　だから統合失調症性幻聴の特徴は，その意味内容における否定的性格にまとめることができる。しかし幻聴体験それ自体には，実にさまざまな体験様式が認められる。たとえば，それが明確に聞こえて形式的には第三者間の対話を傍聴する形であったり，患者自身に語りかけてくる形であったり（そしてそれらと患者自身とが応答可能なものから不可能なものまで），あるいはそ

れほどの分化をとげずに不分明で未分化なものであったりするが，いずれも患者に"聞（聴）こえる"と体験される。その話しかけられた内容は，ほとんどの場合において患者自身を誹謗，中傷，罵倒，非難，叱責，揶揄するものである。それが心当たりのあるものであれ，まったく的が外れているように思えるものであれ，いずれも患者自身の心の平安を例外なくかき乱してしまう。たとえ，褒めるものであっても，それはどこかに皮肉や当てこすり，悪意のほのめかしを含んでおり，その体験は患者自身の存在基盤を根底から震撼させるものとなっている。慢性期にいたって患者にはあたかもバックグラウンド・ミュージックのように受け取られるようになったり，「聞こえないとさみしい」とも述べられてその体験の発現当初のような侵襲性を減じて患者と「馴れ合って」おり，むしろ患者の心の空隙を埋める役割りを果していることもある。そのような事態においては患者の存在構造はすでに不可避的な改変を被ってしまっているのだが，しかもその場合ですら，いつでも幻聴発現当初の侵襲性がよみがえる可能性を内包している。

　このように幻聴とは感覚的な体験であり，患者自身は幻聴に何らかの意味を感じとっている。しかもその意味は，おおむね患者自身の存立を揺るがすような否定的な意味を帯びている。たとえ明瞭な言葉としての聞こえ方をしなくても，あるいは言葉としてとらえられなくても，患者はそこに自己侵襲的な意味を感じ取っている。

　ところでGombrich[7]も述べたように，「否定の意味」を伝達することは，本来的に聴覚的言語表現以外では不可能である。たとえば，純粋な視覚的伝達様式では不可能である。つまり「禁煙」を，火のついた煙草の絵に×を重ねて描くことで表現したとしても，それが禁煙の意味を示しているとわかるためには，まず前提として×が否定のシンボルと了解されていることが必要となる。だからシンボルとしての否定象徴が共通理解されていない場合，たとえパントマイムで役者が×を表示しようとして両腕を交差させたとしても，それが否定を意味することにはならないのである。このことは次の例において明らかである。つまりラジオはその音声だけで十全の意味を伝えることができるが，（字幕情報を伴わない）音無しテレビの画面だけでは意味の伝達は不十分なのである。

だから否定それ自体は，音声的方法によらないかぎり伝達不可能である。つまり否定象徴が，コード化されている言語体系を通してのみ，否定表現ができる。そして言語的伝達の特徴は，本来的に視覚性にあるのでは決してなく，むしろ聴覚性にある。その根拠は，人類の歴史を仮に百数十万年としても，せいぜい視覚言語つまり文字の歴史はそのごく最近100分の1以下に過ぎず，圧倒的時間において人間は「口と耳」でコミュニケーションしあってきたし今もそうであるのだから。しかも人類の多くが今も機能的文盲にあり，現在においても全世界の識字率は成人の高々3分の2に過ぎないのである。

さらに視覚と同様，触覚，味覚，嗅覚，体感領域においても否定それ自体を表現することは本来的に不可能である。このことは幻視，幻触，幻味，幻臭それ自体によっては否定そのもの，あるいはその幻覚の内容それ自体の否定をも，表現できないことを意味している。以上の意味において，純粋に「否定」を伝達することのできる幻覚形式は，言語性幻聴の形式以外にはありえないことになる。だから幻聴以外の形式の幻覚が，否定的意味を帯びて受け取られている場合には，その幻覚に否定的思考（観念，表象）が不可分に結びついていることになる。

この意味においても幻覚が，主体の存在に対する否定的意味を帯びている場合には，その発現は聴覚領域においてこそ，もっともふさわしいことになるであろう。

V まとめ

本論では，統合失調症体験の感性的側面が，聴覚領域と体感領域に特異的に出現することを，共感覚的表現の述語づけの法則性と比喩的表現および共通感覚の関係を参照して論じた。とりわけ幻聴を，否定象徴の顕在化として位置づけた。

文　献

1) アリストテレス：睡眠と覚醒について（副島民雄訳）．アリストテレス全集第6巻．岩波書店，1968．
2) アリストテレス：霊魂論（山本光雄訳）．アリストテレス全集第6巻，岩波書店，1968．
3) Berkeley G（下條信輔，植村恒一郎，一ノ瀬正樹訳：視覚新論．勁草書房，1990．）
4) Bleuler E : Dementia Praecox oder Gruppe der Schizophrenien. S.78, Deuticke, Leipzig, 1911.
5) Cytowic RE（山下篤子訳：共感覚者の驚くべき日常──形を味わう人，色を聴く人．草思社，2002．）
6) Goldstein K, Rosenthal O : Zum Problem der Wirkung der Farben auf den Organismus. Schweiz, Arch f Neurol u Psychiat 26 ; 3-26, 1930.
7) Gombrich EH（桜井健二郎訳：視覚によるコミュニケーション．サイエンス 2(11)；66-82, 1972．）
8) 生田孝：境界例における制約的イメージの病理について．臨床精神病理 10；37-48, 1989．
9) 生田孝，鈴木祐一郎：幻聴と共通感覚．第13回日本精神病理学会（名古屋）抄録集，1990．
10) 生田孝：妄想と隠喩──分裂病性妄想理解への一試論．臨床精神病理 12；71-87, 1991．
11) 生田孝：自我意識と幻覚．科学基礎論研究 21；213-219, 1994．
12) 生田孝：思考，表象，幻覚──中安理論の批判的考察．臨床精神病理 22；25-35, 2001．
13) 石福恒雄：二重身体験からみた幻覚．精神医学 22；11-16, 1980．
14) Harrison J（松尾香弥子訳：共感覚──もっとも奇妙な世界．新曜社，2006．）
15) 神田橋條治：精神科診断面接のコツ．岩崎学術出版社，1984．
16) 木村敏：あいだ．弘文堂，1988．
17) Luria RA（天野清訳：現代の心理学（上）．pp.202-205, 文一総合出版，1980．）
18) Malcom N（佐藤徹郎訳：ウィトゲンシュタインの「哲学研究」．エピステーメー 2(9)；142-179, 1976．）
19) Marks LE : On Colored-Hearing Synesthesia : cross-modal translations of sensory dimensions. Phychological Bulletin 82 ; 303-331, 1975.
20) 松橋俊夫：言語性幻聴の精神病理学的研究．名市大医誌 19；410-

433, 1968.
21) 中村元：ダルマキールティの『論理学小論』. 理想 527；2-6, 1977.
22) 大貫美恵子：日本人の 病気感——象徴人類学的考察. 岩波書店, 1985.
23) Ramachandran V（山下篤子訳：脳の中の幽霊, ふたたび——見えてきた心のしくみ. 角川書店, 2005.）
24) Ryle G（坂本百大, 井上治子, 服部裕幸訳：心の概念. みすず書房, 1987.）
25) 佐竹隆三：腹と胸——「身体言語」ものしり辞典. 大正大学出版部, 1984.
26) 杉谷葉坊：情動論の試み. 人文書院, 1998.
27) Vygotsky LS（柴田義松訳：思考と言語. 明治図書, 1962.）
28) 山梨正明：比喩と理解. pp.57-61, 東京大学出版会, 1988.
29) 安井稔：言外の意味. pp.130-153, 研究社, 1978.
30) Weizsäcker Vv（木村敏, 濱中淑彦訳：ゲシュタルトクライス. みすず書房, 1974.）
31) Williams JM：Synaesthetic Adjectives. a possible law of semantic change. Language 52；461-478, 1976.
32) Zutt J：Blick und Stimme. Beitrag zur Grundlegung einer verstehenden Anthropologie. Nervenarzt 28；350-355, 1957.

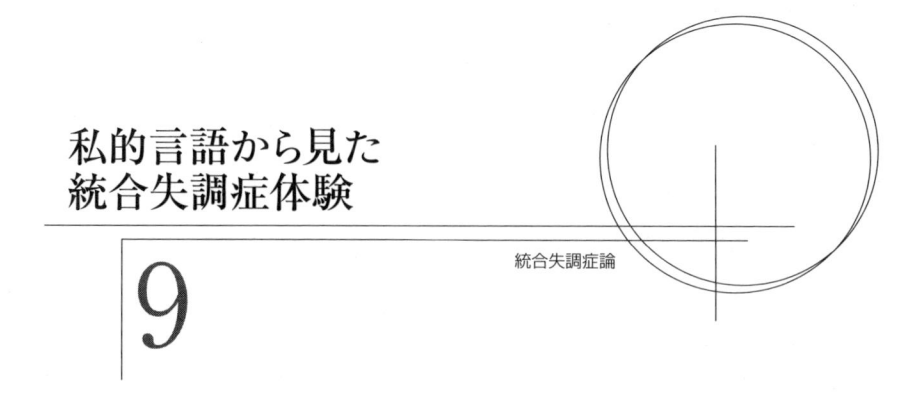

私的言語から見た
統合失調症体験

9

統合失調症論

I 精神症状学について

　精神疾患における症状学（精神症状学）は，精神症状，行動異常，身体症状からなる。とりわけ精神症状は，患者の主観的訴え（言語表現）に基づくものであり，身体疾患の症状学では副次的役割しか演じないものであるが，精神症状学においてはもっとも重要な部分を構成している。なぜなら精神内界の体験は，原理的にも実際的にも当事者の言語表現を通してしか知りえないのであり，それ以外の手段方法（たとえば，表情や振る舞いなど）は「推測」でしかありえないからである。もし患者から内的体験についての情報を得られないなら，精神症状学は貧しいものにならざるをえない。

　統合失調症体験それ自身は，罹患者自身にとっても未曾有の体験となる。健常者にはそれを共感することも追体験することもできない，だからそれは彼らにもわれわれにとっても超越的 transcendent な事態である。しかも体験者は，それに沈黙を貫くのでない限り，その体験について何かを語り，われわれはそれを懸命に理解しようとする。両者の間に相互理解は可能なのであろうか。その問いから出発した考察が本論であり，いまだ一試論に過ぎないが，自由な論述を受け入れてくれる本誌だからこそ，思考的冒険を試みたい。その導きの糸が，Wittgenstein の私的言語論[21]である。

ところでわれわれが患者の訴えに耳を傾ける場合，「患者は虚偽を述べているのではない」ことを前提としている。つまり患者が，自分の体験を主観的真実として語っていると見なしている。筆者もこの前提に疑問をはさむつもりはない（もちろん，虚偽が意図的に述べられる場合もありうるが，それは本論とは別のテーマにおいて論じられるべき主題である）。患者の言表が虚偽の表現でなければ，それは通常，内的体験を反映したものであることが想定されている。だがそのことは，十分に根拠のあることなのであろうか。この自明の前提について，一度考察しておくことには意味があるであろう。なぜならそれは精神症状学の根幹にかかわることなのであるから。

II 患者の言明は体験内容を反映しているのか

われわれは，患者の訴えに基づいて彼らの主観的体験を再構成する。このとき暗黙の前提として「患者の言明は患者の体験を反映している」と仮定している。しかしこの前提は自明のものではない。そもそも患者による自己の内的体験の言明は，その内的体験の実在性そのものを論理的に含意しているわけではない。たとえば，「私はナポレオンだ」と患者が主張したとしても，だからといってわれわれが，歴史上有名なナポレオンであると彼を認定しているわけではない。ではその言明を疑っているのであろうか。もちろん，そうではないし，そうすべきでもない。われわれが統合失調症者に対する態度は，本当であるとか偽りであるとか以前の，そして信ずるとか疑うとか以前の「彼に対する私の態度は，魂に対する態度」[21]なのである。

ここで注意すべきことは，何かを体験していることそれ自体と，それに伴う心の動きつまり心的営為と，その言語表現とは，それぞれ別次元のことであるということである。しかし，もし患者の内的体験それ自体と，その言明との間に何らの関連性も存在しないとするならば，患者の訴えから患者の内的体験を再構成することは不可能となる。このような疑問は，無駄で衒学的な思弁であろうか。筆者は，そうは考えない。なぜなら精神症状の記述とは，患者の訴えを通してその精神内界を形式と内容の両面において規定する試み

である。そこにおいて言語表現と体験内容に関連性が一切なければ、患者の訴えを聞くことそれ自体が無意味になり、また主観的精神症状を云々することにも意味がなくなってしまうことになる。そのためには、体験それ自体とその言明との間の何らかの関連性の保証が精神症状学の構築にとって、必須の要件となるであろう。

Ⅲ　Wittgensteinによる私的言語の否定について

　このような問題意識を持つときにまず浮かぶものはWittgensteinによる私的言語の存在を否定する考察である。とくに後期Wittgensetein を特徴づける著作である『哲学探究』[21]では、私的言語が重要な論点となっている。

　彼は私的言語について次のように述べている。「他人は誰も理解しないが、わたしは〈理解しているように見える〉音声を、ひとは「私的言語」と呼ぶことができよう」(269, 文献21の文章番号、以下同様)。それは「誰かが自分の内的な体験 ── 自分の感じ、気分など ── を自分だけの用途のために書きつけたり、口に出したりできるような言語」であり、「それを話している者だけが知りうること、つまり直接的で私的なその者の感覚、を指し示すはずなのである。それゆえに、他人はこの言語を理解することができない」(243)ことになる。

　たとえば、自分の内的体験について自分だけにわかる命名をし、そのような内的体験に対して以後はそのつどその名前を正しく思い出して用いることにしたとする。しかしこのような私的な言語では、この語の使用に対して「わたしにはその正しさについての規準などないのである」(258)。なぜならば、この語を定義してそれを使用し、その適用の評価をするのも自分自身以外ではありえないからである。だからこの語の使用は恣意的なものとなり、したがって客観的規準は存在しないことになる。つまり「わたしにとっていつも正しいと思われることが正しいのだ」(258)ということになり、その論理的帰結として「ここでは〈正しいと〉いうことについて語ることができない、ということでしかないのである」(258)ということになってしまう。

しかし，何らかの内的体験に対して自分である語を指定して，それ以後も同様の体験においてその語を想起することで，語と体験との間に一定の関係を成立させることができるのではないか，という反論があるかもしれない。しかしそのような方法では，事態は一向に変わらない。この辺の事情をWittgensteinは『哲学探究』[21]で次のように書いている。「いま一定の色「F」を画き出さねばならなくなったとして，その色は化学的物質X及びYが結合される場合に見える色だったとしよう。その色がある日，他のときよりも明るく見えたとすれば，その際，ときとして「自分がまちがっているに違いない，色はたしかにきのうと同じだ」と言わないだろうか。このことは，われわれが記憶の述べていることを，いつも最高の控訴不可能な仲裁裁定として用いているわけではないことを示している」(56)。このことは，記憶だけに基づく体験判断よりも，客観的な外的規準がある場合には，その判断のほうが優先することを示している。しかも前者については，その判断に外的規準との関連性がない場合には，それが正しいのか正しくないのかを判定することさえもできないままなのである。

だからこのような私的言語があったとしても，内的体験とその言語表現との間には，何らの規則性も原理的にありえないことになる。それは，他者との意思疎通が不可能なものでしかなく，それは当人にとっても「私的言語の規則とは，規則についての印象」(259)にしか過ぎないものとなり，つまり「言語」の名に値しないものとなってしまうのである。

このような私的言語を仮定すると，相手の言語表現からその体験内容を読み取ることは原理的に不可能となる。なぜなら相手の私的体験についての陳述にかかわる語の適用規準が，そのつど恣意的に変化するために語の意味を確定することができないからである。つまり「わたし自身についてだけそうであることを知っているのなら，そのゆえに，わたしは，自分が何をそう呼んでいるかしか知らず，他人が何をそう呼んでいるかは知らない。」(347)。ここにおいて相互の内的体験についての意思疎通は不可能となってしまう。

このように私的言語の存在を仮定すると，内的体験の相互理解は不可能となってしまう。つまりわれわれが，他者との相互理解を前提にするかぎり，

私的言語の存在は否定されるのである。しかしこの結論は，一見すると常識に反しているように見える。実際われわれは，自分自身の内的体験をいつも主観的にとらえ，また過去の経験とたえず参照しあってその位置づけを行い，またそれをお互いに話しあって意思疎通している。このことは，われわれが私的言語を使用しながら，かつまた理解しあっていることに（つまり，私的言語が存在することに）ならないのであろうか？

だがこれは誤解である。私的言語の存在を否定したからといって，決して体験の私的性格を疑ったり，その存在を否定したりすることにはならないのである。なぜなら体験それ自体が持つ私秘的性格と，その体験を語る言語の私秘的性格（私的文法）とは，まったく別のレベルに属することなのだから（このレベルを混同していることが，私的言語をめぐる議論の混乱の一つの原因である）。つまりわれわれは，私的体験を共同体の言語で表現しようとするからこそ，相手の体験を（すべてではないにせよ）理解することができるのである。だから，われわれは私的体験を共通の言語規則（文法）によって表現することで，相互の意思疎通を可能にしている。この意味において，Wittgenstein は私的体験における私的言語の存在を否定しているのである。

このような共同体における個人の言語獲得を黒崎宏[9]の適切な解説に拠ってみよう。「語は，我々が与えた意味を持っているのであり，それ以上でも以下でもない。そして語の意味は，はじめは「指示による教示」により，そして後には「指示による説明」ないしは「指示による定義」により，与えられるのである。かくして，次第に言語は豊かになってゆくわけである。要するに語の意味というものは，年長者により教わり，次には子供達に教えてゆくものなのである。さて，もしそうだとすれば，教わることの出来ない意味というものは，意味ではない，という事になる。そして同様に教えることの出来ない意味というものも，意味ではない，ということになる」。だから，教えることも，教わることもできない私的言語は，言語ではなく，たとえそれが存在したとしても，無意味なものでしかない。

Ⅳ 私的言語の存在可能性

このように私的体験に対する私的言語の存在は，相互理解可能性を前提とする限りにおいて，否定せざるをえない。しかし，統合失調症においては，そのような前提とされていた相互理解可能性が，部分的にではあれ失われている事態が出現している。そうだすると，その場合の相互理解不可能性は，私的言語の存在に由来する可能性があるのではないだろうか。ただし，「私的言語がもし存在しているとするならば，相互理解不可能性をもたらす」であろうが，その逆つまり「相互理解不可能性が存在するならば，私的言語が存在する」とは必ずしもいうことはできない。たとえば，思考障害における理解不可能性は，私的言語を示してはいないであろう。この意味では，統合失調症における相互理解の困難さが私的言語の存在を保証しているものではない。

分析哲学あるいは日常言語学派の論客は，おしなべてWittgensteinの流れを受け継いで私的言語の存在を否定する立場にいる。しかし，筆者の知るかぎり，何人かが私的言語の存在可能性を論じている[注1)]。一人は生命倫理を専門にしている森岡[13)]である。彼は，「私的規則によって営まれる私の体験に対して私的言語は存立不可能」であることは肯定している。しかし，たとえば「目の前に腹を押さえて顔をしかめてもがいている人がいる」として，この人が痛い振りをしているのかあるいは本当に痛いのかをこちらが判断する場合，「他者の内的体験に言及する際の，日常言語の持つ私的言語性」を以下の2つの点において論じた。第一に，その場合に痛がっているのか本当に痛いのかの判断は，相手の痛がる振る舞いがまったく同一であるなら，あくまでも私にあるのであり，その根拠は純粋に私の主観的印象にあることになる。その意味で，規準は公共的に観察可能なものでなければならないとするWittgensteinの規準[23)]の要請には拠っていないことになる（なお，規準についての議論は後で行う）。つまりその判断は，規準なしに行われたことになる。だから他者の振る舞いが同一であるかぎり，判断規準の私秘性は免れえないことになってしまう。そこで，それを免れるためには，私の思考をも状況の

注1) もちろん諸外国の文献にまで眼を通すべきであろうが，筆者の非力のために日本語（訳文も含む）文献にのみ依拠した。

一部に含むことにすれば、彼の振る舞いに何の変化がなくても、私が新しいことを考えることで状況は変化することになる。しかしここにも第二の困難が現れる。つまり、痛いのかあるいはその振りをしているのかを「決定するところの決定権は「私の思考」という場所にあり、したがって決定的に公共ならざる所にあることになり」、その意味においても規準は私秘的となり、言語の公共性が破棄されざるをえなくなる。この議論は、他者の振る舞いを私が評価する際の私秘的性格を述べている点で極めて興味深いものがある。

他方、科学哲学者の坂本[18]は、揶揄的に創り出した仮想的人物である「孤島に独り育ったウィトゲンソン・クルーゾー氏」が自分の痒みに敏感でありそれをさまざまに区別し、自分の痒みの感覚に自分の注意を集中させることで、彼自身の私的言語規則によってその痒みを詳しく記録した私的言語を作りだし、それを使用することが可能であると主張している[注2]。彼によれば、この例で示されることは「私的対象が必然的にわれわれの言語の外にあることを認めた上で、なお私的言語規則の存在は論理的に十分可能であるように思われる」と述べている。しかし、孤島に独り育つことは野性児になってしまうことを意味し、だから共同体の言語の獲得は不可能となってしまうため、そもそも痒みを対象意識として表象し、私秘的ではあれそれを言語化し計量することさえできないであろう。その意味において、坂本の議論は誤っている。

先にも述べたように言語の獲得において子どもが外的規準とは独立に大人に教えられることなく、自分で自分の内的体験を創造することは個体発生的に不可能なことである。つまり言語使用の決定権は大人にあり、言語の運用はそのつど大人からの干渉と矯正を受けつつ、言語がマスターされて行く。しかしこのような成長途上の共同体の一員として認められていない、あるいは決して認められることのない主体の内的体験に関する私的性格を、永井[15]は、超越的私秘性 trascendent privacy と呼び、すでに共同体の一員として認められている主体の内的体験に関する私的性格を個人的あるいは人格的私秘性 individual or personal privacy と区別している。そして Wittgenstein の私的言語論ではこの区別が不分明であると指摘した。

注2) この議論の出典を坂本は明示していないが、文献1に拠っているようである。しかし筆者はこの文献には、まだ眼を通していない。

この永井の視点から統合失調症体験を見るなら，それは基本的には思春期以降の発病であるから，それまでにはすでに共同体の言語は獲得されている。だから通常体験の私秘性は後者の意味と解することもできる。しかし，その体験が発病者個人にとっても未曾有のものであり，健常者に隔絶した超越的性格を持っている点で体験そのものが前者の意味を持っているとも解することができる。その意味で，統合失調症体験の私秘性は両者の性格を帯びているであろう。

　後者の意味で私的言語の存在を承認しているのは，Kripke[11]である。その主張によれば，「もし彼（筆者注：私秘的体験に対して私的な言語運用を行う人）が感覚言語一般をマスターしたと認められるに必要な諸規準を満足したとすれば，その時はわれわれは，ある新しいタイプの感覚を同定した，という彼の主張を──たとえその感覚には公的に観察可能なものは何も付随していないとしても──尊重する，ということは，感覚に関するわれわれの言語ゲームの原初的部分なのである」[11]として，個人的な意味での私的言語の存在をはっきりと承認している。それによってKripkeは，後者の存在の可能性は肯定しながら，前者つまり超越的な私的言語性を否定しているのである。

　宗教学者の星川[3]は，私的体験の一種である宗教体験を語る言葉こそが私的言語であり，だからこそ宗教体験そのものとそれを語る言葉との間に対応関係のあることが保証されないため，言語を媒介として他者の宗教体験そのものに迫ることは原理的不可能であると指摘した。つまり，宗教体験の私秘性こそが，それに対応する公共の語彙を持たないために，私的言語とならざるをえないというものである。これは後で論じられる，統合失調症体験の未曾有性のゆえに，それが私的言語性を帯びるのではないかという筆者の問題意識と関連する視点であり，興味深い。このことは，古来より妄想と信仰を学問的に厳密に区分することができないのではないかとする議論にも関係してくる[2, 20]。

　以上，日常言語における私的言語の存在の可能性について紹介したが，森岡は他者の振る舞いに対する私の私的言語の可能性を述べており，本論と直接的関係はない。他方，坂本の論証を筆者は否定する。Kripkeの議論は，共同体の言語を獲得した個人における個人的あるいは人格的私的言語の可能性

を主張している点で興味深い。星川は，宗教体験における当事者の明証性と他者にとっての接近不可能性を述べており，だからこそ私的言語の存在を主張しているのだが，その体験は他者にとって理解不可能なままにとどまるとしている。

V 統合失調症における私的言語の可能性

　統合失調症においては，日常生活における言語使用においても，われわれとの意思疎通に何らかの齟齬をきたしている事態が生じている。そこにもし「私的言語」が存在したとして，そして当人にとってのみ意味があるとしても，われわれにとってはその「言語」は無意味であり，だからその内容については語りあうことはできないことになる。われわれは，それを目の当たりにしても当惑するだけであろう。このような私的言語の存在が，健常者において示されることはないのであり，あるとすればその人は文法的意味において健常者でない。そもそも私的体験に対して私的言語を用いること自体が「健常性」の否定を意味している。

　だが精神病者の言語表現，とりわけ統合失調症者のそれにおいてはどうであろうか。彼らの表現内容に奇異さや異常さがしばしば認められることは，よく知られた事実であり，それらはたとえば妄想やさせられ体験を語る場合によく認められる。このような統合失調症者に見られる言語の偏倚を私的言語との関連でとらえる可能性を，以後において論じてみたい。

　もし統合失調症者の言語が，私的言語性を内包している場合には，私的体験内容とその私的言語表現との間に，そして私的言語と公共的言語との間に何らの規則性も存在しないことになるのであるから，そもそも私的言語の内容それ自体を問題にすることが無意味となる。そこにおいて確かめられるのは，表現のカオス以外の何物でもない。この場合には，以下の3つの可能性が考えられる。

1）統合失調症者の言語使用がすべて私的言語になってしまった場合。

2) 統合失調症者の言語使用の一部が私的言語によって表現されて，従来の共同体の言語と共存している場合，その場合には私的言語と公共的言語の境界は絶えず揺らいでおり，また相互浸透しあっているであろう。
3) 統合失調症の言明には何ら私的言語性は存在しない場合。

もし3) であるならば，統合失調症と私的言語についてこれ以上の考察は不要となる。しかし，筆者は，統合失調症者の言明に私的言語の存在可能性を考えている。このことは，後で論じたい。次に，1) である場合は，言表の内容がカオスとなるため，その表現形式以上のことを論じることは無意味となる。しかし，1) に関しては，表出された私的体験の言語内容が，すべて意味不明で疎通性を欠いている症例に出会うことがない，ということによって否定されるであろう。もしそのようなケースがあれば統合失調症という診断は留保されるに違いない。なぜなら，その場合には心的内界は他者には原理的に知りえないことになり，主観的症状は確定しえないからである。この関連においてまず考えられるのは，分裂言語 Schizophasie [注3] の存在である。これは，「論理性を欠いた支離滅裂と多弁，常同的な反復語唱，談話心迫が特徴とされ，言葉のサラダ，言語新作などと記述されることが多い」[12] 言語表出の障害（過剰）をさすものである。筆者は，分裂言語は言語表出の次元の混乱であり，患者自身が内的体験に患者自身の私秘的な規準を当てはめたものではないと考えている。別の言い方をすれば，分裂言語においては私的言語におけるような私秘的な規準は存在しておらず，表出の形式性それ自体によって初めて症状として取り出されるものである。しかもいかに重篤な分裂言語や言葉のサラダにおいても，何らかの心的内容に対応した言語表現が混在することが特徴的である。とくに日常生活における生命維持的ないしは生理的

注3) Schizophasie を，あえて旧来のそして本来の訳語である「分裂言語」と表記した。最近の訳語は「統合失調言語」[17] であるが，これは訳が不適切であると筆者は判断している。Schizophrenie が精神分裂病から統合失調症に変えられたことは，日本語固有の問題と社会の偏見に由来していたので，それなりの正当性があった。しかし，日本精神神経学会の学術用語集[17] のように Schizophrenie 以外の schizo- を含む言葉も，画一的に schizo- を統合失調に置き換えることは，それら術語が内包していた本来の意味内容を歪曲する危険性が大きいであろう。

欲求に対する妥当な言語表現がしばしば混在するのが認められる。たとえば，「腹がへった」「ご飯」とか「うんこ，おしっこ」などに認められるように。この意味において，統合失調症者の言語表現がすべて私的言語である事態，つまりまったく理解可能な表現を一切含まない事態は，統合失調症においては知られていないと筆者は考えている。

　では2)に関しては，どうであろうか。その際に，以下の2つの事態を考えることができる。

2-Ⅰ）私的言語が言語新作のように1つあるいはいくつかの言葉に結晶化している場合。
2-Ⅱ）統合失調症体験を当事者が言い表そうとする際に，この未曾有の事態を既知の言語で何とか表現しようとするために生じるギャップとしての私的言語性。

　2-Ⅰ）は，2-Ⅱ）が，いくつかの言葉に限局化して慢性固定化した事態であると考えられる。まず，2-Ⅰ）に対応する言語新作と思われる自験例を以下に提示する。

【症例1】N子

　10年以上にもわたって精神病院に入院している慢性統合失調症者N子（女，50代）は，現在はほぼ寛解状態にあり昼間は院外の事業所で働き夜間は病院で寝泊まりする，いわゆるナイトホスピタルの生活をしている。N子は，外出も自由であり自律的に金銭管理もできており，いわゆる社会的入院をしている。ただ彼女には，奇妙な言語使用が認められる。身のまわりに起こる自分にとって不都合でしかも原因をすぐに遡及できない事態を「ワケ」という言葉で説明していた。彼女との会話の中で，こちらが理解できない部分を尋ねると「ワケだわさ」と返ってくる。そのワケについてのさらなる説明を求めても「ワケはワケだわさ」とそれ以上の説明が得られることはない。しかも彼女にとってそのワケという言葉の意味内容やその使用つまり文法は，周囲の人々にも共有されていると理解されていた。「先生，知ってるくせにそ

んなこと聞いて，私を試しているんでしょう」とけらけらと笑うのが印象的であった。このワケは，数学における公理・公準のように，彼女にとっては水や空気のように自明なものとして，彼女の世界における制約的構成要件をなしているようであった。そして，彼女にとって不可思議な事態は，そのつど彼女がそうであると思ったときにはすべてこのワケによって説明されてしまうのであった。

【症例2】K氏

　ある慢性統合失調症者K氏（男，60代）は，数十年来閉鎖病棟でほとんど外界と隔絶された生活を送っていた。彼は，世界の構成要素として彼の構想によるところの根源的素粒子である「霊子」によって物理的世界のみならず，日常的世界のあらゆる出来事をも説明していた。ちなみにこの霊子という漢字は，K氏の説明によるものである。

【症例3】S女

　数十年来入院している慢性統合失調症者S女（70代）は，幻覚と妄想からなる未分化な統合失調症体験を「レンゴン」と呼び，いつもそれに聞き入り，対話し，そこから多くの解釈を汲み取っていた。外的事象と内的体験とが一体化しており，その分離はS女にとって困難であった。筆者からみると，レンゴンは体験の総体でもあり，個別的体験でもあり，あるいは意味でもあり，聞こえてくる言葉の内容であったり，あるいは周囲の患者の言葉や医師や看護師の対応のことでもあった。レンゴンについて子細に尋ねても「レンゴンはレンゴンだわさ」とトートロジーに終わるのが常であった。

　ここで示した，3つの症例の各々に見られた言葉の使用は，先に述べた鍵となる言葉「ワケ」「霊子」「レンゴン」の使用以外では，きわめて疎通性が良好であった。しかし，その鍵言葉の使用は，筆者から見ればまったく恣意的で浮動的であり，その意味了解に苦慮するものであった。逆に筆者が，あたかも彼らから言葉のロールシャッハテストを受けているような印象を抱いたものであった。これらの鍵言葉には，その起源となったと思われる言葉があ

るようにも思われる．ワケは理由を意味する「訳」から，霊子は霊的な素粒子から，レンゴンは連合あるいは連想と伝言が合わさった「連言」から，生じたのかもしれない．しかし，これはあくまでも筆者の想像の域を出ない．またその語源が判明したからといって，現在の恣意的使用を説明するものでもない．

　このような言語使用こそは，まさにWittgensteinが箱の中のカブトムシを例にあげて述べた事態ではないだろうか．
　「銘々が箱を1つ持っていて，その中にはわれわれが「カブトムシ」と呼んでいるものが入っている，と仮定しよう．誰も他人の箱の中を覗きこむことはできない．そして誰もが，自分のカブトムシを見ることによってカブトムシの何たるかを知るのだ，と言う．—— このとき銘々が自分の箱の中に違ったものを持っている，ということは当然ありえよう．箱の中のものが絶えず変化している，と想像することもできるであろう．—— しかし，それにもかかわらず，この人々のあいだで「カブトムシ」という語が通用しているとしたらどうか．それは一つのものの名指し，という用いかたではないであろう．箱の中のものは言語ゲームにはまったく関係がない．ある何かとしてすら関与していない．というのは，箱は空っぽであるかもしれないからだ．—— そう，箱の中のものは約分して「消す」ことができる．どんなものであろうと，それは消え失せてしまう．すなわち，人間が感覚表現の文法を「対象と名称」という見本に従って構成するとき，当の対象はどうでもいいものとして考察から抜け落ちてしまう」(1 : 298)[21]のである．

　このような意味において先の3例は，統合失調症者の言語使用における部分的な，いわばカブトムシ的な私的言語の存在を示しているのではないだろうか．
　次に，2-II）統合失調症体験を当事者が言い表そうとする際の，未曾有の事態と既知の言語使用における乖離としての私的言語性を考えることにするが，その準備として統合失調症という事態の未曾有性について論じたい．

VI 統合失調症体験の未曾有性と表現可能性

　統合失調症に罹患するということは，それまでのいまだ経験したことのない未曾有の体験を被ることにほかならない。そこにおいて意味の充満はあっても，それに直接対応する既知の言語表現や感覚表現の存在は保証の限りではない。だからそれを強いて語ろうとすれば，無理やり既知のものに押し込めてしまうか，比喩か類比で語るしかすべがない。しかし，比類のない体験を類比で語ろうとすることは，それ自体，語義矛盾を含んでいる。繰り返せば，未知なる未曾有の体験であろうといえども，手持ちの感官知覚と意識表象の言葉を用いて表現せざるをえない。

　ましてやそれを，体験したことのないわれわれにとっては，その精神内界をのぞくことも共感することもきわめて困難である。ではそのような未曾有の体験を当事者が表現するとしたら，どのような手段によるべきなのであろうか。体験が外的事象で規定されている場合には，その外的事物を指し示すことによってなされ，ときには直接的に示すことで，つまり直示的定義 hinweisende Definition, ostensive definition によって理解を求めることができる。しかし内的体験に対して，直接的提示は不可能である。通常の体験においてわれわれは，言葉を公共材として共有しており，思考はその意味内容を言葉によって伝達することができる。少なくともそのことを信じて，われわれは行為している。喜怒哀楽も，その語の使用を他者から習うことにより獲得したという意味において，他者へその表現力の程度に応じて伝達可能となりえる。あなたが悲しいというならば，私がたとえ悲しくなくても，私は「あなたは悲しいのですね」と了解することができる。

　統合失調症体験が了解困難なのは，われわれがそのような体験を共有したことがないことと直示的説明が原理的にできないこと，それによって比較の第三項 tertium comparationis を媒介項として示すことができないことに由来している。実際に統合失調症体験は，共体験や追体験することも，共感や感情移入することも，それを見たり触れたり説明することのできる外界の実体や事象につまり媒介項と関係づけることもできない。だからこそわれわれは，統合失調症という事態を「魂にたいする態度」[21]をもって接するのである。

Ⅶ 体験の意識化における二形式

　体験は，どんな体験であろうとも，意識化され対象化されることによって，初めて述語的性格を帯びてくることになる。しかしだからと言って，その体験が直ちに言語化できる水準まで述語的となるのではない。体験は，まずそれぞれがどのような体験であったとしても，意識化と意味づけを伴いつつ，述語づけへと向かうことになる。この際の体験の意識化の形式は，「感覚」化と「思惟」化という二形式以外にはありえない。つまり体験が意識化される場合には，それは必然的に感覚性ないしは思惟性を帯びてくる。もちろんそれには情動や緊張などの生理的変化も伴うが，ここでは二次的なものと見なしそれについては言及しないことにする。

　ここで述べた感覚と思惟との本質的相違は，その意識表象における自我意識にとっての随意性と不随意性という相反する性質にある。感覚は，その特徴を不随意性に有し，意識の自由にならないものとして自我意識にとって外部由来のものとして立ち現れて来る。だから意識の志向性の彼岸から，意識野にもたらされるのであり，それを遮断するためには，たとえば，音を遮るには耳を塞ぎ，光を遮るには眼を覆うように，何らかの身体運動を必要とする。他方，思惟の特徴は，その随意性にある。思惟の対象は，意識の志向性に応じて自由に変えて操作することもできるし，身体運動を伴わないでその意識表象を消去することもできる。そして自我意識にとっては，内部由来として自己所属感を伴って立ち現れて来る。

　統合失調症は，体験しているその瞬間において患者自身を巻き込んだ世界の総体として生起している。もちろん発生論的には，外的な対人関係や環境世界，それに木村がいうところの「あいだ」[10]などの関与も当然考えるべきであろう。しかし，「今ここ」における統合失調症体験それ自体は，その当事者の心身状態に基盤を置くプロセスであると筆者は考えている。

　体験一般は，それがどのようなものであれ感覚と思惟の2形式において，つまりこの2つの認知モジュールを通じてしか意識に浮かび上がることがない。情動はどうなのかと問われるならば，その生理学的側面は別にして認知的側面を考えるならば，この二形式に基本的には還元されるであろう。なぜ

ならそれ以外の意識化手段を人間は持ってはいないのだから。だから統合失調症体験でさえも，たとえ未曾有のものであったとしても，感覚と思惟という２つの意識表象モジュールのチャンネルを通らざるをえなくなる。統合失調症体験は，その発現それ自体としては内部由来であるとしても，感覚と思惟への二分法は，外部刺激の感覚受容のように境界鮮明ではありえず，むしろ曖昧でありかつそのつど揺らいでいる。

たとえば，統合失調症体験が意識表象に述語づけられなければ，感官知覚のモジュールに述語づけられることになる。しかも，それが当事者に「馴染まなければ」その感官部分は疎隔化されて，感覚性のためにその本性上あたかも外部由来の性質を帯びることになる。その理由は，感覚とは意識の志向性を超えた彼岸から意識の自由にならないかたちで不随意に自己の外界から圧倒的に押し寄せるものなのだから。しかも当事者にとって「外部由来」のものを受け入れる通路は，感覚知覚しかありえず，たとえ身体内部に定位されたとしても体感異常のように自己親和性を帯びず，異物化されて来る。そして統合失調症体験本来の内部由来性のために，通常の感覚のように身体的動きによっても回避することはできず，どこまでも執拗に患者にあたかもその人の影であるかのごとくまとわりつき，それを遮ることができない。

しかしそれでもその際に現れる感官印象は，従来の手持ちの感覚知覚様式によって受容せざるをえない。だから感覚知覚は，五感に割り振られ受容されざるをえず，その場合に，それがどの感覚モジュールによって受入れられたとしても，従来の感覚的枠組みでとらえきれない場合には，外界由来性と制縛性を伴って知覚錯誤や感覚異常からさらには幻覚の性質を帯びることになる。筆者は，このような場合にどのような感覚モジュールが選択される傾向が大きいのかについて，以前に共感覚と言語学的視点から論じたことがある[7]ので，今回はそれには言及しない。

他方，思惟のモジュールを通る場合には，操作可能性を帯びて異常意味意識へと，さらにそれが何らかの意味づけを伴うがそのつど浮動的である場合には妄想気分へと，さらにまた何らかの「物語」性を持って絶対的自己確信性と訂正不能性を帯びて間主観的領域へと過適用される場合には妄想への通路が開かれることになる[6]。

ここで「体験の感覚的側面における感覚知覚それ自体と意味づけ・述語づけとを同一視しており混同している」との反論があるかもしれない。しかしながら統合失調症体験それ自体に即して見れば，いわゆる「健常な体験」ほどには感覚と思惟との区別が明確にはなされておらず，むしろ未分化な部分からなっていると考えられる。実際，患者の幻聴体験や体感幻覚を詳細に尋ねれば尋ねるほどにそれが本当に「そう感じられたのか，そう思われたか」が，本人にとっても曖昧になってくることが多い。つまり統合失調症体験は，体験としては明晰 clear ではあるが判明 distinct ではない。この場合に，明晰とはそれ自体で明らかなことであり，判明とは他との区別が明らかなこと，を意味している。統合失調症体験は，体験としては明晰であってもそれ自体は判明ではないのである。だから，判明さを追求すれば，明晰さが失われる。それはむしろ意味体験というにふさわしく，その感覚的側面が幻覚へ，思惟的側面が異常意味意識そして妄想的な意識表象へと分節されると見るのが妥当であろう。
　このように統合失調症体験が対象化されると，その感覚性は自我境界から排除されてあたかも外部由来の性格を帯びることになり，それは解釈以前のものとして感覚野に出現して来る。他方，その思惟性は特性上，内部表象において操作可能な随意的性格を持ち，それはすでに一つの判断 Urteil をなしている。すべての体験は，判断的言表によって表明される。それは世界の元分割 Ur-teil，つまり世界にそのつど割を入れる行為なのであり，言分けなのである。だから判断は，体験の模造なのではなく，体験の一部なのである。しかも統合失調症者がその体験に下す判断にある程度の同形性があるからこそ，症状学が成立するのである。
　さて感覚は，すでに述べたように外界由来の非遮断的不可避性を持っている。すると主体にとっては，その性質を持ったものは，感覚性を帯びて立ち現れるように感じとられる。だからたとえ，心的営為としては自己の内部由来のものであったとしても，それが不随意性を帯びて迫り来るものは，自己以外のものつまり外部由来として認識せざるをえず，必然的にそれは感覚性を伴うことになる。その際，自己にとって排除されたものは，自己にとって異質な外部由来性を帯びて来る。このように統合失調症体験それ自体が，自

己に由来するものとして認識されなければ，その感覚性は，必然的に外部由来とされざるをえなくなる。

Ⅷ　感覚知覚
——意識表象の連続体の両極としての幻覚と妄想

このような視点から見ると，統合失調症体験においてが幻覚なのか妄想なのかを問うことはあまり意味がなくなる。なぜなら，妄想と幻覚は，連続を帯びた内的な感官知覚−意識表象の連続体の両極に過ぎなくなるのだから。だから統合失調症体験それ自身は，いつも妄想性と幻覚性を帯びた両義的性格を持つことになり，それはそのつど浮動的である。われわれは，その事態が当事者の言葉によって表現されることでその内的体験を確定せざるをえない。たとえば，「自分の考えが奪われてしまう」とか，「脳を通信衛星によって直接的に遠隔制御されている」とか，あるいは「自分はナポレオンである」というような訴えは，従来のわれわれの，つまり外的規準を用いれば，幻覚とも妄想とも自我意識の障害ともいえる事態である。われわれは，当事者がそれを語っているという水準では理解できても，そのような事態がいったい当事者にとって何を意味しているのかについて，われわれは理解することができない。実際，このような事態とは，当事者にとってどのような事態なのであろうか。それは，あたかも「コウモリであるとはどのようなことであるのか？」[16] と同じ問いになる。つまり「統合失調症者であるとはどのようなことなのであろうか？」と。

Ⅸ　規準と徴候

われわれが，世界を生きてそして言葉を用いるとき，たとえいくら私的体験であろうとも，健常者の体験であるなら共同体の言葉を用いることで，お互いが疎通可能となりえるという信仰を持っている。もちろんこれには，何

の根拠もない．しかし，われわれは，そうして生きているし，そうでなければ生きてはゆけないであろう．しかしそれを成り立たせているのは，われわれが程度の違いはあるにせよ，ある程度の共通の規準を持っていると信じているからである．ここでの規準 Kriterium[23]もまた Wittgenstein の意味に拠っている．ただし，彼自身はこの規準に対して明確な定義は与えてはいない．そこで，ここでは黒田と森岡の定義的説明を引用する．黒田[8]によれば，規準とは「ある言語行為を教えられるときに，それがあればその言語行為をしてもよいとされる一種の目印なのである．したがって，規準と言語行為との間の関係は，一種の約束なのである」．だからそれは文法に属することになる．森岡[13]によれば，規準とは「一般に学習の場面において文やことばを使用してよいための目印として教えられた現象，あるいは現象の特徴のこと」とされる．だから，規準はある事態が成立するための，必要条件でも十分条件でもないのである．

　この意味において統合失調症体験の言語行為は，統合失調症性の私秘的体験に対しては何の規準も存在しないことになる．なぜなら，それが未曾有の事態であるかぎり，周囲の誰もそれを体験的に知らず，またどのような言葉を使用してよいのか規準どころか目印さえもわからないからであり，だから周囲もその言葉の使用を教えることもできず，また当事者はそれを学ぶことも教わることもできないからである．

　統合失調症の私秘的な体験は，それがそうと思ったときにそうなのであり，そうと思わなければそうではないのであるから，括弧つきのその人だけの「規準」となり，われわれから見れば何ら規準でさえないことになる．しかし，統合失調症体験は当事者の「規準」に従って，そのつどそうと思い感じたことを，言葉によって表現することで意味が確定する．それをわれわれは，「声のようなものが聞こえている」とか「考えが抜き取られる」とか「他人の考えが直接的にわかる」などのような言明として受け取るのである．

　ところで，規準を既知のものと前提にした上で，経験的に規準と相関している事実が Wittgenstein の意味での徴候 Symptom[23]となる．この意味で，妄想者は独自の「規準」によって世界に「徴候」をつまり「事実」を認定している．いわば，妄想者は「徴候」空間の中に住まっていることになる．だ

が，われわれにとってそれは規準でさえないので，彼らの「徴候」を徴候として，だから事実として認めることができないのである。

X　言語ゲームとその文法違反

　統合失調症の体験表現は，その体験者にとって精一杯の自己表現でありながらも，健常者にはとても奇異に聞こえる。それはその体験の未曾有性に由来し，それを直截に述べる言葉が見当たらず，やむを得ず公共の言語を使用せざるをえないことに由来している。ところがわれわれは，統合失調症者が述べるような奇異な体験表現をしない。これは実際，永井[14]が述べるようにたとえば，「ある人が別の人の心理的状態を経験することができないというのは経験的な事実の問題なのではない。それは，論理的・概念的な問題，Wittgenstein風に言えば文法問題なのであって，ある人がどのような体験をしても（どのような心理状態になっても），われわれはその人が別の人の心理状態を体験したとは認めない」からなのである。

　それは概念の問題なのである。つまり「他人とは私の体験ではない体験を体験しうる主体」なのであり，他人の体験は文法的定義により私には体験不可能となっているのである。ただしこのような規約は，現実世界にのみ妥当するものであり，空想世界や可能世界では妥当しない。たとえば「『他の人の心がわかる』という夢をみた」とか「あたかも『他人の心がわかる』ような気がする」といった表現は許されるし，また奇異でもない。このように，現実世界ではありえない主張もこのような操作によって，つまりメッセージをメタ・メッセージのレベルで非現実化（比喩化，空想化，夢化……）することで経験的規約の問題を解消することができる。

　このことは分析的に誤った言明には妥当しない。たとえば「『独身者は配偶者を持つ』という夢を見た」と言っても，この『……』の主張の無意味さには変わりがない。つまり誤った分析的言明は，メタ・メッセージ化によってもその内容の空虚さは解消しない。分析的に誤った言明は，思考障害か，あるいは内容の理解不足による。さもないと難解な数学書の途中で躓(つまず)く人は思

```
         ┌─ 分析的                    ┌─ 1）記述言明
言明 ─┤          ┌─ 経験的 ─┼─ 2）自覚表現言明
         └─ 総合的 ┤              └─ 3）要求約束言明
                      └─ 非経験的
```

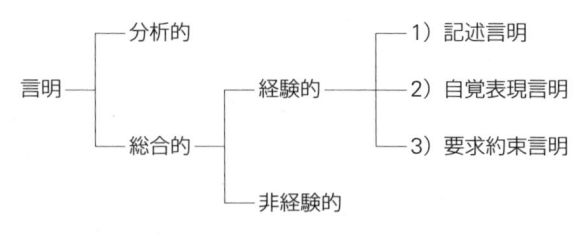

図 9-1　言明の分類

考障害を被っていることになるであろう。これが，数学妄想や物理妄想の存在しない理由である。同様に，言葉のサラダや分裂言語も，メタ・メッセージ化によってその空虚さに変わりはない。その意味においても，幻覚や妄想の言明は，それらとは統語的に内容を異にしていることに注意したい。

　言明一般は，その内容によって図のように分けることができる。分析的言明は先に述べたが，総合的言明は，経験的かあるいは非経験的のどちらかとなる。この場合の経験的とは，われわれの共同主観的な世界認識の枠組みの中で現実世界にかかわる事態を言及していると考えられる言明である。このうち，1）記述言明は，真／偽にかかわるが，それ以外は有意味／無意味にかかわっている。なお，1）は，関説的 referential で客観的な事態を述べる機能を有し，2）自覚表現言明は，自覚と情動的 emotive 機能により感覚，感情，感想，印象などを述べ，3）要求約束言明は，動能的 conative 機能を有し，命令，要求，依頼，脅迫，誘惑などのように他者を話者の欲する方向に動かす機能がある。他方，非経験的言明とはそれ以外のものをさし，真偽の彼岸にある言明からなる。先に述べた，患者の奇異な言明から非現実化（たとえば夢化）によってその奇異さを消失させる操作は，患者によってなされた総合的言明を経験的なものから非経験的なものへと変換することで，現実世界での対応関係に基づく真偽問題を解消させることなのである。

　同様の議論が，幻覚や妄想あるいは自我意識の障害といわれる体験にも当てはまる。幻覚に関してわれわれは，外的刺激がないのに外界に感覚知覚を認知するような表現はしないし，内的表象が感覚を帯びるような表現もしない。だからそのような言語表現は，文法の違反となる。体感幻覚も，同様の

違反である。Wittgenstein流に言えば，言語ゲームに違反しているのである。

妄想に関しても，言表の内容が日常世界における間主観的な公共性の規準を満たしていないことが，その妄想的性格を特徴づけている。妄想における私秘的な自己にとっての恣意的な規準の適用について以前に，筆者はPopperの反証不可能性との関連で論じたことがあるが[4]，規準との関連で述べるならば，妄想者にとっての規準は，外部から見ればそのつど恣意的な，しかし当事者にとってみれば訂正不可能な絶対的確信を帯びた私秘性を有している。この点において，妄想者が事態を妄想的に判断する「規準」を，われわれが彼らから教わることはできないのだから，それは規準ですらないのである。

XI 統合失調症の私的言語性を制約する条件

統合失調症者のどんなに奇異な体験であろうとも，当事者がそれを語っている限りにおいて，「それを語っているということ」と語られた言明の「存在」は承認される。では何が承認されないのであろうか。それは，語られた言明の「内容」である。そしてその理由は，規準にあった。統合失調症者の私的言語性を帯びた「規準」は，公共性を有しない，言い方を換えれば間主観性（相互主観性）を有しない恣意的な規準であるから，だから規準でさえないからこそ，われわれはその内容をそのままに受容しないのである。ナポレオンであると主張することを承認しないのは，公共的規準に照らしてわれわれがそうではないと判断するからである。

このように統合失調症者の妄想体験や幻覚体験は，その人がそう思ったから感じたからそうなのであり，しかもその内的体験が共同体の場へともたらされうるような外的規準ないしは間主観的規準を有しないがゆえに，それは疎通性を欠き，はてまた病的であるというレッテルが貼られることになる。もしそうであるならば統合失調症体験は，規準の恣意性によってつまり私的言語性のために，内容を云々することはまったく無意味になるのではないか，という疑問が生じてくる。筆者は，これについては，一面においてはそうであり，また別の側面ではそうではないと考えている。そして，以下の理由で

統合失調症者の私的言語性を制約する方向で考えている。そこで以下のような仮説AとBを考察してみよう。

A：統合失調症者は発症においてもそれまでに獲得していたわれわれと共有しうる共同体の言語で体験を表現しようと試みるであろう。

　統合失調症の発症は，一般的には思春期以降となる。発病者は，いわゆる広汎性発達障害とは異なりそれまでは平均的な心身の発達をとげていたと考えられている。事後的には，発病に至るまでの病的なエピソードが回顧的に語られることはあるが，その当時に問題視されていたわけではなく，しょせん後知恵である。また潜在的には，発病リスク因子の存在が知られてはいるが，それらが日常生活レベルで顕在化しているわけでなく，またこれらの因子の持ち主がすべて発病するわけでもない。この意味において，将来的に統合失調症を発病する人々であろうとも，発病以前にすでに公共の言語を十分に獲得していたと考えられる。もし，その獲得に失敗していたならば，自閉症や知的障害など何らかの発達障害が想定されることになるであろう。
　つまり統合失調症者は，十分な表象能力と発語能力をいったんは獲得していた，と考えることができよう。そのような人々において未曾有の統合失調症体験が生じてくるのである。繰り返し述べたように当事者にとって，その体験を表現するためには，今までわれわれと意思疎通しあっていた公共の言語を使用する以外に術はない。そのようにして彼らは，その未曾有の体験を表現する適切な言葉をさぐりながら，精一杯の体験表現を試みている。だからこそ，未曾有の体験を共同体の言語で表現しようとすることによって，そこに何らかの一般性ないしは共通性が現れてくる可能性がある。先に述べたようにKripke[11]も公共的言語を獲得した後における私秘的体験に対する私的言語の可能性を認めているように。しかも発病初期から慢性期に至るまで，人間としてのすべてが統合失調症に巻き込まれてしまっているわけではない。だとすると，健常な領域と病的な領域はそのつど揺らいでおり，体験する事態の述語づけが，すべて私秘的な規準によるものとなるわけではないであろう。

B：統合失調症体験は，その病者の数だけ異なっているが，人類という共通の種 speceis の体験であるという点で，発生的にも構造的も種特異的な制約があると考えられる。その意味において統合失調症体験といえども，人類にとって何らかの共通分母を有しているであろう。

　これに関しては，われわれの側から見て取った統合失調症者の言明に対する外的判断規準つまり公共的規準が知られている。それが Schneider の一級症状[19]である。周知のように一級症状は以下の8項目からなる。①考想化声，②傍聴形式の幻声，③自己の行為に伴って口出しをする幻声，④身体への被影響体験，⑤考想奪取とその他の思考領域での被影響体験，⑥考想伝播，⑦妄想知覚，⑧感情や欲動や意志の領域に現れるその他の作為・被影響体験。
　この一級症状は，周知のように身体的基礎疾患を伴わずにこれらの症状がまぎれもない形で見いだされるときに，控え目に統合失調症と診断しうるというものである。つまり，これらの症状は，それが統合失調症の徴候なのではなくて，それによって消極的に統合失調症であるといえる規準となっている。だから，将来的にはもっとよい規準が現れることを否定するものでもない。
　さてこの8項目のうち，その数と内容を形式的に分類すると，

a）幻覚（幻声）　　2（②，③）
b）妄想知覚　　　　1（⑦）
c）自我体験の異常　5（①，④，⑤，⑥，⑧）

となる。これらにおいて，a) は聴覚の知覚形式をとった体験判断の言明，b) は知覚に基づく状況判断の言明，c) は自我体験の形式における異常を述べた体験判断の言明であり，すべて経験的な総合的言明である。そしてこれらは，経験的次元で言及されているにもかかわらず，健常者にその対応物を持たないことによって「病的」とされるのである。
　これらのすべては，患者自身からの陳述を待って，他者によって初めて確定されるものである。もちろん振る舞いの観察から，そのようなことが患者の精神内界に生じているのではないかという想定をすることはできるが，そ

れらはあくまでも当事者の承認によってしか原理的に確定されえない。だから統合失調症体験の主観的言明の内容を確定する決定権は，あくまでも統合失調症者にあるのである。

つまり，統合失調症体験の表現の判断規準は，統合失調症者にから教わることも逆にこちらから教えることもできない私秘性を有している。それにもかかわらず，統合失調症者自身の体験陳述によって規定された内的体験の主要な部分が，Schneider の一級症状という外的規準によってまとめられるということは，統合失調症という事態でさえも，人類の大きな枠組みの中で制約的に構造化されていることを示しているであろう。

われわれの体験も個別的で特異的である。しかしわれわれが，お互いに意思疎通しあっているのは，共通の生活世界に住まう人間にその基盤を持っているからである。それは，すべてに同一ではないが，しかしお互いに理解しあえる共役性を有している。つまり，体験はどれだけ私秘的なものであろうとも，それを公共的言語で表現しようとする限りにおいて，われわれはお互いの個別的理解の壁を超えることが可能となるのである。

しかし，統合失調症体験は，非統合失調症者にとっては，体験も追体験もできない事態である。今までに幾多の精神科医も発病してきたのだが，彼らによってわれわれに十分了解できるような体験談が，たとえ寛解した後にさえ提供されてきたとは言い難い。その一番の理由は体験それ自体の未曾有性によるものであろう。実際われわれにとってどんなに未知のものであったとしても，人間一般にとって既知の体験であるならば，たとえどんな内的体験であろうとも，記述可能である。初めての煙草の味やビールの味は，体験の外形的客観性が保証されている分，内的体験の表現はそれが主観的真実であるかぎりその言明は公共的に承認されることになる。たとえそれが詩的表現であろうとも。

身体疾患では，それが胆石であれ，狭心症であれ，その同じ疾患で入院して大部屋に一緒にいる患者たちの間で，お互いに病気の情報交換が行われていることは，よく目にすることである。しかし，精神科病棟で統合失調症者がお互いに病気の情報交換や，病気の重篤さを自慢しあうことはない。ときに同じ病態の患者が居合わせることがあるが，むしろ相手の病態を否定しあ

うことがある。筆者の経験では，ほとんど同様の内容を持った被害妄想の患者同士が同じ部屋で一緒になってある程度親しくなり，それぞれの妄想を語りあった後のお互いの言い分は「相手の話が妄想で，自分の話は真実である」という主張であった。統合失調症体験は，その未曾有さのゆえに，すでに述べたように表現し難いものがある。これは，寛解後の体験者が等しく述べるところであり，また疾患それ自体の特質であろうか，病者間においてさえも病的体験についての疎通性が良好ではない。だから統合失調症者は，個別的特異的に隔絶した体験を生きているのである。

　ある体験が比類のないものであったとしても，その体験は類比によってしか表現のしようがない。つまり，内的体験は，それが共有しあえる体験でないかぎり，本来的には，比喩や象徴的表現あるいは隠喩を用いることによってしか，その体験内容を表現する術がないのである[5]。しかし個々人の体験が，どれほど未曾有で比類のないものであったとしても，それが人類という種に生じているという共通性と，それまでに共同体の言語を獲得していたという共通性，少なくともこの2つの共通性が，統合失調症体験に何らかの共通分母をもたらすことになるであろう。その共通分母は，統合失調症の形式と内容に見ることできる。たとえば，その形式は，思考形式の障害に見て取れる。それは，思路の障害であったり，自我境界の侵犯のような自我意識の形式的障害であったりする。また内容的には，その当事者自身に関係のない妄想は存在せず，その多くが被害的・迫害的内容に終始することに見て取れる。だから先にも述べたように本来的に数学妄想や物理妄想は存在しえず，一見あるように思えても，それは理解力の不足か，分析的演繹能力の不足に帰結するのである。

　統合失調症体験は，その未曾有性のゆえにわれわれと共有しうる体験を持ちえず，体験それ自体は，きわめて私秘的なものとならざるをえないが，その体験を共同体の言語で表現しようとする限りにおいて，ある程度は私的言語性を免れているのである。また，体験の質が，人類という種において生じているという点で，統合失調症体験という枠組みが与えられることになる。急性期では患者固有の特異的な病的体験が，永井[15]のいう意味で超越的私秘性を帯びて顕在化し前景化してくるだろう。他方，先に示したような慢性統

合失調症者では，われわれとの間で体験の共有化が不可能な事態が永続化してゆくことで，一部の患者においてはその謎解きの機能を持って私秘的言葉の適用による慣用句的な私的言語の成立が見られるようになる，と筆者は考えている．

「神が他の人に語るのをあなたは聞くことができない．ただあなたが神から語りかけられる場合にのみ，聞くことができるのだ」――これは一つの文法的註釈である．
《Gott kannst du nicht mit einem Andern reden hören, sondern nur, wenn du der Angeredete bist.》――Das ist eine grammatische Bemerkung. Wittgenstein L (717)[22]

文　献

1) Ayer AJ & Rhees R : Could language be involved by a Robinson Cruose? In : Jones OR (ed.). The Private Language Argument. Macmillan St Martin's Press, London, 1954=1971.
2) Blankenburg W : Glaube und Wahn――ein Vergleich. Ethik und Sozialwissenschaften (EuS) 1 ; 630-636, 1990.
3) 星川啓慈：他者の宗教体験の理解不可能性について．宗教研究 68 (3)；521-541, 1994.
4) 生田孝：妄想における反証不可能性について――一分裂病症例を通じて．臨床精神病理 8；281-288, 1987.
5) 生田孝：妄想と比喩――分裂病性妄想理解への一試論．臨床精神病理 12；71-87, 1991.
6) 生田孝：統合失調症における妄想の構造．臨床精神病理 25；111-118, 2004.［本書第5章］
7) 生田孝：幻聴と共通感覚．福岡行動医学雑誌 15；75-87, 2008.［本書第8章］
8) 黒田亘：行為と規範．勁草書房，1992.
9) 黒崎宏：言語ゲーム一元論――後期ウィトゲンシュタインの帰結．勁草書房，1997.
10) 木村敏：あいだ．弘文堂，1988.
11) Kripke SA（黒崎宏訳：ウィトゲンシュタインのパラドックス――規

則・私的言語・他人の心．産業図書，1983.）
12) 松本雅彦：分裂言語（症）．新版精神医学事典．弘文堂，1993.
13) 森岡正博：日常言語の私的言語性について．哲学 36；206-215, 1986.
14) 永井均：〈私〉のメタフィジックス．永井均，勁草書房，1986.
15) 永井均：〈魂〉に対する態度．永井均，勁草書房，1991.
16) Nagel T（永井均訳：コウモリであるとはどのようなことか．勁草書房，1989.）
17) 日本精神神経学会・精神科用語検討委員会編集：精神神経学用語集　改訂第6版．社団法人日本精神神経学会，2008.
18) 坂本百大：人間機械論の哲学 —— 心身問題と自由のゆくえ．勁草書房，1980.
19) Schneider K（平井静也，鹿子木敏範訳：臨床精神病理学（改訂増補第6版）．文光堂，1957.
20) Spitzer M：Was ist Wahn? Untersuchungen zum Wahnproblem. Springer-Verlag, Berlin, 1989.
21) Wittgenstein L：哲学探究．ウィトゲンシュタイン全集8．藤本隆志訳，大修館書店，1976.
22) Wittgenstein L：断片．ウィトゲンシュタイン全集9．管豊彦訳，大修館書店，1975.
23) 山本信，黒崎宏編：ウィトゲンシュタイン小事典．大修館書店，1987.

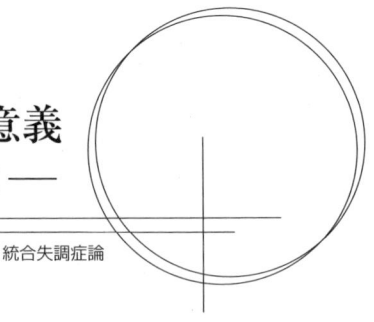

精神医学における直観の意義
——「統合失調症性」との関連において——

10 統合失調症論

　精神医学における直観の意義を,「統合失調症性」との関連において考察する。身体疾患においては,原則的に言葉は不要である。客観的な身体検査所見が,その診断を裏づける。他方,精神疾患においては,そのような客観的指標は,現在に至るまで知られてはいない。もちろん,「振る舞い」が一つの手掛かりを与えるにせよ,精神内界について当事者が「述べる内容」が（たとえ緘黙や無言も述べることの欠如態として）,診断に不可欠となる。しかし,言語的側面だけが重要なのではない。むしろ,その人間それ自体の総体によって,疾患の有無やその程度が判断される。とりわけ統合失調症という事態においては,そうである。

　統合失調症は,身体的原因によって起きることも,心理的原因によって起きることも確認されていない。しかも統合失調症固有の身体的病変は,現在までも知られておらず,将来的にも,そもそも原理的に知られうるのかどうかをめぐってさえも議論がある。だから現状においては,そしてこの100年あまり,統合失調症の診断は,一般的身体医学の診断のように原因の確認とか,疾病過程そのものの把握などによるものではなく,与えられた病像全体が「統合失調症である」ということを確認する以外に仕方のないものであった[1] [注1]。

注1）だからと言って,ここで統合失調症が身体的にも心理的にも究明されえないものであると主張しているわけではない。実際,最近の統合失調症をめぐる科学的研究の前進

その診断は具体的には臨床レベルでは、いくつかの比較的に統合失調症特異的と考えられている特定の精神症状の確認によって行われる。この特定の症状とは、通常では統合失調症以外の精神疾患ではあまり出現せず、それが出現した場合には、ある特定の形式で人間そのもののあり方に本質的変化が生じていることを確定できるような症状である。この基準として広く認められているのは、有名なSchneider[12]の一級症状である。それは、以下のものからなる。①考想化声、②傍聴形式の幻声、③自分の行為に伴って口出しをする幻声、④身体への被影響体験、⑤思考奪取とその他の思考領域での被影響体験、⑥考想伝播、⑦妄想知覚、⑧感情や欲動や意志の領域に現れるその他の作為・被影響体験、からなっている。

そしてこのような体験様式がまちがいなく存在し、身体の基礎疾患が何も発見されない場合にわれわれは、ごく控え目に臨床的に統合失調症であると診断してもよいであろう、とするものである。ここで特徴的なことは、この一級症状に身体症状それ自体は、まったく含まれていないことであり、かつまた当事者の述べる主観的体験を診察者の立場から判断したものだけからなっていることである（もちろん、精神疾患においても、たとえばCPKの上昇のような身体症状を伴うこともある）。さらに注意すべきことは、ここで素人目には統合失調症症状であるように思われる妄想観念や妄想着想、幻視などは入っていないことである。このような体験様式は、二級症状と呼ばれるが、何が二級かといえば、それは、統合失調症の診断上において一級症状に比べて、はるかに診断特異性が少ないからである。つまり、二級症状は、統合失調症以外のさまざまな精神疾患において、たとえば、アルコール依存症

には眼を見張るものがある。とくに脳研究における神経伝達物質をめぐる神経薬理学的研究や、神経生理学、神経心理学的アプローチ、あるいは画像診断による構造変化の研究、また高EE家族における疫学的研究など注目すべき成果があがっている。このような研究と本論とは、何ら対立したり矛盾をきたすものではない。そのような科学的手法とは、本論でいえば、後述するように、限定的述語の水準における研究に位置づけられる。他方、本論のような人間学的次元における人間存在の研究は、様態的述語の水準における意味の探究であり、両者はその水準（次元）を異にしている。前者は後者とは独立に営むことができるが、後者は前者の基盤の上に構成されるのであり、前者を無視して後者のみで議論が成立するのではないことに注意されたい。つまり本論の立場は、何ら科学的研究を排除するものではなく、むしろそれらのいっそうの発展と、その成果によって統合失調症についての認識およびその存在構造への洞察が深まることを期待しているのである。

やうつ病においても現れうるからである。

　また後の論議との関連でいうならば，この8つの症状のうち妄想知覚以外の7がFedern[3]の述べた自我境界の侵犯に関係していることである。ここで自我境界とは，自我体験における自己と他者の区別であり，自己と非自己との間に介在する境界についての現象学的事実を指している。そしてこの考えは，さまざまな心的現象を説明する概念装置となっている。たとえば，考想伝播は，自我境界の退行的消失による自我漏洩症状として理解することができる。この自我境界が揺らぐと，健常者には自明のことであるような，行為における自他の区別や自己能動性の意識に何らかの変調をもたらすことになる[4]。たとえば，今しゃべった言葉は，他者に操られて語ったのであったり，考えたことが声となって聞こえたりする，として体験される。

　このように臨床レベルにおいて，統合失調症の存在を疑わせる直接的な認識的基盤は，患者自身が述べる内的体験だけである。つまり「統合失調症である」ということは，患者の体験の陳述に依拠して，診察者が病者を総体的に判断する営為である。そこで，病者との出会いにおいて生じていることを分析してみよう。そこで起きていることは，まず第一に，①病者の体験それ自体であり，それは病者にとって直接的なものである。次に，②その体験の当事者と診察者との出会いが来る。そしてここにおいて，③当事者が直接体験を表出するが，それは体験それ自体にとっては間接的なものとなる。なぜなら，体験を言葉で表現すること自体，そのつどすでに体験それ自体から遅れており，しかも言語表現という制約を課せられているからである。体験表現は，体験それ自体ではないのである。さらに体験が比類のない言語を絶した体験であるなら，それを表現しようとすること自体，形容矛盾でさえある。そして，④観察者は，病者との出会いにおいて病者の言表を通して臨床レベルで症状の確定を行いつつ，かつまた病者の全存在を通じて何らかの印象（直観）を得る。それらの総体が，「統合失調症である」ということを，観察者に確定させるのである。

　ところで，比較的に統合失調症特異的と見なされている先に述べた一級症状もさまざまに異なったものから構成されているために，「統合失調症である」ということそれ自体，症状論的にもお互いに異なったものを含んでいる。実際

にわれわれが、統合失調症のもとにおいてとらえている事態は、Schizophrenie という言葉を造語した Bleuler[2] 自身も単一の疾患単位ではなく複数のものからなるであろうと予想していた。しかし、それにもかかわらず、なおわれわれは、先の一級症状によって規定されるような、何らかの統合失調症性疾患過程というまとまりを、想定していることになる。このような統合失調症という事態において、症状論的にその意味を画定する作業を行うのが、精神病理学の仕事となる。

ちなみに、「統合失調症である」ということは、臨床的レベルでこのように想定された統合失調症の疾患過程を想定しているのみならず、また同時にいつもそれを病んでいる人間にもかかわっている。だから、統合失調症の症状それ自体の現れと、統合失調症という疾患によって変化を被った人間存在とが区別されて、さらにその両者の関係が考慮されなければならない。そのときに統合失調症という事態は、「統合失調症である」という述語の限定的な意味の範囲を超えたものとなる。なぜなら、「統合失調症である」という言葉の限定的な意味は、それによって特定される疾患過程だけにしか及ばないからである。

だから、疾患過程の認識だけに向けられている症状論的研究のほかに、疾患の現れの場である病める人間全体をとらえることが必要となる。この人間を総体としてとらえて診断に生かしていこうという考え方は、以前から知られていた人間学的・現象学的手法である。これは、通常なされている個々の臨床症状に基づいた統合失調症診断とは違って、臨床像にはいっさい依拠せずに、いわば医師の直観のごときものによってなされる[注2]。たとえば、

注2) この場合に、たとえば「医師の数だけ直観が異なるので、それが場合によっては患者に不利益に作用することはないのか」、もっと極端にいえば「診断者の独断と偏見によって診断が歪んでしまう可能性はないのか」という疑問が生じるかもしれない。実際、この可能性を完全に否定することはできない。しかし、この困難は直観診断に固有の問題ではない。たとえどのような診断においても、診断される側のみならず、診断する側の能力に（具体的には、認識能力、感受性さらには共感能力なども含めて）も、その診断の精度が依存している。たとえ操作的診断基準であっても、たとえば、ICD-10 における統合失調症診断基準の症状項目の中で、「無気力、会話の貧困、目的欠如、無為、関心喪失、ひきこもり」など、診察者がどれだけ患者の精神内界に共感的理解を示しうるのかによって、その有無（多寡）が左右される。極端な場合、共感性に乏しい統合失調気質の精神科医が診断を行う場合、その診察者の硬直した心性を対象に投影しそれを相

Binswanger[1] によれば，統合失調症診断では人格を多くの部分機能に解体し，その個々の機能障害を組み合わせて統合失調症という類型病像を再構成するという手順による操作的診断とは別に，一般に感情診断 Gefühlsdiagnose と呼ばれる方法があり，その場合には個別諸機能ではなくて人間である患者そのものが何らかの仕方でわれわれの心に立ち現れてくるという。

　この後者のとらえ方は，現在，人間学的・現象学的とらえ方といわれるものである。だからこのような研究方向にとって，臨床症状とは単に疾患の徴候としての症状であるにとどまらず，統合失調症という疾患と統合失調症の人間との両者がそこに現れている人間の現象でもある。そしてその研究方向においては，述語的表示としての「統合失調症である」という言葉の持つ意味の症状論的なさまざまな違いの他に，もう一つの違いが現れてくる。この質的差異が，様態的述語規定といわれるものである。

　精神医学の分野において初めてこの様態的述語規定に注目したのが，Müller-Suur[8] であった。彼によれば，述語には，限定的述語と様態的述語との2つの区別があるという。その区別は，Husserl の『論理学研究』に由来するが，さらに König[6] によってより精密に規定された。たとえば，ある主語に対して色やにおい，音などのように直接的に感覚を通じて量的にあるいは質的に把握可能な事物の属性を現すものを，限定的述語という。他方，ある主語に対して，真・善・美のように直接的に感覚によらず規定されているものを様態的述語という。美醜，善悪，妥当性や正当性の判断，事物の存在などをとらえる様式は，この様態的述語によっている。「限定的属性としてわれわれが考えるのは，純粋に事物それ自身に基づいて，事物に帰属している属性である。それに対して，様態的述語は，確かに限定的述語に劣らずその主語を限定しているし，その限りでは様態的述語に関しても，そこに言われ

　手側のものとして読み取ってしまう可能性がありえる。この意味において他者理解とは，相手よりもむしろ理解しようとする側の能力により依拠している。だから直観それ自体も，その直観という営為とそれによってもたらされる内容を言語化し，相互批判と相互理解の場へともたらすことで，間主観的な相互了解が可能となるのである。その際にひとりよがりの直観（見解）は，相互批判によって排除されることになり，他方，了解性に富んだ深い洞察は共通理解へともたらされることになる。この構造は，科学的であるといわれる操作的診断基準においても同様である。

ている事柄自身だけに基づいてその事柄に帰属している。つまり彼女は親切だとか美しいとか正しいとかいうのは，**その事柄自体**の規定である。しかし，様態的述語においては，それだけにはとどまらず，そのような属性を感じとっている人物がその事柄の前に歩み寄ることによってはじめて，これらの述語が当の主語に**生まれてくる**ということを考えなくてはならない……。この種の事物はそれら自身の側からわれわれを見つめ，われわれはそれらの息吹きを吹きつけられ，それらはそれら自身の特定のありかたによって，われわれに向かってくる。しかもこのようなことがいえるのはすべて，ただ関係的にのみであって，すなわちわれわれがそれらの事物の所まで**いわば出向いて行く**場合にのみ限られる」。[6, 8)]

このような意味において，限定的述語は，あらかじめ規定されている言葉の運用にかかわるのに対して，様態的述語は，事態の新たな発見的意味に関係している。人が，そこに何かを感じ取り汲み取ることによって新たにそこに意味が付与されるのである。だから，人間学的・現象学的に「統合失調症である」というのは，この様態的意味においてである。このような本質属性の特徴とその質的特異性は，たとえば小男が内面的に豊かであって，逆に大男が内面的に貧弱なこともありえるように，内面的な本質印象が場合によっては外面的な感覚知覚と正反対のこともありえる。だから様態的述語の意味に対応する直接的経験の基盤は，限定的述語の意味の場合とは異なっており，それよりはるかに複雑なものとなる。たとえば，同じ述語「大きい」が，事物の大きさを表現する限定的述語を意味する場合もあれば，その存在価値の大きさを示す様態的述語を意味することもある。しかもこのようにある述語それ自体が，この二重の意味に使われている場合があり，その相違が顕在的に意識化されることは少ないので，注意しなければならない。

今まで述べたことをまとめてみると，「統合失調症である」こととは，すでに述べたように限定的述語と様態的述語との両側面を兼ね備えている。この言葉の限定的述語としての意味は，統合失調症であるとされる症状を基準にして，それらのいくつかが存在することを確認することに依拠しているのに対して，他方この同じ言葉の様態的述語としての意味の基礎にあるのは，統合失調症全体から受ける本質特性の（変化の）印象である。この印象は，だ

から症状確認とはまったく次元の異なるものである。つまりそれは，疾病の次元を超えて患者という人間の内面本質に迫るものである。したがって「統合失調症である」ということは，症状論的な意味における限定的述語としては統合失調症者の人間に関する単なる外在的指標に過ぎないが，他方，人間学的・現象学的意味における様態的述語としてはその人間についての内在的標識となっている。

先にも述べたように，この「統合失調症である」ことに対する客観的身体基盤はいまだ何ら知られてはいない。そこでJaspers[5]は，このために統合失調症症状の基礎に何らかの病的過程を想定した。しかもこの過程そのものは，身体医学における器質的病変とは違って決して当時（現在でも）直接的には確認されず，ただ個々の症状の了解不可能性を通して間接的に推論するものにとどまっていた。だから彼にとって統合失調症という診断を下すことは，個々の症状の了解不可能性を「統合失調症である」という述語に還元し，さらにこれを一つの根源的な統合失調症過程に還元するという2段階の還元を行うことを意味していた。

他方，人間学派の人たちは，統合失調症者の人間的現象それ自体を統合失調症という疾患の症状に抽象化し平板化することに反対し，病者の人間存在それ自体の中に直接に統合失調症の変化を見いだそうとした。この立場に立てば，統合失調症の診断とは，患者が「統合失調症である」ということを発見することにほかならない。

このような還元的診断の立場と発見的診断の立場との間の関係を，厳密な論理的思考を用いて考察したのがMüller-Suur[7]であった。彼は統合失調症における身体的要素と心因的要素のほかに，それとは異なる精神的なものそれ自体のまったく自律的な変化に精神病の本質を見て取り，統合失調症こそそれに対応した純粋精神病と呼ばれるべきものであると考えた。それは，臨床的には身体因論的説明によっても心因論的了解によっても尽くしえない限界概念として，身体因論的要素 a と心因論的要素 b との関数 $f(a, b)$ として表示されるが，しかもさらにこの臨床的次元だけでは把握し尽くせない人間学的・現象学的次元にある形而上学的要素 x をも含み，最終的には臨床的次元 $f(a, b)$ と形而上学的次元 x との汎関数 $F[f(a, b), x]$ として表示されるべき

であると述べた。そして,「統合失調症である」という述語が臨床的次元で,つまり f(a, b) について述べられる場合には,事態を外側から限定する作用を持つ限定的述語であり,これに対して,人間学的・現象学的次元で,つまり F[x] について「統合失調症である」という述語が述べられる場合には,事態を内側から表現してこれに新しい属性を発見する作用を持つ様態的述語であり,この両者には本質的な差異が存在することを見いだした。

すでに述べたように臨床的な統合失調症診断は,諸々の症状に一定の判断基準を操作的に適用して外から「統合失調症である」と限定することによってなされる。他方,人間学的な統合失調症診断は,患者の人間全体から受ける総体的印象についてその本質特性を「統合失調症である」と名づけることによってなされる。この臨床的には把握しえないが,しかしある定まった「統合失調症である」という述語の中に収められるような本質特性を,Müller-Suur[9]は「特定の不可解さ」と名づけた。この「特定の不可解さ」に先立って彼は,「不特定の不可解さ」なる事態について言及している。この「不特定の不可解さ」とは,われわれが,たとえば未知なる不気味なものに出会ったときにまず最初に抱かれる印象であるという。だからわれわれは,統合失調症者との出会いにおいても,まずこの「不特定の不可解さ」を第一印象として得る。しかし精神科医が,その臨床レベルにおいて個々のはっきりした統合失調症症状を確認することによって,その「不特定の不可解さ」は,臨床レベルではとらえきれないある「特定の不可解な何か」へと変貌を遂げることになるのである。つまり,「不特定の不可解さ」は,統合失調症症状の確認によってその不可解さの不特定部分が差し引かれ,その残余としてある「特定の不可解さ」が残ることになる。

このことをより詳しく解析してみよう。現象学的述語の「統合失調症である」ということすなわち「特定の不可解さ」は,漠然たる第一印象の「不特定の不可解さ」が臨床的述語の「統合失調症である」ことを差 Differenz として差分されて differentiert 生じたものである。そして現象学的述語の「統合失調症である」ことは,臨床的述語の「統合失調症である」ことに全面的に依存してはいるが,逆に臨床的述語「統合失調症である」ことは現象学的述語の「統合失調症である」ことに依存することなく,むしろこれを括弧に

入れて除外することさえできる。だからこれにより、純粋に症候学レベルで統合失調症診断が可能となる。つまり、統合失調症診断はF[f(a, b), x]からxを除外したf(a, b)の確認からだけでも一応は可能となる。これを具体化したものが、DSM-ⅣやICD-10のような操作的診断基準である。しかし、統合失調症は身体の病でも心の病でもなく人間の病なのであるから、この形而上学的要素xを除外してしまう臨床診断は統合失調症を平板化してしまうものとなる。むしろ正しい診断は、真に統合失調症であることを示すある「特定の不可解さ」の確認によって下されなければならないと、Müller-Suurは考えたのである。

ところで統合失調症の診断においては、先に述べたようにBinswangerによって感情診断という鑑別診断的認識の手法が示されていた。この感情診断に、Praecoxgefühlという概念〔直訳すれば早発感情となるが、そのまま訳さずに使われることが多いので、以下PGと略す〕を用いて、明確に臨床的意義と位置づけを与えようとしたのが、Rümke[11]であった。彼は、統合失調症者との出会いにおいて以下のような患者と面接する者の内面に喚起される一種独特な感情をPGと呼んだ。その際に、「面接者は一種の奇妙なためらいと自分がよそ者であるという感じを持つ」、そして「統合失調症者に面接する者自身の本能的対人接触が確かな手ごたえを失い、あやふやになる」。「これは一種の内的自己不確実感の体験」であり、これは、「他の場合なら他者と接触する時にかならず現出する**あるもの**が、現出しないために生じる内的不確実感である」。そこには「対人接近本能といわれるものとその表現形態とが一方的に邪魔されているのである」という。そして、十分に経験を積んだ医師によるこのPGの有無の判断によって、統合失調症症状を呈してはいるが真の統合失調症ではないものと真の統合失調症とが鑑別できる、とRümkeは主張した。つまり、たとえ多くの統合失調症症状を呈している患者がいたとしても、このPGを伴わない場合には、たまたま統合失調症症状を呈している躁うつ病や心因性あるいは外因性精神病に過ぎないのであり、本質的には統合失調症とは何の関係もないのである。このPGの要件として、経験を積んだ医師を要請したことは、日常臨床的にはかなりうなずけるものである。なぜなら、実際にたとえば精神科実習において医学生が、妄想や幻覚を欠い

ている陰性症状が主体の統合失調症患者に対して,「統合失調症である」ことを認識できないことがままあるからである。

このPGに関してもMüller-Suur[9]は,その存在を肯定してはいるが多少批判的な議論を行った。彼によればこのPGは,確かに単なる漠然とした不特定の全体的印象ではなく,個々の臨床像に即して得られたものではあるけれども,その特定さはそれを感じている医師の経験が十分であることに依存する相対的なものであり,また経過を観察しているうちに訂正されることがあり,その意味では「単に中程度に特定な不可解さ」というべきものであるとした。だからこのPGは,新たな統合失調症症状の発見ではなく,従来の諸症状によって構成される統合失調症の限定的な述語側面を様態的に「統合失調症である」と述語することで構成されたものなのであるとした。

さらにMüller-Suur[10]は,この「出来事として統合失調症である」ということは,稀にではあるが患者自身によって体験されることがあると述べたが,それはとりわけ患者に「気が狂った」,「気が違った」,「気がふれた」と自覚される場合に,当事者の意識にのぼることになる。ところが,そこで生起している統合失調症という出来事は,当事者にとっては,比較や比喩や解釈を絶した究極的な概念的には把握しえないものである。つまり,統合失調症基礎障害の背後には,いっさいの記述や分析や了解を絶した超越的実体としての「統合失調症という出来事」があり,これが人間的現象としての統合失調症像を,経験に富んだ医師に直観的把握として「特定の不可解さ」の印象を与えているのであるとした。

では人間学的・現象学的水準において,この「特定の不可解さ」およびそれと等価物である「統合失調症である」とは,当事者である統合失調症者にとって,いったいいかなる事態なのであろうか。実際に統合失調症体験を自ら表現することは,当事者にとって至難の業である。なぜなら,その体験は,当事者にとって前例のない未曾有の体験だからであり,それを表現しそれに対応する言葉は,探し求めても見つからないからである。言葉とはわれわれが,お互いに生活形式の一致をみることができる場合にのみ通じあえる。だが,統合失調症体験は,いわゆる健常者にとってはそれに対応する体験を持たず,しかも統合失調症者でさえその体験を表現する適切な語彙を既存の言

葉に探し求めても見つけることが困難である。統合失調症者の生涯発病率は，大雑把に見積もって100人に1人と言われている。現時点でも世界には，数千万人の統合失調症者が生きている。しかし彼らは，身体疾患の患者同士のように，お互いの体験を語り合って共通の体験表現を見いだしたり，共感しあったりすることはあまり見られない。統合失調症者には，統合失調症者の数だけの孤立した統合失調症体験があるのである。

　一般的に言って，人間がある体験を語る場合に，それが外的なものである場合は，直示的指示を与えることで事柄を明示することができる。象や豚を見た体験を語るには，直接それを示せばよいし，京都の風景を語るには直接その場に連れて行くこともできる。しかし，内面的なものを語る場合には，お互いに共通のあるいは類似の体験を前提としない限り，体験理解の前提は失われてしまう。痛みを感じない人に（実際に，無痛症の人がいるのだが），いかにして痛みを伝えることができようか。目の見えない人には，視覚体験を伝えようがない。もちろん，体験を比喩や類似や外挿法的拡張によって間接的に伝達することはできるが，体験そのものではないのである。

　ましてや統合失調症体験は，健常者にもその当事者にも過去に共通の体験を持たない非連続性を有するだけに，その体験は「意味あれど，言葉なし」となる。だから，今までの経験を超えて「語りえぬもの」の領域に属しており，その意味で，統合失調症体験は，超越的体験となる。そしてそのような超越的体験に対しては，われわれは原理的にメタファーによってしか語る術がない[13]。だがその場合に意味が伝達されるのは，そのメタファーがメタファーとして機能する場合にのみ限られる。受け取り手のないメタファーは，虚空に消え去るだけである。実際，統合失調症体験は，当事者にとって未曾有の前例を有しないものであるがゆえに，その言語表現に困難をきたすことが多い。今までに多くの人々が，しかも精神医学者でさえもその病気に罹患したことがあるにもかかわらず，その体験それ自体の内容と形式を，普遍妥当性を持って記述した人はいないのである。

　そこに筆者は，統合失調症体験それ自体が，体験記述と本来的に相容れない特徴を読み取るのである。なぜなら統合失調症体験の本質を「自己の自己性の病理」としてとらえるなら，おのずからそれが帰結されるからである。こ

の典型的な例は，語る私によって語られたことが，そのつどもはや私には帰属しないような事態である。ある患者は，「自分は自分だけど，今言ったことは自分がしゃべったのに，でもそれはもう僕が言ったことじゃないんです」と言う。この場合の意味は，語る私と語られた私は，もはや同じではないということである。ここで注意すべきことは，語る私と語られた私は，主我と客我のようにすでに対象意識としてとらえられた自我概念ではなくて，そのつど言葉が発せられるその発生機において，そのときの私の語ることが語られたその瞬間においてそのつどすでにもう私の語ることではなくなってしまっているような事態なのである。そこでは，デカルトのいう「我思うゆえに我あり」は成立せず，「我思うゆえに我なし」であったり，「我思うがゆえに我ではない」のである。つまり統合失調症では，自己が言語行為の主体として，主語的には自己でありながら，述語的には自己以外のものへとそのつどすでに変容してしまう，という事態が立ち現れる。だから，語る主体と語られた主体はいつもずれている。その意味において，思考する主体としての自我を自明の前提としている哲学の一歩手前から，精神病理学は出発しなければならない[4]。

　このような事態は，決して統合失調症以外の疾患には出現することがない特異的事態である。しかもこれは，単なる知的判断や論理的推論の障害にも記憶の障害にも還元できないものである。たとえば，判断や記憶に重篤な障害を示し他者の認知に困難をきたしている認知症の老人でも自分が自分自身であるという基本構造は最後まで保持されるし，また過去の記憶を完全に喪失した全生活史健忘者においても「私が私であること」に何ら疑問が抱かれることはない。

　このような語る主体と語られた主体の同一性が不確かな主体に出会うとき，つまり，自己の自己性の病理を呈している病者に出会うとき，先に述べたように関与者の内面に，ある「特定の不可解さ」が直観される。しかしその直観は，すでに述べたように素人の第一印象のそれではなくて，人間との出会いにおいて，臨床レベルでの症状吟味を経たあとにもなおとらえきれぬものとして残る人間存在の総体的な直観的印象なのであり，それを獲得するためには，一定の精神医学的習練と臨床家としての感受性によって，人間を全体として見る眼差しが必要となるのである。

文　献

1) Binswanger L : Welche Aufgaben ergeben sich für die Psychiatrie aus den Fortschritten der neueren Psychologie? Zschr. f. d. ges. Neurol. u. Psychiatrie, 91 ; 402-436, 1924.
2) Bleuler E : Dementia praecox oder Gruppe der Schizophrenien. Franz Deuticke, Leipztg, 1911.
3) Federn P : Ego Psychology and the Psychoses. Imago Publishing Co., London, 1953.
4) 生田孝：自我意識と幻覚，科学基礎論研究, 21 ; 213-219, 1994.
5) Jaspers K : Allgemeine Psychopathologie. 9. Auflage, Springer, Berlin, 1973.
6) König J : Sein und Denken. M. Niemeyer, Halle, 1937. 8)より引用.
7) Müller-Suur H : Der psychopathologische Aspekt des Schizophrenieproblems. Arch. Psychiatr. u. Z. Neurol., 193 ; 11-21, 1955.
8) Müller-Suur H : Die schizophrene Symptome und der Eindruck des Schizophrenen. Fortsch. Neurol. Psychiatr. 26 ; 140-150, 1958.
9) Müller-Suur H : Das sogenannte Praecox-gefühl. Fortschr. Neurol. Psychiat. 29 ; 145-152, 1961.
10) Müller-Suur H : Das Schizophrene als Ereignis. In : Psychopathologie Heute. Hrsg. H. Kranz, Georg Thieme, Stuttgart, 1962.
11) 中井久夫：リュムケとプレコックス感, 季刊精神療法, 3 ; 81-92, 1977.（Rümkeのオランダ語文献の解説と訳文からなる）
12) Schneider K : Klinische Psychopathologie. 14. Auflage, Georg Thieme, Stuttgart, 1992.
13) 安井稔：言外の意味，研究社, 1978.

精神医学の動向および随想

ドイツ語圏における精神病理学の最近の動向について

11 精神医学の動向および随想

はじめに

　ドイツで発祥したと言ってもよいであろう精神病理学は，それが生れ落ちたときからその後いつの時代においても，精神医学における圧倒的主流をなす生物学的精神医学の中で，その存在意義を自らに問いながら，その地位をいまだ失ってはいない。しかしながら精神病理学は，ドイツ語圏において全体的に退潮傾向にあると見る向きも多く，だからこそ後で述べるようにその存在意義を問い直す試みがなされている。しかしこのことは筆者の考えでは，精神病理学の基礎的成果の多くはある意味において精神症状学の基礎としてすでに精神医学の常識となってしまったことにも拠るのではないか。それはちょうど，FreudやJungに比してAdlerに言及されることが少ないのは，多分に彼の概念の多くがすでに精神医学の常識となってしまったことにも拠ると，Ellenbergerがいっているように。しかしながら認識の根源を問う営みに限りがないように，「狂気」に代表される精神障害への認識論的かつ存在論的根拠への問いに終焉はない。

　現代に至るドイツ精神病理学の黄金時代を形成した旗手たちの多くが，過去約20年の間に去っていった。たとえば代表的な何人かをあげるなら，1994年にTellenbach[44]とBleuler[1]，1997年にFrankl[33]とKisker[9]，2001年に

Müller-Suur[65], 2002 年に Kulenkampff[22] と Blankenburg[39, 58] が亡くなっている。Huber や Janzarik, Peters のような大御所に続いて, ここ四半世紀の精神病理学をリードしてきた Mundt や Kraus らの世代も徐々に代替わりの頃を迎えているが, 20 世紀後半に見られたような学問的「巨人」の時代は過ぎ去ってしまった。それは日本においても同様であり, 特別な権能を保持していたかつての「大」教授の時代が終わり, いまや誰もが平均的で小粒な教授になってしまった。それは「大きな物語」の時代が終焉し, もはやわれわれが「小さな物語」を語るのさえ困難な時代に生きていることに関係しているのであろう。

そのような時代にありながら伝統的精神を保持しつつ, 現在ドイツにおいて精神病理学的研究をいまだに精力的に続けているという点で注目に値するのは, Mundt ら[46] が述べているように, とりわけ Fuchs[12~16] と Schmidt-Degenhard[62~64] であろう。また幻覚と妄想について斬新な視点から浩瀚(こうかん)なモノグラフを書いて颯爽と登場した Spitzer[69~72] は, その後, 認知神経科学と精神病理学の連携を目指して独自の実験精神病理学を提唱し, 論文を発表し続けている。それらも含めて最近の動向を以下に記したい。

I　精神病理学の世界的広がり

精神病理学研究を世界的視野で見るなら, それは近年世界的な広がりを見せつつある。とりわけ従来からフランス, イタリア, スペイン (そしてアルゼンチン), ポルトガル (同様にブラジル) などの言語圏で, さらには日本やロシアでも研究がなされてきたことは以前から知られている。しかも注目すべきは, 今まで精神病理学不毛の地といわれてきた英語圏である。従来, 精神病理学 Psychopathologie に対応する英語 psychopathology は, むしろ英米圏では精神症状 (学) の意味で用いられてきた。しかしながら彼の地においてすらようやく近年に至り精神病理学的研究が本格的になされるようになってきた。Kraus は精神病理学が「最近ではアメリカに地歩を固めており, この領域の研究数は世界的に数十年来増加している」[38] と記している。その喜ばしき具体例を

Oxford University Pressからの精神医学・哲学関係のモノグラフ international perspectives in philosophy and psychiatry のシリーズに見ることができ，10冊ほどがすでに公刊されている。最近のドイツ精神医学学会（DGPPN）総会ではもはや精神病理学部門のセッションが持たれなくなっているようだが[78]，IPPP (international conference on philosophy, psychiatry and psychology) 大会[23, 76] では，むしろ精神病理学的研究が世界的規模で展開されていることがわかる。

　十数年前に日本において人工知能との関連で第五世代コンピュータの研究に対して，通産省の肝いりによって学際的大風呂敷が広げられたことがあった。しかしながら，いつの間にかそれが尻すぼみ，鳴かず飛ばずに終わってしまった。その原因は多々あり，たとえば，かの有名な「フレーム問題」や，身体性を伴わない認識はありえるのかといった原理的困難もあげられよう。しかしその最大の蹉跌は，人工知能が真に「人工知能であるためにはそれが認識する主体とならなければならない」ということに由来する。つまり，その人工知能は「狂わない」ことが前提とされるが，その要請自体がシステムの中に原理的可能性として狂気をも包含せざるをえないということと矛盾している。狂ってはいけない人工知能と創造的認識主体についての問題は，一種の哲学的隘路に至り，それまで抱かれていた人工知能のバラ色の未来をも雲散霧消させてしまった。そのような観点から認識の根拠への問いが立てられることで，「事象そのものへZu den Sachen selbst」とフッサール現象学の見直し[7, 56]が認知科学的側面から行われており，Husserlを「認知心理学と人工知能の父祖」とDreyfus[7]がいうのも歴史の皮肉といえよう。そのような観点から，人工知能の限界設定と狂気への境界侵犯の禁則に対して精神病理学は十分に貢献する可能性を有しているのではないだろうか。

II　出版媒体の動き

　ドイツ語圏で従来より精神病理学関連の論文が掲載される雑誌で代表的なものをあげるなら，Nervenarzt, Fortschritt für Neurologie・Psychiatrie, Schweizer

Archiv für Neurologie und Psychiatrie, Zentralblatt für Neurologie und Psychiatrie, Zeitschrift für Psychiatrie, Psychologie und Psychotherapie, Daseinsanalyse, Psychopathology などであろうか．これらの雑誌ではいまだに精神病理関係の論文が散見されるが，しかし近年ますます生物学的精神医学ないしは計量的精神医学の台頭によりそれらの論文が多くを占めるようになってきているのは，昨今の日本の精神医学雑誌の潮流とそう変わらない．

　結論的にいえば，従来の精神病理学の流れが小さいながらも依然として存在しつつ，その隣接・境界領域との連携によって新たな精神病理学の世界が広がっており，そのことは時代思潮の必然的変化ととらえることができよう．

　ドイツにおける従来の精神病理学の退潮を印象づける象徴的な出来事を，精神医学の中から2つあげてみよう．1つは，雑誌 Zeitschrift für Klinische Psychologie, Psychopathologie und Psychotherapie が44巻 (1996) 第1号より雑誌名の精神病理学の部分を精神医学 Psychiatrie へと換えたことである．その理由がEditorial[8]において2点あげられている．第一に，過去において精神病理学研究は今日の精神医学的思考の本質的基礎を形成したが，現代においてはそれ以外の研究分野，たとえば，生物学的，社会学的，心理学的，精神薬理学的等々の研究分野が精神医学のフロントを形成している，だからこそその分野の研究領域をも取り込んでさらなる読者拡大をするために．第二には，今まで別々に研究し実践されてきた精神医学，精神療法，心身医学と臨床心理に共通の舞台を提供し，生物学的精神医学的関心方向と精神療法／心身医学的ならびに臨床心理学的思考方法との間の架け橋となるために．このことは，精神病理学はその固有の領域に閉じこもるべきなのではなくて，その関連領域との連携なくしてはその存在基盤を失ってしまうという警鐘として受け止めることができよう．

　より重要な2つ目の出来事は，雑誌 Fundamenta Psychiatrica の創刊 (1987) と12年後のその終刊 (1999) である．創刊の辞[42]において，以下のような抱負が語られた．「ドイツ語圏には多数の精神医学雑誌が発行されていながら精神医学の基礎学を目指す専門誌がないため，ユニークではあったがすでに廃刊となってしまった雑誌 Confinia Psychiatrica の精神を継承しつつ，診断学，精神療法，リハビリテーション学の成果も取り入れて，さらに哲学，心理学，行

動科学，社会学，法学，神経生物学そして物理学などの知をも包含した斯学の現代的な基礎研究の発表の場を提供したい」．編集委員長は Lungershausen (Erlangen)，編集委員はその後多少の入れ替わりがあるが，当初は，Barocka (Erlangen)，Berner (Wien)，Blankenburg (Marburg)，Buchkremer (Tübingen)，Häfner (Mannheim)，Heimann (Tübingen)，Hippius (München)，Höffe (Tübingen)，Huber (Bonn)，Lauter (München)，Peters (Köln)，Schwemmer (Düsseldorf)，Zippelius (Erlangen) から構成されており，まさに当時におけるドイツ語圏の代表的精神病理学者を広く結集していたことがわかるであろう．事実，各号はほとんど精神病理学関連の論文で占められていた．しかし第13巻（1999）第1号で Lungershausen がすでに高齢でありまた次世代が十分に育っていることを理由に編集委員長から降りることが伝えられたが，さらに第4号で Joraschky[32] は「現代の精神科医は，高度に効率的有機体構造 hocheffiziente Organisationsstruktur における問題解決戦略の調停者たらんとしているが，しかし21世紀においてもこの雑誌の立場はいささかもゆるぎないであろう」と述べつつ，突然の終刊が告げられた．この13年にわたって掲載された諸論文は注目に値するものが多く，目次に一度目を通されることをお勧めする．

さてドイツ精神医学界の動向を包括的に知りえるのに便利な総説的論文集として，Psychatrie der Gegenwart（Springer Verlag）のシリーズをあげることができよう．これはほぼ10年おきに刊行されており，初回の第1版は1960年から，第2版は1972年から刊行されたが，先回の第3版は全9巻（1986-1989）で，そして今回第4版[27]は全6巻（1999-2000）で刊行された．その内容は，第1巻が「精神医学の基礎」，以下，第2巻「精神医学概論」，第3巻「特殊な人生／生活状況の精神医学」，第4巻「身体疾患における心的障害」，第5巻「統合失調症性障害と感情障害」，第6巻「体験障害と行動障害，依存と自殺」から構成されている．精神病理学関係の寄稿をあげるなら，第1巻で Mundt と Spitzer よる「今日の精神医学」[46]，Emrich と Schiefenhövel による「精神医学の基礎学としての哲学的人間学」[10]，Kraus による「現象学的人間学的精神医学」[38]，第5巻で Fuchs による「妄想病」[15] などがある．

Ⅲ 精神病理学の存在意義

　現代の精神医学は，膨大な神経生物化学的かつ統計疫学的研究の奔流にさらされている。そこにおいて用いられる手法は，生物科学的研究，あるいはIDC-10やDSM-Ⅳによる共通の診断基準と分類，その確定のための構造化面接，それらに基づく標準化されたアルゴリズム的治療法などである。このような自然科学的・技術志向的研究においては，研究方法の妥当性の確立と研究対象の操作化が必須であり，そのために純粋に計量統計的実験的経験的手法が全盛を極めている。そのような潮流の中で，精神病理学，とりわけ「現象学的人間学的」と形容されるようなそれは，過去の精神医学史の非常に刺激的で印象的な一章を成してはいても，もはや重要でさえなく，時宜に即さず，最悪の場合は認識の進歩を妨げるものとさえなっているのではないのか，たとえ今でもなお過去の模倣的な亜流の研究は可能であるとしても，という疑問が存在する。それに対してSchmidt-Degenhard[64]は，Kiskerを引用しながら，患者それ自身の生き方に即した知を追求する限りにおいて，理論的にも方法論的にも上記精神医学の主流とは異なった独自の伝統を持つ間主観的手法による精神病理学の現在における存在意義を今もなお主張した。彼によれば，日々これ新たにさまざまな患者自身へそしてその存在構造へと問いかけることで，われわれはそこから認識論的妥当性を帯びた有意義で豊穣な答えを今でも受け取ることができるのであり，それによって研究と治療における創造性が刺激され続けている。だからこそ，いまだにドイツ精神病理学の系譜は続いているという。しかしながらこのような論考自体，以下に述べるように，現代精神医学の潮流に対する，精神病理学側からの一種の危機意識の表明に他ならない。

　精神病理学は，臨床的症状学的経験次元と哲学的認識論的次元との間を架橋し，人間の存在構造の理解により接近をはかろうとするものである[69, 79]。その意味で，現象学的人間学的研究であろうと分析哲学的研究であろうと，それらは記述精神病理学的経験と臨床精神医学への回付を絶えず必要としている。しかもBlankenburg[5]が言っているように，精神医学はいつも事実と価値にかかわり，人間に対する尺度の問題一般は，われわれの医学的行為の

倫理的基礎づけにとっても中心的重要性を持っている．ちなみにSchimidt-Degenhard[64]は，精神病理学が「存在に即していること Seinsgemäβheit」のおかげで，それ以外の研究方向に比してより高い倫理的基礎づけを有していると主張している．

　Huber[28, 29]およびGross[19]もまた，1960年代以降の精神病理学とそれに基礎づけられた臨床精神医学からはもはや新しい知見は得られないのではないかという疑念に反論しつつ，むしろそれらの能力が継承されなくなってきていることについての危惧を表明している．その論拠の一つは，精神病理学的認識能力は，臨床的に不可欠な資質であるという点である．なぜなら，精神疾患の診断は病態認識的 pathognomonisch な意味で身体的所見を欠いており，だから精神病理学的所見によってしか可能とならないから．さらには，患者の体験それ自体を理解するにあたって精神病理学の言語を用いてこそ，苦しい内的体験が適切に記述されていることが患者自身によって認められるからであり，そのことによってまた治療への道も切り拓かれることになる．このように精神病理学は，臨床精神医学的診断学の基礎であり，またその合理的治療の本質的前提を成している．だから精神病理学的能力は，精神科臨床における不可欠の能力であり，しかも長年にわたるインテンシィブな患者とのかかわりにおいてしか獲得されない能力でありながら，最近の精神科医養成コースではそれがほとんど要求されていない現状がドイツにおいても憂慮されている．Huberは，Jaspersに従って臨床精神病理学は現象学的態度を前提としているとし，それはもともと持っているものではなくて「批判的ないつも先入見を克服する新たな作業による苦労を払ってしか得られないものである」と主張した．そして患者の傍らにじっくりと腰を据えてとどまる努力によってのみ得られるものが，Bleulerのいう「論文を書くか，さもなくば滅びるかpublish or perish」の風潮の中で，失われつつあることを危惧している．

Ⅳ　健康生成 Salutogenese 研究と質的研究

　精神医学的病因研究の対極として，健康因研究が近年展開されてきたが，その基本概念はAntonovsky[2, 3)]による造語である健康生成 salutogenesis（Salutogenese）に由来する。これは，「病気の原因は何か，どうすればその原因を取り除くことができるか」を問う従来のPathogenese（病気生成，病因論，病原論）研究とは対比的に，「特定の人たちは，多くのリスクファクターやストレッサーにさらされながらなぜ病気にならず，あるいは重病から回復したり，再発を免れたりするのだろうか」という問いから出発している。劣悪な環境でも健康を保つ人がいるのみならず，通常の人間生活においてさえ無数の病原因子が存在している。しかも，それらの撲滅が不可能でありながら，まがりなりにも「健康が保たれていること」への驚きであり，それこそがむしろ解明されるべき現象ということになる。だから，健康生成研究は，健康になること・健康にとどまり続けることのメカニズムの解明にかかわっており，結局は「精神障害にならないこと」にも関係している。これは従来の消極的健康観「健康は病気の不在である」ことに対するアンチ・テーゼであり，むしろ健康状態は身体的次元のみならず心理的・社会的・スピリチュアルな次元からもとらえられるべき健康の多元性にあり，日常的な健康への自助的役割の再発見である。このような研究に対しては，従来から使用されて「科学的」とされてきた数学的統計学的手法を用いた定量的研究では不十分ないしは不適切であり，むしろ個人および集団の間主観的な意味連関や生活史的プロセスあるいは未知の社会心理的事象の解明をするためには，質的方法[17)]が不可欠となる。だから，あらかじめ設定された質問ではなくて，オープンな質問をすることで質的データを得ることが不可避となる。このような質的研究に基づいていち早く Salutogenese の観点[50)]から癌の自然治癒研究に取り組んだ小田[49)]によれば，ドイツですでに「精神病の慢性化」[48)]などの精神医学的問題がこの観点から研究されているという。Antonovsky は，さらに健康生成の鍵として，理解可能性，処理可能性と有意味性の3つの項目から構成される全人格的傾向性であるコヒアランス感 sense of coherence 仮説を提唱し，それを実証した[3)]が，現在それに触発された Leben（人生／生

活）の質に関する多くの精神医学的研究が行われている[21]。

Ⅴ　EBMと操作的診断システムへの評価と批判

　Saß[60]は，現代分類マニュアルは生物学的精神医学が精神病理学を道具化Instrumetarisierungしたものであり，それにより「純粋精神病理学」[30]の喪失と，精神活動の機能的かつ構造的連関における秩序的思考の喪失をもたらしたと批判している。実際，臨床的明証性から引き出された考えを等閑視することは，概念の貧困化へ，精神病理学の重要な基本的領域を排除することへと導くことにしかならない。

　ICD-10とDSM-Ⅳの臨床現場への導入は，ドイツ語圏における操作的診断システムをめぐる論争に再び火をつけてしまった[20]。SpitzerとFleiss[73]は，1974年に精神病理学的分類研究の究極的研究目標は妥当性と信頼性であるが，信頼性が妥当性よりも優先されることを示した。もちろん信頼性は，なんら妥当性を保証するものではないが，しかしそれを限定づけている。それに基づいて各種障害についての信頼性研究が行われてきた。それによってパーソナリティ障害，アルツハイマー型認知症，薬物依存やうつ病などの診断システムの信頼性が吟味され，信頼性を評価する研究が行われている。

　症状チェックリストから始まり質問設定の文言に至るまでの診断の言葉が前もって与えられている標準化された操作的診断システムによって多くのものが得られるにもかかわらず，しかしそのシステムに本来的に内在する矛盾に対して多くの疑問が発せられてきた。これは，EBM（evidence-based medicine）[4,26]のもたらした多くの成果を受容しつつ，その建設的批判にも呼応するものでもある。たとえば構造化面接は，患者の利害と患者−治療者関係への侵害についての問題ともかかわっている。具体的には，患者と治療者との間の自由な相互作用による解釈的行為の中から得られる精神療法的診断の可能性が，あらかじめ一次的に排除されている。しかしながら，構造化面接においてさえも，その指定された操作手順に従って作業しそれによる結論を得たとしても，それを超えた次元で利用者（術者）には被検者との間の

個人的経験を通して，標準化作業の剰余として何らかの直感的な認知が伴われる。それを対象化し言語化しないままでいるとしたら，盥から赤ん坊を流してしまうような損失となるのではないだろうか。臨床的明証性から引き出された考えを等閑視することは，観念における貧困化へと導くことにしかならないであろう。

　DSM-Ⅳの冒頭にうたわれているように，成因を問わないとする操作的診断基準によって（しかしながらストレス関連障害において成因的観点が必須であることで構成矛盾を起こしているのだが），複数の障害が同定されうる。この場合，それらの障害のヒエラルキーが考慮されないがゆえにコモービディティ[6]が想定される。それによってうつ病と統合失調症の共存さえも理論的には可能となり，統合失調症後抑うつという概念さえも導入されてしまったという批判に至る。Steinertら[74]は，境界性パーソナリティ障害と統合失調症の関連でDSMとICDによっては，適切な診断学的分類が困難であることを論じている。

　他方，Rupprechtら[59]は，幻覚妄想状態を呈する統合失調症とパニック障害が合併している一症例を呈示し，前者が抗精神病薬によって，後者が抗うつ薬と認知行動療法によって良い結果を得たことを報告し，前者の症状によって後者が見逃されがちであり，きめ細かい治療的対応が必要であることに注意を促している。従来から精神病における神経症症状は，精神病の下位症状として包含されるのが常であったが，彼らは注意深くコモービディティという用語の使用は避けて，両者の偶然の一致Koinzidenzとして議論している。

　同様の問題は，うつ病圏の議論にも起きている。うつ病カテゴリーを神経症性（反応性）から内因性へと質的に細分化することは，定量的段階づけが困難であるがゆえに断念されたが，それによって失われたものも大きい。そのために従来のドイツ精神医学の成果（たとえば，Tellenbachのメランコリー親和型 Typus melancholicus などの概念）を断念することなく，ICD-10やDSM-Ⅳの中へ持ち込もうとするさまざまな精神病理学派の動きがあり，それはZerssenら[83]のような統計的研究によって代表される。

VI 妄　　想

妄想については論じ尽くされた感があるなかで，妄想の精神療法についてはMundt[45]が，妄想の了解可能性についてはJanzarik[31]が論じているが，新たな観点から妄想をとらえたのはSigmund[68]であった。彼は，妄想を直感Intuitionとの関連で考察している。その中で，妄想の一次近似として「妄想とは法外な主観的認識である」と規定し，認識は，理性的認識と直感的認識の緊張野において成立するとした。そして直感的認識とは，本質感覚Wesensempfindungにほかならず，偶然Zufallと疑いZweifelは，理性的認識には含まれるが，直感的認識には含まれないことを論じた。だから本質感覚は，あるか／ないかの二者択一性しかないことになる。この意味で妄想は，この本質感覚の特徴をすべて満たしていながら，しかし妥当な認識とは見なされない。しかも妄想野においてはすべてが，自己関係性を，つまり「それはお前の問題だtua res agitur」という特徴を帯びてくる。それは妄想が，もっとも純粋な直感ではなくて，逆に直感的な認識システムの脱抑制Enthemmungとその現勢化Akutualisierungに由来する障害の表現だからである。これにより従来はあまり結びつけて論じられることが少なかった，妄想気分，関係念慮，意味体験，妄想着想と妄想知覚などが，直感的認識という概念のもとで統一的に理解されることになるという。

以前に感情障害に対して役割論的解明を行ったKraus[37]は，統合失調症者における技術妄想technical delusionを論じた。ここでの技術妄想とは，たとえば，レーザー，レーダー，電波や光線のような物理的手段によって他者の心身に影響を及ぼすことができると同時に，自分もまたそれによって他者から影響を被るという双方向性の（被）影響体験をいっている。このような妄想に対応する原体験は，根本的には他者の共感的理解を得ることができないために，つまりSchneider[66]によればnegative Psychologieによってしか記述できないので，患者に体験されながら正常体験に欠けているものを登録するために，そしてわれわれにアクセスできるようにするために，患者によって技術的メタファーが使われるという。だから技術妄想とは，それ以外では秩序づけられない病的経験を「正常化」するための仮想的現実の創造として

の思考パターンであると解釈される。しかもその場合，思惟するもの res cogitans は，まるで延長するもの res extensa として物質的対象のように物理的手段によって到達可能であり操作可能な対象となる。ここでは，本来は社会的に結びついているべきコモンセンスが失われた世界が，想像 imagination によって置き換えられ，ないしは補われている。同様のことを Schmidt-Degenhard[62] も，オネイロイド体験に関する彼の研究で述べている。そこで彼は，妄想と幻覚をカテゴリー的に分離するのとは反対に，一つの移行系列，つまり両現象の連続体が存在すると考えた。するとその連続体の一端には，想像的なものがまったく表象的に形成された形態があり，もう一端には想像的なものがまったく具体的イメージ的に形成された形態があることになる。そして後者の典型例としてオネイロイド型の空想的体験関連があるという。

　一般的に妄想は，他者との失敗した出会いの代用品 Surrogat ととらえられるが，それを疑問に付す可能性を絶えず排除しつつ成立している。妄想者は，他者とパースペクティブを交換することを拒絶し，自らの内的葛藤を相手に投影することでその顧慮を免れ，極度な自己中心性を獲得する。それによって誤認された外界の観察や他者からの脅威が，中立的第三者の立場の受け入れと妄想的自己関係づけを特徴とするパースペクティブの廃棄を不可能にすることを，Fuchs[12] は，カフカの小説から論じた。Wulff[82] は，統合失調症体験に対する了解可能性から妄想の意味論理を論じたモノグラフを出している。

VII　雑　記

　時代の展開と生命科学の進歩は，従来からの問題に新たな光を当て，さらに新たな問題群を提起してきた。そのすべてを尽くすことは困難であるが，以下にいくつかのテーマを提示しよう。

　神経科学の新たな展開とともに神経倫理 Neuroethik と呼ばれる新たな領域が開拓されつつあるが，Strasser[75] や Northoff[47] らを参照されたい。Schäfer[61] は，精神医学がその学の性格上，必然的に法則定立的 nomothetisch 方法と固有記述的 ideographisch 方法の創造的緊張の中で営まれなければな

らないことを論じている。精神医学における自由の問題や意志概念は，古くて新しいテーマであるが，Lungershausen[43]とLaser[40]を参照されたい。興味深いテーマとしてFuchs[13]は臨死体験の現象学を，Lempp[41]は系統発生的退行と個体発生的退行という観点から統合失調症と境界性人格構造を，Glatzel[18]は詐病を精神病理学的観点から論じている。Wölk[81]は，われわれがどのような患者を「統合失調症」と呼ぶのかを論じ，現在までの診断基準は暫定的協約に過ぎないのであるから，診断に当たってその狭い概念適用の有効性と有用性を主張している。また宗教との関連の議論では，Heinrich[25]やKlosinski[36]らを参照されたい。

インターネットの普及は，新たな精神医学的問題を引き起こすと同時にその可能性をも開いた[24]。たとえば，プラスの面ではそれを利用したサイバー療法の可能性が，マイナスの面ではそれを利用した新たな自殺への道[11]などが開かれ，また妄想の新たなテーマ[57]が展開されている。またインターネット空間における擬似人格の病理現象[77]も知られており，ラジオやテレビの出現時に起きた以上にサイバースペースを舞台とした新たな精神医学的問題[67]が起きている。その他さまざまな問題が残されたが，Mundtらの総説[46]が概観を与えてくれるであろう。

VIII 岡一太郎(かずたろう)の論考

最後に近年精力的にドイツ語で論文を発表している岡一太郎の論考に[51〜55]注目したい。彼は，最初にドイツの社会恐怖症者と近年ドイツでも話題になっている日本の対人恐怖症者[80]の眼差し体験の差違に注目し，議論を羞恥との関連で比較文化精神医学的考察から出発させた[51]。彼がドイツで診た症例は，どれも被注察感に悩んでいながら，しかしまた自分が誰かに眼差されているときには，逆に相手が眼をそらせるまで凝視し続けることで，相手に気まずい思いや羞恥心を引き起こし，当惑させ赤面さえ引き起こさせることに，たとえ良心の呵責を多少感じたとしても，最大の満足感と達成感を感じていた。ある患者は「攻撃こそ最大の防御である」と述べた。他方，対人恐

11. ドイツ語圏における精神病理学の最近の動向について   247

怖症では，相手を眼差そうにも「間 Zwischen の悪さ」を感じて，恥ずかしく固まってしまい，ドイツの社会恐怖症者のような相手に対する攻撃的眼差しを肯定的に自らに受け入れることはできない。視線恐怖は，自分の眼差しが相手を傷つけてしまうことからの逃走であるという視点からすれば，上記の良心の呵責も，対人恐怖者が相手を眼差すことが困難であることも，罪責感に裏づけられた一種の利他的態度の現れと見ることができる。しかし，ドイツの社会恐怖症は，モナド的主体である個人を指向し，日本の対人恐怖症では「間」を志向している点に大きな違いがあるという。

　そこで岡は，両者における，利他的不安に注目した[52]。ここで利他的不安とは，他者の選択を不可避的に危険にさらすことに負い目があること Schuldigsein をいう。これに関して，従来の研究は誰に Wem 負い目があるのかという契機について論じられてきたが，何によってか Wodurch という契機は，いまだ十分に論じられてきていないことに注目した。対人恐怖では，たとえば相手に不快を感じさせないように意図的（随意的）に振る舞おうとして，逆に本来の自然な（だから不随意な）表出行動を失っている。自然な身体的表出は，自生的につまり非意図的にしか生み出されないものである。だから対人恐怖において何によって負い目があるかということは，本来の自生性とそれによる自然さを失っている不随意的なコミュニケーションの障害に帰せられる。他方，社会恐怖症のそれでは，同僚や治療者に負担をかけてしまうのではという随意的コミュニケーションの障害に帰される。両者の比較から，「随意的行為／する Tun」と「不随意的生成／なる Werden」との人間学的（不）均衡における文化的差違を，「自然（しぜん／じねん）」と Natur の概念の相違に関連づけて論じた。

　さらに岡は，先の論文で示された生成／なる Werden の考察をさらに推し進めた[53]。すでに Zutt[84] が，Werden 生成と Tun 行為との違いを精神病理学的に詳細に論じている。しかし Zutt の意味での「生成」は，身体的社会的時間的側面において日本の「なる」とは異なることを示し，自生的ではあるが不随意な表出行為の障害としての生成の不安である対人恐怖と，行為への不安である社会恐怖を対置させた。その両者の違いを，「自然」と Natur および「なる」と Werden の概念的差違によって説明し，精神病理学的概念の適用可

能性を論じている。

　岡はさらに，Werden の考察を強迫の精神病理学的解明へと向けた[54]。古典的な意志心理学的観点から，脳器質障害者と強迫症患者を対比的に論じ，意図的行為を前者はできず後者はできるのに，他方，自生的習慣的行為を，前者は遂行可能でありながら，後者はそれができず，本来意図的ではないはずの習慣的行為に完全なる意図を持ち込もうとする現象に着目した。そこから前者では，アクチュアルな状況から意図せずに生じてくる現在に関係づけられた習慣行為に束縛されていることが問題であり，後者では習慣行為からの疎隔 Entfremdung が問題となっていることを，さらに習慣的行為の自発性は生成 Werden 概念において表現されることを示した。

　脳器質障害者との対比を離人症者に広げ，岡は，前者では事態を直接的現前においてうまく把握できているのに抽象的な一般概念の使用においては支障をきたしていることを示し，それと逆の事態が，後者に起きていることに注目した[55]。実際，離人症では，眼前の対象を普遍的な陳述によって表現することはできても，そこで生成しているはずのアクチュアルで生き生きとした接触においては挫折している。すべての事物は，固有名的な他ならないこのもの性 Das Diese とそれに代表される普遍性 Das Allgemeine の両義性を有している。しかし，日常生活における呼名行為では，そのつどどちらかを意識して会話されることはない。脳器質障害では，この差違が病理的現象として前景化し，普遍性（普通名詞）の運用に支障をきたすが，このもの性は損なわれていない。他方，離人症では，普遍性に関する正しい認識にもかかわらず，対象の直接的現前に対するこのもの性の把握に挫折しており，ある意味において「普遍性の霧」に閉じ込められている。この，このもの性は，いま現在の私的な Subjekt（主体／主観）に結びついており，自分の感覚的な直接体験においてのみ現れるのであるからこそ，このもの性の挫折は主体のそれに結びついていることになるという。

おわりに

　以上の解説は1990年前後から今日までのおもにドイツ語圏の精神病理学をめぐる動向について記したものである。文献を渉猟すれば次から次へと際限もなく，ここで筆を置くことにしたが，これはあくまでも筆者から見た情景であり，視点を変えればまた別の像が浮かび上がってくるであろう。しかしながら明らかに間違っている点，あるいは重大な見落としがあった場合には読者からのご教示をお願いしたい。また「今日のドイツ精神医学」に関しては，雑誌「精神科診断学」で2号続けて特集[34, 35]が組まれているので，そちらも参照いただきたい。

文　献

1) Angst J : Manfred Eugen Bleuler (1903-1994). Nervenarzt 67 ; 1-2, 1996.
2) Antonovsky A : Health, Stress and Coping. Jossey-Bass, San Francisco, 1979.
3) Antonovsky A : Unraveling the Mystery of health : How people Manage Stress and Stay Well, Jossey-Bass, San Francisco, 1987. （山崎喜比古, 吉井清子監訳：健康の謎を解く――ストレス対処と健康保持のメカニズム. 有信堂, 2001.）
4) Berner MM, Rüther A, Stieglitz R-D et al : Das Konzept der "Evidence-based Medicine" in der Psychiatrie. Ein Weg zu einer rationaleren Pschiatrie? Nervenarzt 71 ; 173-180, 2000.
5) Blankenburg W : Anthropologisch orientierte Psychiatrie. In : Peters UH (Hrsg.) Ergebnisse für die Medizin, Teil 2 : Psychiatrie (Die Psychologie des 20. Jahrhunderts, Bd. X, S.182-197), Kindler, Zürich, 1980.
6) Brieger P, Marmeros A : Komorbidität bei psychiatrischen Krankheiten. Einige theoretische Überlegungen. Nervenarzt, 71 ; 525-534, 2000.
7) Dreyfus HL (Ed. with Hall H.): Husserl, Intentionality and cognitive science. The MIT Press, Cambridge/MA, 1982.

8) Editorial : Zf Klin. Psych Psychiat Psychother 44 ; 1, 1996.
9) Emrich HM : In memoriam Karl-Perter Kisker. Nervenarzt, 69 ; 1023-1024, 1998.
10) Emrich HM, Schiefenhövel W : Philosophische Anthoropologie als Grundlagenwissenschaft der Psychiatrie. In 27) Bd.1: Grundlagen der Psychiatrie. Kapitel 20. S.557-575, 1999.
11) Forsthoff A, Hummel B, Möller H-J et al : Suizidalität und Internet. Gefahren durch neue Medien. Nervenarzt 77 ; 343-345, 2005.
12) Fuchs Th : Die Welt als Innenraum. Kafkas "Bau" als Paradigma paranoider Räumlichkeit. Nervenarzt 65 ; 470-477, 1994.
13) Fuchs, Th.: Außerkörperliche Erfahrungen bei Reaminaiton. Zur Phänomenologie und Ätiologie der Nahtodeserlebnisse. Fundamenta Psychiatrica, 10 ; 100-107, 1996.
14) Fuchs Th : Psychopathologie von Leib und Raum. Phänomenologisch-empirische Untersuchungen zu depressiven und paranoiden Erkrankungen. Steinkopff, Darmstadt, 2000.
15) Fuchs Th : Wahnkrankheiten. In 27) Bd.5 : Schzophrene und affektive Störungen. Kapitel 27. S.597-617, 2000.
16) Fuchs Th : Zeit-Diagnosen. Philosophisch-psychiatrische Essays. Die Graue Edition, Kusterdingen, 2002.
17) Gaebel, W. : Qualitätssicherung in der Psychiatrie. Konzept -Methodik- Durchführung. Nervenarzt 66 ; 481-493, 1995.
18) Glatzel J : Über Simulation oder: Von den Grenzen empirischer Psychopathologie. Fundamenta Psychiatrica 12 ; 58-65, 1998.
19) Gross G, Huber G : Do we still need psychopathology, and if so, which psychopathology? Neurol. Psychiatry Brain Res 1 ; 194-200, 1993.
20) Gross G, Huber G, Saß H : Moderne psychiatrischer Klassifikationssysteme. Implikationen für Diagnose und Therapie, Forschung und Praxis. Schattauer, Stuttgart, 1997.
21) Gunzelmann T, Schmucher J, Brähler E : Das Kohärenzgefühl bei älteren Menschen : Zusammenhänge mit der subjektiven Gesundheit und körperlichen Beschwerden. Z. f. Klin Psych Psychiat Psychother 48 ; 245-265, 2000.
22) Häfner H : Caspar Kulenkampff (1922-2002). Nervenarzt, 73 : 1105-1106, 2002.
23) 堀有伸，津田均：学会印象記　9th International Conference on Philosophy, Psychiatry and Psychology. 臨床精神病理, 27 : 156-

159, 2006.
24) Hegerl U, Bussfeld P : Psychiatrie und Internet : Möglichikeiten, Risiken, Perspektiven. Nervenarzt 73 ; 90-95, 2002.
25) Heinrich K : Religiöse Erlebnisweisen in psychiatrischer Sicht. Z. f. Klin. Psych. Psychiat. Psychother 45 ; 145-156, 1997.
26) Helmchen H : Evidenz der Evidenz-basierten Medizin? Nervenarzt, 73 ; 1-3, 2002.
27) Helmchen H, Henn F, Lauter H(Hrsg.): Psychiatrie der Gegenwart. 6 Bde. Springer, Berlin, 1999/2000.
28) Huber G : Ist Psychopathologie für die Therapie der Schizophrenie noch von Bedeutung? Fortschr. Neurol. Psychiat 69 Sonderheft 2 ; 86-91, 2001.
29) Huber G : Psychopathologie – eine versiegende Quelle? Ein kritischer Kommentar. Fortschr Neurol Psychiat 70 ; 393-402, 2002.
30) Janzarik W : Strukturdynamische Grundlagen der Psychiatrie. Enke, Stuttgart, 1988. (岩井一正, 古城慶子, 西村勝治訳：精神医学の構造力動的基礎. 学樹書院, 1996.)
31) Janzarik W : Wie ist Wahn noch psychopathologsichen Verständnis möglich? Nervnarzt 70 ; 981-986, 1999.
32) Joraschky P : Editorial. Fundamenta Psychiatrica 13 ; 153, 1999.
33) Kasper S : Nachruf Professor Viktor E Frankl. Nervenarzt 70 ; 81-82, 1999.
34) 季刊　精神科診断学. 特集　今日のドイツ精神医学, Vol.5, No.4(通巻20), 1994.
35) 季刊　精神科診断学. 特集　今日のドイツ精神医学・続, Vol.6, No.1 (通巻21), 1995.
36) Klosinski G : Religion in der Psychiatrie. Fundamenta Psychiatrica, 10 ; 23-29, 1996.
37) Kraus A : Phenomenology of the Technical Delusion in Schizophrenics. J Phenomenol Psychol 25 ; 51-69, 1994.
38) Kraus A : Phänomenologisch-anthropologische Psychiatrie. In 27) Bd.1: Grundlagen der Psychiatrie. Kapitel 21. S.577-603, 1999.
39) Kraus A : Nachruf. Wolfgang Blankenburg(1928 bis 2002). Nervenarzt 74 ; 1030-1031, 2003.
40) Laser M : Zum Willensbegriff in der Psychiatrie. Fundamenta Psychiatrica 6 ; 174-179, 1992.
41) Lempp R : Die ontogenetische und die phylogenetische Regression

als psychopathogenetisches Prinzip. Fundamenta Psychiatrica 10 ; 144-147, 1996.
42) Lungershausen E : Zum Gleit. Fundamenta Psychiatrica 1 ; 1-3, 1987.
43) Lungershausen E : Der Begriff der Freiheit in der Psychiatrie. Fundamenta Psychiatrica 5 ; 47-51, 1991.
44) Mundt Ch : In memoriam Hubertus Tellenbach. Nervenarzt 66 ; 1-2, 1995.
45) Mundt Ch : Zur Psychotherapie des Wahns. Nervenarzt 67 ; 515-523, 1996.
46) Mundt Ch, Spitzer M : Psychopathologie heute. In 27) Bd.1: Grundlagen der Psychiatrie. Kapitel 1. S.3-44, 1999.
47) Northoff G, Witzel J, Bogerts B : Was ist "Neuroethik" – eine Disziplin der Zukunft? Nervenarzt 77 ; 5-11, 2006.
48) 小田博志：ドイツ語圏における質的健康研究の現状．日本保健医療行動科学会年報 14 ; 223-239, 1999.
49) Oda H : Spontanremissionen bei Krebserkrankungen aus der Sicht des Erlebenden. Beltz, Weinheim, 2001.
50) 小田博志：Salutogenesis と 意味に 基づく 医療．Comprehensive Medicine 7 ; 84-91, 2006.
51) Oka K : Eine traskulturelle Studie zum Blickerleben. Vergleich zwischen der sozialen Phobie und dem Tai-jin-kyofu. Frotschr Neurol Psychiat 68 ; 468-474, 2000.
52) Oka K : Eine transkulturelle Studie zur altruistischen Angst. Vergleich zwischen der sozialen Phobie und dem Tai-jin-kyofu. Frotschr Neurol Psychiat 69 ; 417-422, 2001.
53) Oka K : Die Bedeutung von "Werden". Unterschiede in der Sicht der japanischen Psychopathologie im Vergleich zur deutschsprachigen. Nervenarzt 74 ; 30-34, 2003.
54) Oka K : Ein Beitrag zur Psychopathologie des Zwangs. Nervenarzt 75 ; 58-62, 2004.
55) Oka K : Zur Psychopathologie der Depersonalization. Nervenarzt 77 ; 823-829, 2006.
56) 岡田光弘：フッサールのフォーマルオントロジーとその影響．人工知能学会誌 17 ; 335-344, 2002.
57) Podoll K, Habermeyer E, Nöller B et al : Internet als Wahnthema bei paranoider Schizophrenie. Nervenarzt 71 ; 912-914, 2000.
58) Reuster T : In memoriam : Wolfgang Blankenburg. Forschr Neurol

Psychiatr 72 ; 58-59, 2004.
59) Rupprecht R, Ströhle A : Koinzidenz von schizophrener Psychose und Panikstörung mit Agoraphobie. Nervenarzt 70 ; 265-268, 1999.
60) Saβ H : Zur Problematik der operationalen Diagnostik in der Psychiatrie. S.149-156, In : Dilling H, Schulte-Markwort E, Freyberger HJ (Hrsg.) Von der ICD-9 zu der ICD-10. Neue Ansätze der Diagnostik psychischer Störungen in der Psychiatrie, Psychosomatik und Kinder- und Jugendpsychiatrie. Huber, Bern, 1994.
61) Schäfer ML : Die Psychiatrie im Spannungsfeld zwischen nomothetischer und idiographischer Methodik. Ein Beitrag zur psychiatrischen Epistemologie. Fundamenta Psychiatrica 9 ; 106-114, 1995.
62) Schmidt-Degenhard M : Die oneiriode Erlebnisform. Zur Problemgeschichte und Psychopathologie des Erlebens fiktiver Wirklichkeiten. Springer, Berlin, 1992.
63) Schmidt-Degenhard M : Die oneiroide Erlebnisform. Springer, Berlin, 1997.
64) Schmidt-Degenhard M : Zur Standortsbestimmung einer anthropologischen Psychiatrie. Forschr Neurol Psychiatr 65 ; 435-480. 1997.
65) Schmidt-Degenhard M, Feldmann H : Nachruf. Hemmo Müller-Suur (1911-2001). Nervenarzt 73 ; 694-695, 2002.
66) Schneider K : Notiz über Ichstörungen und Entfremdungen. Fortschr Neurol Psychiat 17 ; 343-347, 1949.
67) Seemann M, Soyka M : Übertragung im Internet. Anwendungsmöglichkeiten und Risiken des Internet für die Psychiatrie. Fortschr Neurol Psychiat, 66; 483-486, 1998.
68) Sigmund D : Wahn und Intuition. Nervenarzt 69 ; 390-400, 1998.
69) Spitzer M : Philosophie und Psychopathologie. Fundamenta Psychiatrica 5 ; 40-46, 1991.
70) Spitzer M : Assoziative Netzwerke, formale Denkstörugen und Schizophrenie. Zur experimentellen Psychopathologie sprachabhängiger Denkprozesse. Nervenarzt 64 ; 147-159, 1993.
71) Spitzer M : Geist im Netz. Modelle für Lernen, Denken und Handeln. Spektrum Akademischer Verlag, Heidelberg, 1996.（村井俊哉，山岸洋訳：脳　回路網のなかの精神――ニューラルネット

が描く地図. 新曜社, 2001.)
72) Spitzer M : Neuronale Netzwerke und Psychopathologie. Nervenarzt 68 ; 21-37, 1997.
73) Spitzer RL, Fleiss JR : A re-analysis of the reliability of psychiatric diagnosis. Br J Psychiatry 125 ; 341-347, 1974.
74) Steinert T, und Schmidt-Michel P-O : Borderlinestörung und Schizophrenie. Nervenarzt 66 ; 858-863, 1995.
75) Strasser P : Ist die Ethik der Psychiatrie eine Bioethik? Z. f. Klin. Psych Psychiat Psychother 46 ; 93-104, 1998.
76) 10th International Conference on Philosophy, Psychiatry and Psychology : http:/www.ppp2007.co.za/
77) te Wildt BT, Kowalewski E, Meibeyer F et al : Identität und Dissoziation im Cyberspace. Kasuistik einer dissoziativen Identitätsstörung im Zusammenhang mit einem Internet-Rollenspiel. Nervenarzt 7 ; 81-84, 2006.
78) 渡邉俊之：私信.
79) Wienbruch U : Die philosophische Gurndlage der Psychopathologie. Fortschr Neurol Psychiatr 64 ; 375-381, 1996.
80) Wolfrad U : Taijin Kyofusho － Eine japanisches Konzept zwischen Neurasthenie und Sozialer Ängstlichkeit. Z. f. Klin. Psych Psychiat Psychother 49 ; 166-184, 2001.
81) Wölk W : Welche Patienten nennen wir "schizophren?" Fundamenta Psychiatrica 7 ; 129-35, 1993.
82) Wulff E : Wahnsinnslogik. Von der Verstehbarkeit schizophrener Erfahrung. 2. Auflage, Psychiatrie Verlag, Bonn, 2003.
83) Zerssen D von, Pössl J, Gruben S et al : An operationalized procedure for the recognition of premorbid personality types in biographical case notes on psychiatric patients. Eur. Arch Psychiatry Clin Neurosci 243 ; 256-272, 1994.
84) Zutt J : Über verstehende Anthropologie. In : Gruhle HW, Jung R, Mayer-Gross W, Müller M (Hrsg.) Psychiatrie der Gegenwart Band 1/2. S.763-852, Springer, Berlin, 1963.

マールブルクとブランケンブルク精神病理学
――私の留学体験記――

12

精神医学の動向および随想

はじめに

　私がドイツのマールブルクに行っていたのは，1991年から92年の2年ほどである。後学に対して，行くに至った経緯を少し書いておくことにしよう。
　私はいささか遠回りをした人間なので，医学部に入ったのは27歳，卒業が31歳であった（この間の経緯については文献5の「まえがき」で少し触れている）。ドイツ国費留学制度の年齢上限は32歳なので，私が卒業直後にそれに応募するのはいささか時間的に無理であった。日本の精神医療をほとんど知らないまま，比較の原器を欠いて彼の地に赴くことが躊躇されたのである。また私は，思春期頃から何かしらアメリカ文化に皮相さと浅薄さを感じていたのが，それに比して欧州はその歴史的文化的深さと広さが私を魅了するところが大きかった。大学で第二外国語としてドイツ語を選択したこともあって，英語圏を取らないとしたら自分にとって当時，語学的にアクセス可能なところはドイツ語圏に限られていた。そしていつしか，ドイツへ「きっと必ず行く」という無根拠な決めつけが，20代後半に私の内面で形成されていたのである。

I　ドイツへの道

　私が大阪大学に学士入学した当時，医学部は大阪の中之島という市の中心部に位置していた．そこから歩いて数分の所に朝日新聞大阪本社ビルがあり，その一角にドイツ文化センター（ゲーテ・インスティテュート）が入居していた．これは，ドイツが世界中にドイツ語を普及させようとして設置した国策的語学センターであり，日本では東京・京都・大阪の3カ所に置かれていた（米国，英国，フランスそして中国でさえそのような研修機関を世界中に設置して自国語の普及に努めているのにもかかわらず，日本がその方面にまったく無策であるのは遺憾なことである）．そこで私は，毎週2回夜に大阪の「ゲーテ」（通った人は皆こういう言い方をする）に遊び半分で通い始めた．そこでは半年（半期）ごとのコースで進級してゆくが，初級から始まり最後に私は上級クラスまで進んだ記憶がある．とはいっても今から思えば冷や汗もので，比較的まじめに通っていたことによる努力賞として進級させてくれたのであろう．そもそもドイツ語を学ぼうなどという酔狂な連中は，当時もそして今もますますの少数派となり，フランス語のようなチャラチャラしたお嬢様たちは皆無であったが，いろいろな分野の人たちが来ていて，時にはビアホールに繰り出し，今となっては楽しい思い出である．ところが日本の上級クラスは，ドイツ本国に行ってみるとせいぜい初級上のレベルであり，やはりドイツに渡ったあとは会話で苦労することとなった．

　話はかなり横道にそれたが，自前の資金はなく実家の援助にも頼れない私にとって私費留学は夢のまた夢であった．そこで他人の財布をあてにするしかないことになるが，その最有力候補はドイツ国費留学制度であった．しかし上記のごとく年齢制限をすでに過ぎていたため，残された選択肢は，研究者向けのアレキサンダー・フォン・フンボルト財団の研究助成制度だけであった．この財団は，日本学術振興会に相当するものであり，全額ドイツ政府から出資を受けた外郭団体で，毎年世界中から約500名の研究者をドイツに招聘していて，国費留学生に比べてはるかに経済的にも待遇的にも優遇された支援がなされていた．当時，日本のあらゆる学術部門から毎年40人ほどの人が，その中でも医学分野では数人が選ばれて渡独していた．これにチャ

レンジしようと決めたのであるが，それにも40歳までという年齢制限があった。国費留学にせよフンボルトにせよ，ドイツに行くためには，あちらの大学や研究機関のしかるべき部門長からの招聘状が必要となる（これは，日本の人脈をたどって誰かに紹介状を書いてもらい，ドイツの教授に自分から手紙を出してお願いすれば入手は比較的容易である）。国費の場合には，原則として学生身分での留学になるので学問的業績は問われないがドイツ語能力が問われ，東京の大使館での面接試験が合否の鍵となる。他方，フンボルトの場合，語学能力は二次的であり（面接試験はない），業績評価と招聘するドイツの教授との研究の関連性，およびどれだけ熱心に招聘してくれているかが評価のポイントになる（これらについてもっと知りたい方は，ご連絡を！）。

　ということで私は，39歳までにフンボルトに応募しようと漠然と思いつつも，だからといって何をするでもなく（医師になってからは忙しくゲーテにも行けなくなり），いたずらに日々を過ごしていた。私は，医学部編入当初から精神病理学を学ぶつもりであったので，卒業後は阪大に入局（もうこの言葉も廃語になりつつあるが）せずに，当時，木村敏教授がいた名古屋市立大学に行くことを自分で勝手に決めていた。しかしことは相手あっての話なので，医学部6年時に木村先生を訪ねて，受け入れの内諾を得ていた。先生は卒後すぐに来ることを勧めたが，私はどうしても内科・外科の基本診療と救急医療を1年間経験してから行きたいと希望したので，もう1年大阪にとどまり，卒業の翌年に名市大精神科に行くこととした。それ以降，今日まで精神科医として臨床と研究に従事している。

　名古屋で臨床経験を積みつつ，日常業務に忙殺されながら，1年また1年と過ぎてゆき，気がついてみるともう39歳が見える歳となっていた。そこで，これが最後のチャンスであり，今フンボルトに応募しないと「一生行けなくなる」という思いから，気力を絞り出して，それまで日本語で出していた論文のいくつかを39歳の春から夏にかけてポツリポツリと英語の逐語訳をしつつ，それと並行して「あれもやる，これもやる」と，今から思えばかなり誇大妄想的研究計画をドイツ語で書き上げた。結果的には今に至るまでその大半が達成できていないのが実情であるが，そのような短期的成果を皆に問わないフンボルトの驚くべき度量を後日帰国時に知ることになる。

ドイツの留学先は，木村先生から「君が行きたいところならどこでも紹介状を書いてやるから，自分で相手先に手紙を書いて招聘状をもらうように」言われていた。さてどこに行こうか，あれやこれやと考えた。ケルンのペータース，ハイデルベルクのヤンツァーリク，ボンのフーバー等々，頭を悩ましたが，結局のところ，マールブルクのブランケンブルク（Wolfgang Blankenburg，以下，教授と略，ちなみに日本と違いドイツではいったん教授資格を取得すると，それ以後は大学在籍の有無に関係なく，だから退官した後もその人は終生，教授であり続ける）のもとを希望することにした。その理由はまず，教授が以前に来日したときに会っていて，彼の感性に日本的心性への親和性を感じていたこと。さらには，先に行っていた諸先輩より状況がある程度はわかっていたことなどがある。先の感性に関していうと，ドイツ人にはまったく日本的感性が通じない人も多いが，教授はドイツ人には珍しくその感性を理解し（しようとし）かつ気配りのできる人であって，対人関係において何かと自己主張の強いドイツにおいて珍しい存在であるように感じられたからである（もちろん学問的主張において彼は，逆説的に頑固であったが）。ついでに言えば，ドイツ留学経験者は，帰国後もドイツ・シンパである人も多いが，一部には逆にドイツ嫌いとなって帰国し，以後は留学体験を語ろうとせずうちに閉じこもる人がいる。後者は，何らかのトラウマをドイツで被ったのであろうか。私はそのような状況に陥るリスクを内包した人間であることを自覚していただけに，任地の選択は肝要であった。結果的に，私は今も親ドイツ派であり続けている。
　ということで，フンボルトのボン本部に，業績リスト・研究計画・推薦状・主要論文（欧文が無いのでその自己訳）三編・履歴書・語学能力証明を添えて提出したのは39歳の秋頃であろうか。招聘状は，すでに教授によって本部に送られていた。それから後は，運を天に任せるだけとなり，ただ日々の大学業務をこなしていた。
　今も当時も思うのであるが，もちろんドイツに行って勉強しようという気はあったにせよ，やはり一番の動機は，「ドイツに住んで，暮らしてみたい」ということであった。ドイツの文化，芸術，精神医学，精神病理学は，どのような風土，社会，人，もの，自然の中から生まれてきたのかを，旅行者としてではなくて，そこに居を定めてそこで衣食住をまかなって体験してみた

かったのである。そしてこのことは，研究計画の冒頭にも正直に記した。

　書類一式を送って半年もした頃であったろうか，ようやくボンから一通の封書が大学に届いた。それをどきどきしながら開くと，合格の知らせと渡独の時期が記されていた。それからはすべてが目まぐるしく動きだし，家族を連れての留学準備に忙殺された。

II　マールブルク

　マールブルクは，ドイツ中央部を占めるヘッセン州にあり，ドイツの航空の一大中心地であるフランクフルトからほぼ北へ100キロに位置する人口約8万弱の小さな大学都市である（ハイデルベルク，テュービンゲン，ゲッティンゲンと並ぶドイツの四大大学町の一つ）。ドイツのカトリック系で最古の大学がハイデルベルクであるのに対して，プロテスタント（ドイツ語でエヴァンゲリッシュ）系で最古の大学がマールブルクである。そのためマルチン・ルターの活躍した跡が今も残っている。とてもこぢんまりとした市で，「二大産業は大学とビール工場」という冗談が言われるほどで，大学が休暇に入ると市内が閑散としてくる。丘の上に立つ城（シュロス）を中心として斜面に形成された旧市街地はとても起伏に富んでいるが徒歩で十分歩きつくすことができる。ドイツでは都市の中心部は，中世から残る旧市街アルトシュタトからなる景観保存地区として，一番の繁華街を成していることが多い（だから「旧」市街が「古くて寂れた」地域と誤解してはならない，まったくその逆である）。

　私の住居は，教授が秘書を通して旧市街にすでに手配してくれていて，シュロスのすぐ下に建っている（以前に，後述する島先生も住んでいた）四階建ての大きな家の最上階であった。そこを「マールブルクで一番の絶景」と自慢していた大家のカッパートさんは，大の親日家であり，もとはそこに住んでいたが，膝を悪くして一階に移り，子どもたちがすでに独立したので一人暮らしをしていた。昔は体操の先生で，とくに水泳が得意で少女時代には州大会で入賞したことが自慢の種であった。入居した4階は，日本でいえばゆっ

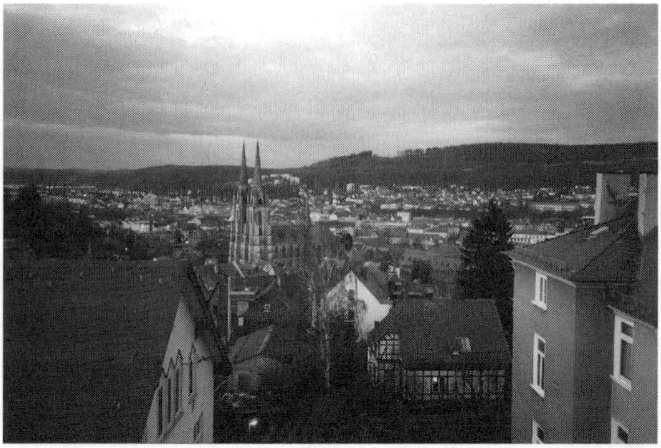

写真 12-1 居間から見たマールブルク（エリザベート教会）

たりした 3LDK に相当する広さがあり，ゴシック建築で有名なエリザベート教会を，居間の大きな（一畳分位の大きさの）窓ガラスを通して見下ろす光景は，本当にすばらしい眺めであった（写真 12-1）。このフロアに以前ウィーン生まれのユダヤ系知識人で社会批評家・文明評論家でもあるあのイヴァン・イリッチが，その見晴らしさの良さゆえに何度も好んで長期滞在しヨーロッパにおける活動の拠点としていた。最上階なので，隅に納戸がいくつかあったが，そこを片付けていたら実際にイリッチ宛の封筒などが出てきたことがあった。また大家さんは，イリッチ本人からもらった彼の著書をたくさん書棚に並べていて，「ドイツ語で本を書いたなら欲しいが，日本語なら読めないから要らない」とはっきりと言われたことに，私はドイツ人気質を感じた。ちなみにその 3 階には，以前に指揮者小澤征爾の兄であるグリム童話研究者の小澤俊夫とその息子で現在ミュージシャンの小澤健二も幼稚園の頃に一緒に住んでいて，そのことが大家さんの昔話にときどき出てきた。そこに私は，妻と当時 7 歳と 5 歳の娘の計 4 人で，何もわからぬままにドイツ生活を始めたのである。

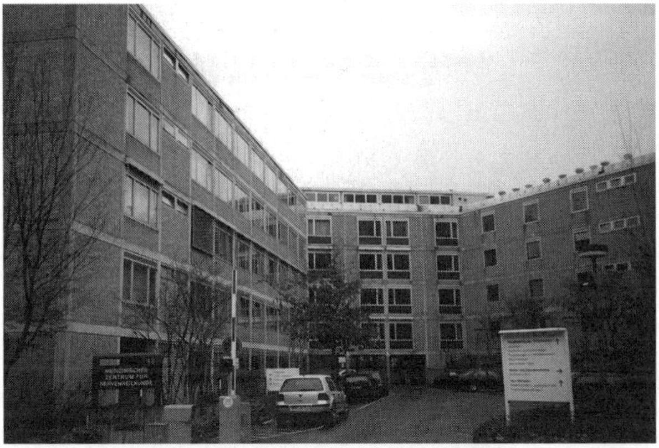

写真 12-2　マールブルク大学精神科

Ⅲ　マールブルク大学精神科での生活

　私の留学当時の体験の一部は，文献3の「訳者後記」に書かれている。帰国直後，当時の記憶がまだはっきりしていたときに体験記としてまとめておけばよかったと思うが，後の祭である。記憶の薄れてきた部分もあるが，当時の生活を振り返ってみよう。

　フンボルトでは渡独後3カ月間の語学研修を受けることができるが，私の場合，例外的に語学学校もマールブルクであった。そのためそこが午前中に終わり，午後に大学で研究会などがあると参加するようになった（写真12-2）。語学研修を終えて，世界各国から来ていたフンボルトの学友たちが各地に散って行き，私は毎朝大学に出かけるようになった。毎朝8時半に教室員が集まり，小会議と連絡事項伝達など半時間位あったように記憶している。私は別館に一室をもらい，暇な時間はよくそこで読書をしていた。毎週1回教授の病棟回診があり，私もお願いして同行した。その後，看護スタッフとのミーティングが10人位の小規模で行われた。また午後や夕方から，教室員の研究発表や症例検討会，外部講師の講演などがときどきあり参加していた。精神科病棟は閉鎖であり，病棟の鍵は持っていなかったので，そのつど開けてもらって出入りした。診察に陪席することはあったが，自分で診療に関与

したことはない。しかし，病棟のホールにいると，何人かの患者と知り合い，話をするようになった。思い出話を一つ。ある患者と雑談をしたあとに別の患者が寄ってきて「あんたはあの人の話がわかるのか？」と聞いてきた。私は「よくわからないところが多々ある」と，正直に答えたところ，彼も喜んで「俺もそうだ」という。そこで私が「同じドイツ人同士でもわからないことがあるのか？」と尋ね返すと，「あいつの話は訛（方言）がきつくてよくわからないのだ」と言われたときには驚いた。精神科のかなり大きな図書室の鍵は貸し与えられていたので，暇なときはよくそこで蔵書などを見るためにこもった。この図書室は，1926年から46年までクレッチマーが教授として在籍していただけに，結構古い本もよくそろっており，教室廊下の壁には当時の彼の写真が飾ってあった（彼はその後，テュービンゲンに転じた）。

　また学部生向けの精神医学講義を教授が通年で担当しており，それも許可を得て聴講していた。教授がCTなどを用いて外因性精神障害の講義をするのは，考えてみれば当たり前のことなのだが，こちらが抱いていた勝手な思いこみ（「哲学的な精神医学者」のイメージ）とずれていて何かしら場違いでコーミッシュな印象であった。しかし心因性や内因性精神障害の臨床講義は，まさに教授に似つかわしかった。通例，講義の初めに患者が供覧されることが多かった。まずは教授が講義のさわりを十数分話したあと，教室員に伴われて待機していた入院患者が登場し，教授によって教壇に招き上げられて握手してから，10〜20分程度の対話をしたのち，患者は退場。それからその疾患の解説が続くというパターンが多かった。おしなべてドイツの患者はみな堂々としており，うつ病の講義のときなども，登場した患者は胸を張りよくしゃべるので，日本的感覚ではとてもうつ病らしくはなかった印象が今も残っている（写真12-3）。

　以前にも少し書いたが[3]，教室の雰囲気は堅苦しいところがなく，教室員はみな活発によく議論していた。意外にも人間学的現象学的研究をしている人は教授以外に数人いるだけで，多くは各自がそれぞれの関心領域を臨床に持っていた。木村先生がいる頃の名市大を振り返れば，その状況がほとんど類似していることに後から納得がいった。名市大でも木村的研究スタイルを取る人は，当時，長井真理さんくらいであり，あとはそれぞれの興味に従っ

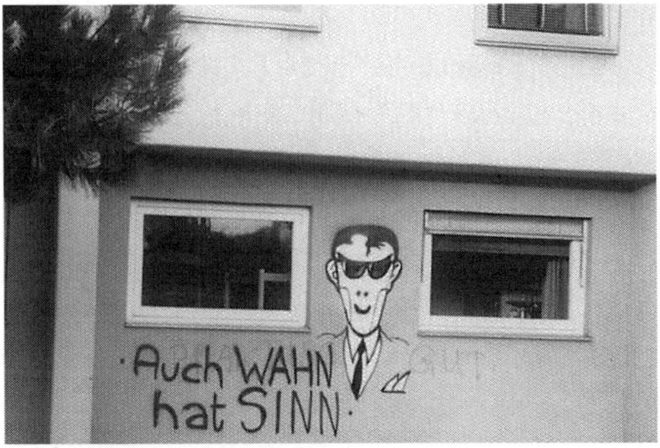

写真12-3　大学構内落書き（Auch WAHN hat SINN）

て動いていた。そしてマールブルクでも名市大でも，本格的に生物学的精神医学を研究している人は皆無であった点が共通していた。

Ⅳ　ブランケンブルクの生涯

　教授は，1928年5月1日に北ドイツのブレーメンで生まれた。ちなみに父親（Joachim Blankenburg）は，西太平洋飛行創生期のパイロットであり，世界最初の百回横断を達成したが38年に墜落死した[6]。つまり彼は，10歳頃に父親を失ったことになる。1947年にフライブルク大学文学部に入学し，ハイデッガー，シラジ，フィンクに師事して哲学を学び，1950年に医学部に転じたが並行して哲学の勉強を続けた。1955年医師国家試験に合格。1956年，弱冠28歳で現存在分析に関する大論文[1]を書き上げ，それで学位取得し一躍学会の注目を集めた。1957年からは2年間ハイデルベルクで臨床研修を行い，1959年にフライブルク大学に戻り，ルフィン教授のもとで主に統合失調症の精神病理学と精神療法の研究に従事し，1963年にオーバーアルツトとなる。1967年に「寡症状性統合失調症群」の研究により教授資格を取得したが，これは後に1971年『自然な自明性の喪失』[2]と題されてまとめられて出

版され，現在では精神医学の古典の一冊となっている。1968年にハイデルベルク大学に移り，多くの業績をあげながら，当時の大学内の複雑な政治的状況からそこを去ることになった。その間の事情は，文献2の「訳者あとがき」に詳しい。1975年から1979年までブレーメン市立病院精神科部長を務めていたが，マールブルク大学の教授に推挙され，熟慮の末に1979年に主任教授として赴任し，1993年9月末の退官まで勤められ，退官後も2002年10月16日に亡くなるまでマールブルクに住んでいた。享年74歳。私生活では1968年に結婚し，奥様（Ute Blankenburg, 旧姓 Hägele）と息子二人（Dr. Markus Blankenburg, Dr. Felix Blankenburg），娘一人（Sonja Natalie Blankenburg）がいる。奥様は，以前ギムナジウムで生物学を講義していたと，ご本人から伺ったことがある。

V　ブランケンブルクの死をめぐって

亡くなった当時の経緯を木村先生[7]が書いている。その日教授は，ハイデルベルグで木村先生やクラウス，ムント，フックスらと会う目的で，午後にマールブルクからハイデルベルクへ出かける途中（直通電車で約2時間ほどの距離），車内で心停止を起こして急逝されたのである。私は，亡くなられてからほどなく奥様から訃報をいただいた（写真12-4）。夫が亡くなったあと旬日も経ないうちに交流のあった外国の人に訃報を伝える迅速さと気丈さに敬服するとともに，すぐに哀悼の意を表する手紙を送った。しかし哀惜の思い断ちがたく，亡くなって2カ月後の12月14日に長女（大学1年）を伴ってマールブルクのお宅へ弔問にお伺いした。私にとって，10年ぶりのマールブルク訪問であった。この間，日本から奥様へ弔問希望のお手紙を差し上げたが，返答がないため，とりあえず宿泊予定のホテル名と日時を記した手紙を送り日本を出国した。しかしマールブルクのホテルに着くと，奥様よりメッセージカードが届いていて，すぐに連絡を取りあうことができた。教授が大学在籍中は郊外の閑静な住宅に二人で住んでいたが，退官後は大学にも駅にも近い交通の便の良いところに転居されており，そこを訪問した。伺うとす

```
„Denn Bleiben ist nirgends"

**Wolfgang Blankenburg**
Prof. Dr. med.
* 1. Mai 1928    † 16. Oktober 2002

Wir vermissen ihn sehr
Ute Blankenburg, geb. Hägele
Dr. Markus Blankenburg
Dr. Felix Blankenburg
Sonja Natalie Blankenburg

35039 Marburg, Georg-Voigt-Str. 29

Die Trauerfeier findet am Freitag, dem 25. Oktober 2002,
um 14 Uhr in der Friedhofskapelle am Rotenberg statt.
```

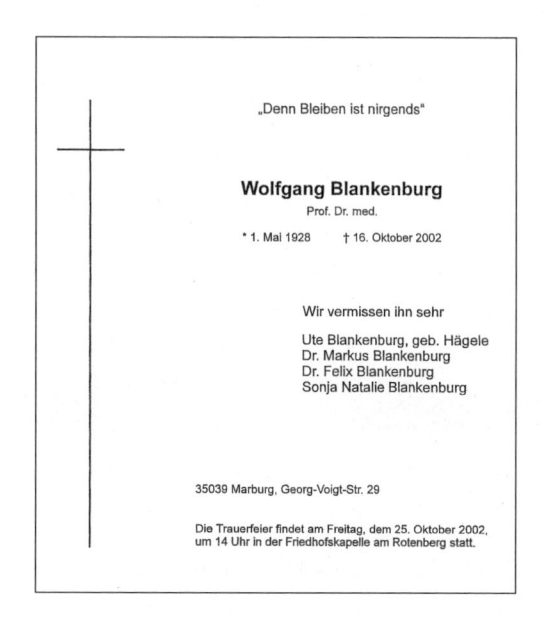

写真 12-4　訃報

　ぐに居間に通され，娘も交えて歓談のときを持った（写真 12-5）。奥様はすでにギムナジウムの仕事を辞めていて，教授が亡くなった当時は教育使節団の一員としてグルジアで活動されていたとのことであった。

　話は脇道にそれるが，中世から近世までの東方植民により，ドイツ民族は今のグルジア地方にまで進出していた。ところがスターリンの敵視政策により，ドイツ系住民は根こそぎシベリアなどへ強制移住させられ，ドイツ民族自治地区は壊滅してしまった。しかし，ゴルバチョフのペレストロイカにより，ソ連邦が崩壊してロシアといくつかの国に分裂する結果となった。ここにおいて再び，ドイツ民族旧居住地への復帰回復運動が起こり，それにドイツ政府が多大の援助を与えていた。この援助計画の一環として，奥様は学校開設支援のためにグルジアに赴いていたのだが，そこで夫死去の一報を受けて急遽帰国することとなった。マールブルクで葬儀を一通り終えられたあとには，緊張の糸が緩んだのか一挙に疲れが出てきて，ほとんど起き上がる気力もなく終日臥床の日々を過ごし，そのため私からの手紙も郵便受けに置か

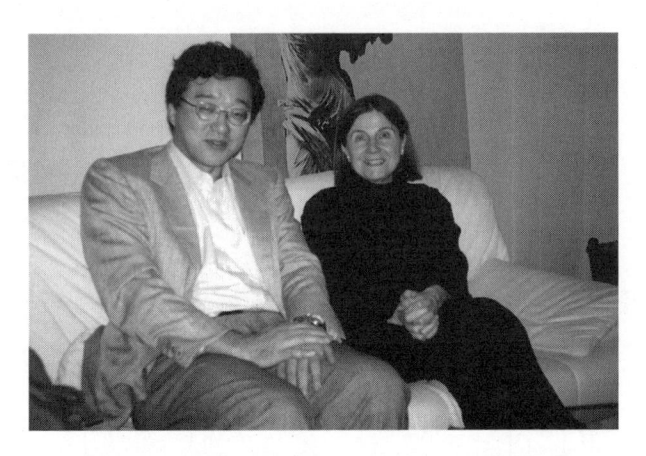

写真12-5　奥様と（2002年12月14日，マールブルク）

れたままで気付くのが遅れたとのこと。「ich war depressiv 私はうつでした」と，そのときは明るい表情で述べられたのが印象的であった。

　ということで奥様はグルジアで訃報を受け取り，取るものも取りあえずの帰国となったわけである。帰宅してみると，書斎として使用していた居間（実際，壁面は天井まで届く書棚となっていて，私の著書も置かれていた）の床には，書きかけたままの原稿などが散乱していて，教授があわただしく自宅を出て行ったままの様子がうかがい知れたという。あとでわかったことであるが，その日は，上述のように電車でマールブルクからハイデルベルクへ行くつもりであったが，運の悪いことに出発の間際にある人（奥様は実名を挙げた）から電話がかかってきた。それに対応している間に電車の出発時刻が迫ってきて，急いで用件を済ませると自宅からすぐに駆け足でトランクを抱えながら駅へ急いだのであろう，と奥様は言っていた（私には，教授の走る姿は想像しにくく，また彼には似合わないが，現実は多分そうであったのだろう）。息せき切って乗車してまもなくそれまでの運動負荷のために，おそらくはマールブルクとフランクフルトの中間に位置するギーセンあたりで心臓発作を起こして倒れ，しばらくは気付かれぬまま経過したのではないか，と奥様は推測されていた。ただこれが初回発作ではなくて，その1カ月ほど前に生まれ故郷のブレーメンを訪問中にも同様の発作のためにハンブルク大学

の集中治療室に入院したことがあり，だからこれも運命なのでしょう，と奥様は淡々と語られた。

　教授は，晩年には以前のようにまとまった論文を書くことは少なくなり，むしろいろいろなアイデアが湧き上がってくるために，想念のおもむくままに断片的に書き綴っていたそうである。それらが入力されていたパソコンが故障しており，どのような文書が詰まっているのか修理してみなければわからず，また郊外の家から大学近くの以前より小さな家に引っ越してきたために蔵書が入りきらず倉庫を借りているが，それらの整理にも1年以上はかかるのではないか，身辺整理が一段落したらマールブルクを出るかどうかまだ何も決めていない，しかし娘がベルリンにいるのでそこへ行く可能性もある，などとおっしゃっていた。話し込んでいるうちに時間も忘れ，すでに2時間余りも経過し外は真っ暗闇になっていた。家を辞する際に，奥様からプレゼントを何も用意してなかったので，明日一緒に買いに出かけようという話となり，次の日の朝にまたお会いして土産物屋に出かけることになった。それから12月のドイツの凍てついた道を，とぼとぼと娘とホテルへの帰路，自分にとっても一つの時代が終わったのだという寂寥感に襲われた。翌日，旧市街で待ち合わせて，記念にマールブルク窯の焼き物を買っていただき持ち帰った次第である。結局，奥様はその後，マールブルクを出られ，ブレーメンの近郊にある有名な芸術家村ヴォルプスヴェーデ Worpswede に移られて，現在は一人でお住まいのようである。

VI　ブランケンブルクの精神病理学

　木村先生は定期的にドイツ語文献輪読会を（週，月，季節ごとに）催していた。もちろん参加自由ではあったが，私は，木村先生が京大に移るまで，ほぼすべての会に出ていた。そのため教授の論文が出るとすぐに皆で読む機会も多く，そのうち独力でもかなり読めるようになり，結果として今まで教授の論文をかなり読んできたことになる。とりわけ若い頃の論文は，そのどれもが興味深く，いつも斬新な視点に驚いたものであるが，晩年の著作は，

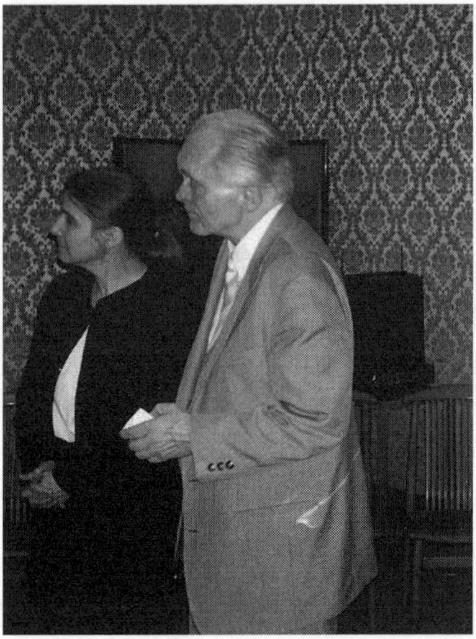

写真 12-6 ご夫妻（1993 年 9 月 30 日，京都）

推敲のし過ぎか，文脈が大きくそれて，挿話的にさまざまな視点や問題点が論じられたり，また以前の論文が再論的に重畳したりすることもあり，若い頃のものより論旨の明晰さが減少したような印象がある。しかし，逆にそれだけ，多くの課題やコメントを後代に残してくれたともいえる。

　個人的体験を語ろう。1993 年に京都で開かれた日本精神病理学会第 16 回大会においてご夫妻で来日された際に（写真 12-6），私が教授の特別講演の通訳を行ったときのエピソードである。彼がドイツを発つ直前に予定原稿がファックスで送られてきたのだが，日本に着いたあと加筆訂正が幾重にも行われ，もとの原稿は原型をとどめぬほどに変更が加えられてしまっていて，直前に私は大いにあわててしまった。完成稿をつくって後日ドイツから送るとのことであったが，結局は雑誌の締め切りまで送られてこず，しかも「講演当日の原稿は未完成であるから，それを翻訳しないでほしい」と手紙で言ってきた。私も対応に困りはて，しかし講演当日の原稿こそが話されたものであるからと，独断で「臨床精神病理」に掲載した経緯がある[3]。結局，完成

稿は当日原稿が翻訳されたこともあって，送られてはこなかった。ことほどさように，彼は推敲の人なのであった。

　教授は，自分の立場を現象学的人間学的精神病理学であると述べている。彼は，医学以前に哲学的思考を身に着けていたためか，それが彼の論文に深い思索の香りを添えている。論理構成は，難解なドイツ語構文のように重層的であり，肯定と二重否定が論理学的には等価でありながら，意味論的にはまったく異なるように，彼の思考は文体と不可分の関係にある。私は，彼の著作の多くを読み，ものによっては何回も読んで私訳を試みたにもかかわらず，私が彼の思考パターンを自分のスタイルによって独力で構成して，何らかのテーマを論じようとしても，それが不思議なことにできないのである。これは多分，基礎学として哲学の素養を欠いていることも大いに関係しているであろうが，私の思考パターンと本質的に違うものがあるからではないかとも考えている。私は，木村先生の思考パターンを真似しようと思ったことはないが，それは日本語によるものであるせいかまだしも追いやすい。

　木村先生とブランケンブルク教授の二人に師事したので，私は周囲からは現象学的立場に近いと思われることもあるが，上述のように自己同定としては，そうではないのである。では，私の立場は何なのであろうか。大学で9年間，理論物理学を専攻してきたせいか私は，思考の論理的明晰さと単純さに強く惹かれてしまう。その点で，精神医学はそれと対蹠的なのであるが，逆にまたこのことこそが私の興味を惹くのである。だから，矛盾は私自身のうちに内包されている。自分の出自からして哲学的に一番親和性のある領域は，むしろ分析哲学であると感じている。だから教授の論文を読み続けはしてきたが，マールブルクの居室で繙いていたのはもっぱらウィトゲンシュタインの著作であった。その点で私には，的確に論じる資格はあまりないのである。それゆえにクリティークできるほどには咀嚼していないのだが，私なりに教授の精神病理学の特徴をいくつか記してみよう。それらは，ドイツ精神病理学の一般的特徴であるかもしれないが，教授においてそれはとくに顕著である。

　まず基礎的態度として，記述精神病理学の立場がある。いっさいの仮説を排して，臨床場面を患者との人間的交流を通して，直截に直感的に描き出す

態度である。もちろんここにおいても，社会構成的かつ社会文化的に，そしてその人の前意識的世界構成を通して，仮説が基底的に入り込んでいることを留保しておかなければならない。ここでは操作的診断や構造化面接などの不自然な態度が排除されているのは当然のことである。このようにしてまずは詳細な症例呈示が行われるが，症例それ自体は，おしなべてどれも読みやすい。

　もちろん無数の症例から，なぜそれが選ばれたかというところに問題意識が潜んでいる。だから症例を選び，それを記述する段階において，何らかの選択がはたらいている。われわれは患者の言動をすべて記録することも，すべてについて対話することも原理的にできない。それについて教授はきわめて自覚的であり，彼の経験論的な精神病理学的関心の根拠を，現象学的人間学的に説明し，そして論旨を次々に展開してゆく。そのどこかにおいて多くの読者は，早晩，理解の限界に突き当たる。なぜならわれわれの多くは，そのような哲学的素養を欠いているから。しかし，その理解の壁は，それ以前の先学の業績やフッサール，ハイデッガー，メルロー・ポンティなどの著作を読み解き，また彼の問題意識をそれに関連する周辺論文から理解してゆくことによって，かなり後退してゆく。それにもかかわらず壁は，決して消えるわけではない，なぜならすべての問いが，答えられるのではなく，最初に立てられた問いは，ある程度の解明を与えられつつより高度な問いへと置き換えられて，再度われわれに手渡されるからである。

　現象学的人間学的に志向することで教授は，体験すること Erleben と振る舞うこと Sich-Verhalten が人間本質から規則的に変化すること Abwandlungen として，精神疾患をとらえて理解しようと試みた（何らかの規則性がなければ，「疾患」というまとまりは存在しえず，すべては無数の個別性に分散してしまうであろう）。とりわけ彼に特徴的であるのは弁証法的見方であり，それは，対話的であると同時に拮抗的な，それ自体矛盾を内包している人間存在に由来している。たとえば，主観／主体と客観／客体，眼差すものと眼差されるもの，自己実現と世界実現，個別化と社会関係性のような極性的対立緊張の間で，弁証法が螺旋的に重層的に展開される。そのような対立の配分の偏りと変化によって，それが病理的な意味を獲得することがありうる。この

ような見方によって，一方では病理的なものを健常なものへと回付し，他方では潜在的に病理的なものを健常なものにおいてすでに感じ取ることもまた可能とする。それらは，具体的には，寡症状性統合失調症，躁病，うつ病，ヒステリー，境界例や不安，妄想，心身問題などにおいて臨床例に即して論じられた。またかの『自然な自明性の喪失』[2]の著作において，患者がコモンセンスの意味で自明性の源泉である生活世界に碇を降ろすことに困難を抱えていることを，そしてこれによって日常への通路が欠けていることを示した。彼は成因論的な議論には立ち入ることを排しているが，逆説的にそのことが議論の意義を，時代を経ても色あせないものにしている。このような生活世界に関係づけられた人生／生活の形式と内容の変容が，のちに彼を生活誌 Biographie 研究へと導いた。つまり生活史 Lebensgeschichte は，彼にとっては，過ぎ去ったものだけからのみならず，一人の人間の未来投企からも理解することができる。そこにおいては生きられた人生／生活のみならず，現実世界では生きられなかったそれも同じような意義を持ちうることになる。それと並行して彼は，身体 Leib にも注目した。彼にとって，身体は，われわれ実存のパトス的側面を代表するのみならず，同時にわれわれの生涯のパートナーであり，それによってさまざまな関係性へと織り込まれている。また身体という時空的拘束と物理的制約から，そこを原点として投射されるパースペクティブという視点が，患者において世界とどのような関係にあるかを論じることで，そこから治療的見地をも引き出している。

　このように彼の論考は，高度に知性化されていながら，経験的次元において徹頭徹尾治療的実践を志向することにより，患者に個人的に深くかかわることから引き出されているが，それを導いているのは彼のたぐいまれな哲学的直観と治療的直感（勘）であったのではないだろうか。

おわりに

　彼のネクロローク（追悼文）[7,8,9]が書かれており，業績の詳細はそれを参照されたい。教授は，まさにその名のように学問の「白く輝ける城 Blanken-

Burg」に住み,「狼が行く Wolf-Gang」がごとき孤高の人生を歩まれたと言えるのではないだろうか。2007年11月には,彼の論文集刊行が予定されており[4],この寄稿が活字になる頃にはすでに皆の手に届いているであろう。

最後に今まで教授のもとで薫陶を受けた人(敬称略)の現在の所属を伝えて,この稿の終わりとしたい。最初に留学したのは岡本進(岡本病院,石川県小松市)であるが,当初はブレーメンに赴き,それから上記教授就任に伴い,共にマールブルクへと転居した経緯がある。以後,マールブルク時代に,島弘嗣(ひがし春日井病院,愛知県春日井市),鈴木茂(楽メンタルクリニック,静岡県浜松市),渡邉俊之(愛知医科大学,愛知県長久手町),私そして若宮真也(わかみやメンタルクリニック,東広島市)の順に滞在した。

文 献

1) Blankenburg W : Dasseinsanalytische Studie über einen Fall paranoider Schizophrenie. Schweiz. Arch Neurol Psychiat 81 ; 9-105, 1958.
2) Blankenburg W(木村敏,岡本進,島弘嗣訳:自明性の喪失——分裂病の現象学.みすず書房,1978.)
3) Blankenburg W(生田孝訳:「精神病理学的妄想研究の方法論的基本問題」.臨床精神病理 15 ; 215-226, 1994.)[本書第7章]
4) Blankenburg W (Herausgegeben von Martin Heinze : Psychopathologie des Unscheinbaren. Ausgewählte Aufsätze. Pardos Verlag, Berlin, 2007.)
5) 生田孝:青年期心性の臨床——精神病理学の立場から.金剛出版,2000.
6) 鹿子木敏範:著作集「落葉集」II 翻訳・ドイツ語編. p.95, 医療法人桜ヶ丘病院(私家本),1999.
7) 木村敏:Blankenburgの死を悼む.臨床精神病理 23 ; 275-282, 2002.
8) Kraus A : Nachruf. Wolfgang Blankenburg (1928 bis 2002). Nervenarzt 74 ; 1030-1031, 2003.
9) Reuster T : In memoriam: Wolfgang Blankenburg. Fortschr. Neurol. Psychiatr 72 ; 58-59, 2004.

文献紹介 自明性の喪失
—— 分裂病の現象学 ——

13

精神医学の動向および随想

［解　説］

　本モノグラフィーは，Blankenburg W（以下，著者と略記）の教授資格論文 Habilitation となったものである。これより先に雑誌に投稿された著者による浩瀚な（優に一冊の本に比すべき）学位論文 Dissertation[1] は，その質の高さによりいち早く Binswanger の知遇をえるところとなった。それに引き続いて一冊本として初めて世に問うた本書により，著者は一躍ドイツ精神病理学界の旗手となったのではあるが，以後，彼にかわりうる若手の台頭が現在に至るまでドイツにおいていまだに認められないという意味で残念ながら，しかしまた依然として旺盛な研究活動を続けている意味で喜ばしいことに，精神病理学のフロントに現在も立ち続けている。

　今ではその名を知らぬ者など精神病理学界には誰もいないと思われるほどに高名となった著者を，まだその名が十分に知られていなかった当時の日本に紹介したのは，すでにドイツで友人となっていた木村敏であった。この著作の重要性に鑑みてその内容を伝えるべく，彼はいち早くその紹介記事を書き[4]，さらに門下生とともに世界に先駆けて日本語訳（1978）を出版した。本国ドイツでは今や入手困難で幻の本とさえ言われるこの著作は，その的確な訳文と内容それ自体の豊かさにより，われわれに大きな影響を与え続けている。初版刊行後もその需要に応じていまだに版を重ね，翻訳出版後23年

を過ぎたにもかかわらずいまだに売れ続けている数少ない書籍の一つである。日本ではこのように好評を博したにもかかわらず，ヨーロッパではこの十数年来ようやく遅ればせながら本書が注目されるようになってきた。その2番目の外国語訳が，ようやくマルセイユの精神科医たちによって Pelicie の詳しい紹介 présentation つきで（なお，著者はこの内容のすべてに同意しているわけではないそうであるが），日本に遅れること13年ようやく1991年に刊行された[2]。その後1998年にイタリア語訳が，そして現在スペイン語訳が進行中とのことである。実際，著者は「この本はその最大の読者を日本に見いだした」と述べており，またそのせいもあってか再三の来日を果たしている。

　本書は，分裂病の基礎障害を陽性症状に見るかあるいは陰性症状に見るかという2つの大きな相対立する見方において，従来からややもすれば幻覚・妄想に比重を置いて前者に傾きがちな分裂病研究に抗して，敢然と後者に与する立場を明らかにしたものであった。そして（時間的よりもむしろ論理的意味で）妄想発生以前における前妄想的な分裂病性現存在様式に注目しその本質を問い直すことを課題とした。この場合，分裂病性基礎障害は，妄想・幻覚などによって多彩に修飾された患者におけるよりも，いわゆる自我障害が剥き出しの形で露呈していると考えられる破瓜型や単純型に，つまり症状に乏しい（寡症状性）分裂病者にこそ，より純粋な形でそれ自体において見いだすことができると考えられている。その意味で本書は副題として「症状に乏しい分裂病の精神病理学への一寄与」とあるにもかかわらず，それ以外の病型をも含む分裂病一般に対する基礎障害論をめざしている。この目的のために「自己表現が最高度でありながら，基礎的変化の上をおおい隠す産出的症状が最小であるようなケース」として，きわめて内省力に富んだ初診当時20歳の女性アンネ・ラウが，フライブルク大学における著者の分裂病患者の中から選ばれた。「診断的には，比較的明確な病覚を保った寡症状性分裂病」とされているように，アンネ自身は，「私に欠けているのは普通の当たり前さということです」「単純なこと，ほんの生きて行くのに必要なちょっとしたこと，それが私には欠けているのです」などと多くの内省的言葉を述べた。その中からとりわけ彼女自身の表現である「自然な自明性の喪失」に，著者は注目した。ここでアンネが自分に欠けていると主張する「ちょっとこ

と」「大切なこと」「根本的なこと」で表されているものは，第一に通常は日常意識の中に埋没してその基盤から浮かび上がってこないという意味で，第二にそれが日常意識の基盤として人間という世界内存在の日常性を支えているという意味で，基底的 basal である。だからこれらの喪失は，臨床診断的には非特異的な症状ではあるにもかかわらず，現存在の在り方としてはむしろ特異的なのである。これを「人間的現存在の示すあるまったく特定の——したがってある意味ではきわめて特異的な——方向への変化を研究する糸口」とすることで，分裂病性疎外に接近する道が開かれる。そして「自然な自明性の喪失」に対して，詳細な現象学的解釈が試みられる。しかしながら哲学を経て医学の世界に入った著者の出自を反映してか，Husserl の現象学や Heidegger の存在論を縦横に駆使した本論はかなり難解である。それにもかかわらずその思路の確かさと内容の豊饒さによって，読む人には益するところ大である。本書は，分裂病の基礎障害における問題点を解明する以上に，それに対してより多くのさらなる問題を提起したことで，以後の分裂病論の展開に決定的な影響を与えた。そして多くの問題はいまだ開かれたままである。その意味で本書以前と以後で，分裂病論を二分することさえできよう。また本書は，その後に活発となった境界例論において，分裂病論の側から多くの視点を提供し，「アンネは境界例である」と主張する論者も現れるほどの広い議論が展開される契機を与えた。

　本書の詳しい内容紹介は上述のようにすでに木村によって行われており，ここで屋上屋を架すことは避けたい。それよりもまずもって本書を手にとって著者の豊かな臨床眼と思考の営みに接してほしい。たとえ精神病理学でなくて生物学的あるいは計量統計的な精神医学を志向している人々にもきっと一読の価値があるだろう。

　さて著者の学問的重心は，臨床精神医学を現象学的人間学的諸概念とそして解釈学的に志向された社会学とに結びつけることに一貫して置かれてきた。「現象学 Phänomenologie」を彼は，前述語的に感じ取られたもの（たとえば，気分の質 Anmutungsqualität）に輪郭を与えて論証可能な（場合によっては，操作化可能な）概念性へと変換する方法としてとらえている。

　本書に代表されるようにとりわけ分裂病研究が，著者の関心を引いてきた。

上記学位論文と本書は，患者の言表を文字通り逐語的に受取るテクニックを用いて現象学的人間学的考察により，分裂病者の「世界」とその体験に新たな道を切り開いたものである。

　それ以後著者は，とりわけ生活誌 Biographik（個性記述的 vs 法則定立的方法），時間，同一性，パースペクティビテートならびに自律と他律の問題を取り扱ってきた。個々の症状としては，（うつ病者のそれをも含めた）妄想，躁病（Schulte の「荷おろしうつ病」の対応物である「負荷躁病」），ヒステリー，強迫そして不安（Angst um aufgegebenes Dasein vs Angst um vorgegebenes Dasein）が論じられてきた。現象学的方法は，著者においてはますます弁証法的志向と結びついている。障害 disorders を彼は，欠落 Ausfall とコーピングのアマルガムととらえている，そして「ある特定の逸脱 Deviation がどの方向に（まったくどのように異なった一面性に）向けられているのか」という問いとともに，障害からたえず積極的な側面を見いだそうと試みてきた。その際，Benedetti の Positivierung の考えと症状との逆説的かかわりという Frankl の考えが，参考になっているとのことである。

　近年著者は，情動 Affektion と感情 Emotion とのゲシュタルトクライス的な相互関係を論じている。さらに，（法精神医学的にはほとんど応答不可能であるのだから）鑑定医的側面においてではなく，むしろ社会精神医学的に慢性分裂病者のリハビリテーションを行うことにおいてそして彼らとの具体的なつきあいの中で，彼らに対する「要求可能性 Zumutbarkeit」（たとえば「意志の緊張 Willensanspannung」）の問題とかかわっている。このことは，リハビリテーションの原義が権利復権（名誉回復）であることを考えるなら，わかりやすいであろう。

　著者は日本語版の序の中で，本書の最初の翻訳が英訳ではなくて日本語訳であることは決して偶然ではない，と記しているが，ではいったいいつ英訳が出現しうるのであろうか？　むしろそのような可能性が考えられるように，われわれこそがわれわれの表現をもって英米圏へと出てゆくべきなのであろう。

　最後に本論の執筆にあたり，Längle（Wien）の筆によるすでに著者自身の校閲を終えた事典の著者項目の草稿（未出版）を著者から提供していただき参考にした。その好意に対しここに感謝の意を表する。

関連文献

1) Blankenburg W : Daseinsanalytische Studie über einen Fall paranoider Schizophrenie. Schweizer Archiv für Neulorogie und Psychiatrie 81 ; 9-105, 1958.
2) Blankenburg W : La perte de l'évidence naturelle. Presses Universitaires de France, Paris, 1991.
3) Dumfarth M : Phänomenologie −Dasein− Dialektik. Zum Kontext der Daseinsanalyse bei Wolfgang Blankenburg. Dissertaion der Universität Wien, Wien, 1994.
4) 木村敏：ブランケンブルクの「自然な自明性の喪失」について．精神医学 14 ; 75-81, 1972.（木村敏著作集，第5巻精神医学論文集．弘文堂，2001に再録）
5) Probst-Frey C : Autismus und Wahn bei Binswanger, Blankenburg und Boss. Juris, Zürich, 1979.
6) Van Eynde L : Finitude et évidence dans la phénoménologie clinique de Wolfgang Blankenburg. L'Art du Comprendre 9 ; 68-106, 2000.

脳と心の関係について
―― 精神医学の立場から ――

14 精神医学の動向および随想

はじめに

　精神科医は誰でも自己と患者の精神（心）と身体（脳）に，日常的にかかわっている。この両者の関係については，精神医学の根幹にかかわる問題でありながら，その存在論的かつ認識論的困難さのために，そして心身相関の事実があまりにも自明に思えるために，心身（心脳）問題が精神医学の領域で論及されることは従来あまりなかった。たとえば，心身相関が一番問題になるはずの"心身症"の議論においてさえも，それに言及することなく論を進めるのが通例となっている。

　心身問題それ自体は古代から存在するが，とりわけDescartesの二元論以来解きえぬアポリアとして自覚されるようになった。その先鋭化された形が，心脳問題である。その解決のために，今日に至るまで多くの努力と論争がなされてきたが，哲学上の一大問題として現在にまで残されている。心と脳の関係についてどのような見方をとるかによって，それぞれ立場が相違してくる。最近の脳研究では，科学的機能主義の見方から脳＝精神同一説[7]あるいは心＝脳活動説[25]の立場で，心と脳の（因果関係ではなく）対応関係を科学的に探究することが主流となっている。それによって，多くの画期的知見が得られてきた[20]。このいわゆる心脳同一説は，脳研究に携わる多くの研究者

にとっては，作業仮説であるより，むしろほとんど自明の立場であるように思われる．たとえば澤口[25]は，この立場によって数千年にわたる哲学的議論に片がついたと喝破している．しかしながら，この立場もまた昔から認識論的には多くの困難を含んでいることが知られている[27]．

心脳問題の多様な局面を，たとえばBunge[5]は10種類に分け，Blankenburg[3]は8に，養老[29]は11に分けている．本論では，百家争鳴の感があるこの問題に関する諸家の興味深い見解についての詳しい解説は成書に譲り[2,3,5,6,9,27,29]，脳と心の関係をめぐる基本的問題を精神医学の観点から論じることにする．

I 心と脳の関係に伴う原理的困難

この文章を読みつつ考えることは，脳と心の働きである．両者は，密接不離に相互に干渉し合っているようにみえる．しかしまた，自然科学の基礎学たる物理学の知識を通じて，精神が物質世界に直接的に影響を及ぼすことはないことも知っている，と同時に精神が自己の筋肉運動系（言葉，表情，身振り，態度など）を介して外部に出力されることも知っている．このような意識活動に伴う心身相関の体験的困難をBieri[2]は，以下の3つの命題に定式化した．そのどれもが，経験的には妥当であるようにみえながら，しかしその3つの同時成立が不可能であるという意味で，Bieri-Trilemma[8]と呼ばれている．それらは，

①心的現象は，非物理的現象である
②心的現象は，物理的現象の領域に因果的に作用する
③物理的現象の領域は，因果的に閉じている

からなる．ちなみに①は，精神と身体の存在論的二元論を意味し，②は意志行為の存在を認めた心的起因性の表現であり，③は物質世界における物理主義を意味している．②と③は明らかに矛盾している．①を断念すれば，心的現象は物理的現象となって②＝③となり，一種の唯物論となる．唯物論にも

大きな幅があり，教条的マルクス主義の立場から，創発説さらには機能的な立場の心脳同一説にまで及んでいる。澤口[25]の，心＝脳活動説は，"心・意識も脳プロセス"であり"脳活動に作用するのも脳活動"である点において広義の唯物論に含められる。②を断念すれば，精神は物理現象に随伴するものにすぎないという随伴現象論か，あるいは精神と身体は相互に独立でありながら偶然的に平行に現象化しているという心身平行論となる。③を個体間レベルで断念すれば，汎神論やアニミズムあるいはオカルトに至るが，他方，個体内においてのみ断念しそれに科学的装いを施せば心身医学や精神生理学となる。なお最近ではPenrose[22]や茂木[21]らが，宇宙論と量子重力理論の関連から精神が物理的に現象化するという説を唱えているが，いまだ理論的可能性の提唱にとどまっている。

いずれにせよ来たるべき心脳問題の解決にあたっては（それが可能だとして），Bieri-Trilemmaをどのように調停するのかが問題となるであろう。著者は，このトリレンマの由来の一つは，本来的に曖昧な因果概念を心脳問題に持ち込んでいる点にあると考えている。それについて以下に簡単な説明を加える。

II 因果性をめぐる誤解

因果性によって意味されるものは，因果律，因果関係，因果決定論である[4]。因果律は同一の原因という事象には同一の結果という事象が伴う，ということを意味し，2つの事象が因果律の事例になっているとき，それを因果関係という。このような因果律の普遍的妥当性を主張する学説が因果決定論である。ところでわれわれは，すべての自然現象は因果関係によって理解できる，と誤解してはいないだろうか。最近は，カオス概念を適して原理的に予測不可能な現象の存在が知られるようになってきた。しかし，それとは独立に因果性の概念は，ゼノンの有名な運動のパラドックスと同様の原理的困難を抱えており，厳密な意味で事象間においては成立しない[17,19]。だから「ある事象の原因として何を数えるかは，問題の状況および当事者の問題意

識に依存するのであり」，「因果律は，現実そのものに内在する原理であるよりは，第一の場合には巨視的世界の事象をまとめる一つの形式であり，第二の場合には巨視的世界を理解する一つの形式なのである」[19]。その意味で，因果律は，事象そのものに内在しているのではなく，むしろそれを理解しようとする心の側にある。Russel[23] も指摘したように，理論物理学ではもはや原因や因果などという曖昧な概念は廃棄されており，そこで議論されるものは関数関係となる。その意味で因果的理解は，常に曖昧さを内包している。

Ⅲ 科学と心をめぐる誤解

科学によって宇宙（世界）のすべてを説明することができるであろう，という誤解が存在する。この誤解は，心はすべて科学的に解明できるはずである，という誤解と同根である。しかし科学は，再現可能性を前提として世界における同一性と普遍性の探究を旨としており，この限りにおいてしか事象を説明できない。これが十全に保証されない事象は，それが保証される程度においてしか説明されえない。他方，一回限りの事象に対して，つまり再現性や比較可能性のない事象に対して，科学は原理的に説明方法を有しない。「唯一のものの説明はできない。なぜなら説明とは，かならずほかのものとの関連による説明だからである」[29]。だから，私は今なぜここに存在するのか，に代表されるような唯一性の意味への問いに答える責務は科学にない。それを，生物学的に精子と卵子の結合によるとして，その発生をいくら科学的に説明したとしても，なぜ"他ならぬこの私"という疑問に対する答えとはならない。このような，世界で唯一一回ともいうべき絶対的な特異性を有する事象に対する問いは，科学の範疇外となり，科学で問うことは問いの誤り category mistake [24] となる。

このような意味において，脳や心に関して科学が説明できるのは，ある程度の共通性を有した脳の仕組みや自我構造ないしは心理的特徴となる。個々人の主観的体験（たとえば，内省時の脳のメカニズム）であっても，その再現性や他者との共通性が確保される限り，その程度に応じて科学的解明は可

能である。"他ならぬこの私"においても、他者と通底した"他ならぬ性"を探究する限り、科学的接近は可能である。しかし、今ここにおける他者と交換不可能なその人固有の唯一絶対的な意味への問いは、まったく個別的な問題であるから、科学の範疇外となる。だからこの唯一性にかかわる主観的な心を科学的に研究することは、語義矛盾となる。なぜなら、科学は唯一一回性を対象とはしないから。しかしながら、この唯一性に対応した脳の状態を、科学的に研究することはできる。だが後に述べるように、脳の物質的状態の研究から主観的意味を汲み出すことは、原理的な困難を抱えている。だからこそ、"他ならぬこの私"という問いに対する解釈学的、認識論的、存在論的あるいは人間学的アプローチの存在理由があるのである。

Ⅳ　同一性と個別性

　心と脳の対応関係を研究することは、それが病的なもの（精神障害）であれ正常なものであれ、再現性と同一性を前提とする限り正常心理学でも異常心理学（精神病理学）でも、科学的接近を排除するものではない。
　たとえば、精神障害に対する薬効を判定する場合、母集団はできるだけ均一化されていることが望ましい。ところが、性別や年齢さらには体格などの身体的条件を接近させることができたとしても、生活史の履歴性が重要な役割を演じる場合、さらに類似の生活史を持った集団が選び出されなければならない。しかも、生活史は人それぞれに異なっており、そのような一回限りの個別性が決定的意味を持つとするなら、結局のところ被検者の数だけ分母が異なることになってしまう。そうなっては話は進まないので、できるだけ差異を捨象し共通性を前面に出して、一般的に論じうる範囲で論じるのである。
　このような共通分母の意味で、統合失調症や自我構造一般を科学的に論じることは可能である。しかし、唯一一回性に焦点を当てた問題に対する問いは、繰り返し述べたように科学的な問いとはなりえない。どのような事象も、科学的に接近可能な客観性を帯びた側面と、個別特異的で唯一一回性の特徴により原理的に科学的接近が不可能な側面とを両極とするどこかに位置づけ

られる。脳も心も前者の割合が大きいほどそれに応じて科学的接近が可能となり，後者の割合が大きいほど科学的接近は困難となる。

V 症状と脳過程

　意識ある人は誰でも自分の心を実感している。しかし，脳は実感できない。脳は教育を通して知識として獲得される概念であり事物である。実際に，それを手にとって実感できるのはせいぜい脳外科医くらいであろう（それも他人の脳だが）。その意味で，脳とは対象 object であり，だから客観的 objective に接近可能な対象である。他方，心は，客観的に接近可能な側面と，以下に述べるように科学的接近が原理的に困難な（場合によっては不可能）主観的 subjective 側面の両方を有している。

　精神症状学は，身体症状，認知・行動異常および精神症状からなる。とりわけ，健忘など認知障害と行動異常を別にした狭義の精神症状は，当事者にとっての主観的体験の言表をもって初めて同定されうるものであり，これを欠いた精神症状学はきわめて貧弱なものになってしまう。内的体験は言葉によって語られる心の反映である。幻覚や妄想，自我体験の異常などが，その典型的なものである。それらは，間主観的に許容された個々人の内的体験様式からずれているがゆえに，症状として同定される。だから精神症状は，意味の次元でつまり心の次元で確定される。

　ところで幻聴が聞こえる場合，聴覚皮質で活動水準の亢進の起きることが知られている。実際に音を聞いても，メンタルイメージでメロディーを想っても，対応する皮質活動の興奮がみられる。このような中枢神経系の活動の変化は事実の次元にある。この事実の次元における解明は，脳内イメージングによる巨視的な動態構造の研究や，皮質コラムのような神経回路網の研究さらには神経伝達物質のレベルにまで及んでいる。しかもミクロのレベルでは，神経伝達物質やレセプターは，その多寡や有無の違いはあるにせよ，幻聴を聞く人の脳も健常者と同じ神経薬理学的な法則に従っているという意味で"正常"な働きをしている。いわばミクロのレベルでは異常も正常もなく，

それぞれのレベルでの物理化学生物学的法則に従っているだけとなる。

このようにマクロにおける症状に対応するものを，ミクロにまで求めてゆくとどこかでその意味が蒸発してしまう。このように意味体験は，そのつどすでに脳動態に織り込まれているはずでありながら，物質レベルの説明のみで人格レベルのストーリーを組み立てることは現在のところなしえていない[1]。これは，Humeによって初めて明確に述べられて以来未解決のままである"事実からどうして価値（意味）が生じるのか"（あるいはその逆も）という問題と同じである。脳動態の研究（事実）から，それに対応する心（意味）を紡ぎ出すことも，同様の問題構造をなしている。

他方，ミクロの物質レベルを括弧に入れて，発病状況とそこに現れている精神症状との間に何らかの意味連関を見いだすことは，心の水準においては可能である[18]。実際，Schneider[26]もいうように，妄想の発生は理解できないが妄想の内容は了解できるのであるから。

VI 脳と心の可塑性と精神障害

精神障害は，とりあえず"外因性"（器質性を含む）精神障害と"内因性"（または"機能性"）精神障害とに大別され，前者では主として認知障害と行動異常が，また後者では主として行動異常と狭義の精神症状（病的体験）が問題とされる。

"外因性"精神障害，とくに器質性精神障害（たとえば健忘症状群，さまざまな亜型の認知症など）の場合には，主たる臨床症状である認知障害と行動異常は，これに対応する脳病変との関係が，神経心理学的手法を用いて，個人を超えた現象として，かなりの再現性をもって確認されている[9, 11, 12, 15, 16]。しかし脳は独立変数として，単に特定の病変によって特定の認知障害や行動異常をきたすだけではなく，発達過程でさまざまな外的要因の影響を強く受け，心理・社会的要因も含めた環境が適切な場合に初めて健常な姿で形成されることも知られている[10, 11]。さらにこの種の精神障害でも出現しうる幻覚・妄想・人物誤認などといった狭義の精神症状となると，事はそれほど簡

単ではないことも繰り返し指摘されており、仮に幻覚や妄想という体験様式には何らかの再現性があるとしても、その一回性が問題となる体験内容までもが、歴史と状況のなかに生きる個人を超えたものか否かということになると、必ずしも見解は容易には一致しないことになる[12〜16, 28]。

　次に"内因性"精神障害では、向精神薬を摂取することで、心が変わると同時に脳も変わる。薬は、神経伝達物質やその脳内レセプターのような神経科学的なメカニズムに変化を引き起こすことで、脳が変わり心が変わる。他方、適切な精神療法も、たとえば、抗不安薬の使用と同じくらいに不安を緩和させることがあるが、その場合も同時に脳にも対応する変化をもたらすはずである。このことは、精神療法も薬物療法もともに心と脳の双方の可塑性に働きかけていることを意味している。だから内因性精神障害も、まさに心脳相関の真っただ中において生起している。とりわけ、分裂病における症状の可塑性は、Schneider[26]によっても注目されていた。だからこそ、心因性でもないのに精神療法が、外因性でもないのに薬物療法が、併用されるのである。このように内因性精神障害もまた、心身相関を通じて基礎疾患が基本的変化を被るという意味において、それを広義の心身症ととらえることができる。

おわりに

　心脳問題の整合的理解はいまだ得られていない。脳研究は、同一性と再現可能性を前提にした科学的手法に従っている。他方、心の研究は、科学的に接近可能な客観的側面と、それを許さない主観的側面を含んでいる。とりわけ、唯一一回性の意味への問いに対しては、解釈的接近はできても科学的接近は、原理的に不可能である。その意味で、心はすべて科学的に解明できるとは限らない。しかし、その心に対応する脳の状態を研究することはできる。精神障害に対応する脳過程の研究も、そのときどきの科学技術的制約の範囲内で可能である。しかし、脳研究によってはカバーしえない、心の研究領域が存在する。たとえば、当事者として病のもつ意味を自らに問うこと、がそ

れである。精神障害においても，科学的に接近可能な病一般とその人だけに固有の病の意味とが，いつも一人の個人において密接不離に重畳し合っているのである。

文　献

1) Bieri P : Pain ; A case study for the mind-body problem. Acta Neurochir Suppl (Wien) 38 ; 157-164, 1987.
2) Bieri P (Hg): Analytische Philosophie des Geistes. Neue Wissenschaftliche Bibliothek, Athenäum, 1993.
3) Blankenburg W : Zum Leib-Seele-Problem in der Psychiatrie. Aspekte des Leib-Seele-Problems, Bühler KE (Hg), pp.207-222, Königshausen & Neumann, Würzburg, 1990.
4) Bunge M : Causality. The Place of the Causal Principle in Modern Science. Harvard University Press, Cambridge, 1959.（黒崎宏訳：因果性——因果原理の近代科学における位置．岩波書店，1972.）
5) Bunge M : The Mind-body Problem ; A Psychobiological Approach. Pergamon Press, Oxford, 1980.（黒崎宏，米澤克夫訳：精神の本性について——科学と哲学の接点．産業図書，1982.）
6) Carrier M, Mittelstra βJ : Geist, Gehirn, Verhalten. Das Leib-Seele-Problem und die Philosophie der Psychologie, de Gruyter, Berlin, 1989.
7) Delacour J : Le Cerveau et l'Esprit. Presses Universitaires de France, Paris, 1995.（須賀哲夫，中村祐子，中島欣哉訳：脳はこころである．白水社，1997.）
8) Goller H : Emotionspsychologie und Leib-Seele-Problem. Kohlhammer, Stuttgart, 1992.
9) 濱中淑彦：心とからだ．飯田真ほか編：岩波講座・精神の科学 1，pp.123-176，岩波書店，1983.
10) 濱中淑彦：神経心理学における最近の 2, 3 の基本的問題をめぐって——脳のエコロジー，Broca 領野と中心回の失語学的意義，非流暢性の概念．総合リハビリテーション 13；19-28，1985.
11) 濱中淑彦：臨床神経精神医学——意識・知能・記憶の病理．医学書院，1986.
12) Hamanaka T, Suzuki Y, Kato T, et al. : Methodological problems

in psychopathology ; Capgras syndrome. Psychiatry ; A World Perspective, Stefanis CN, Rabavilas AD, Soldatos CR（ed）, Vol. 1, pp.352-359, Elsevier, Amsterdam, 1990.
13) 濱中淑彦，河合逸雄，三好暁光編：幻覚・妄想の臨床．医学書院，1992.
14) 濱中淑彦：自然科学的医学と人間学的医学をめぐって．第43回京都フォーラム「将来世代における生命と癒し」講演，1995.
15) Hamanaka T : Neuropsychologie in der Psychiatrie. 150 Jahre der Psychiatrie ; Das Jubiläumswerk der Deutschen Gesellschaft für Psychiatrie und Nervenheilkunde, Peter UH, Schifferdecker M, Krahl A（Hg）, Bd 1, pp.481-487, Martini-Verlag, Köln, 1996.
16) 濱中淑彦：総論．神経心理学と精神医学．鳥居方策，浅井昌弘，鹿島晴雄ほか編，pp.1-32，学会出版センター，1996.
17) 廣松渉：心身問題．青土社，1994.
18) 生田孝：精神医学の立場から見た心身問題——薬効との関連において．臨床精神病理 15（3）；287-298，1994.
19) 黒崎宏：因果性．現代科学思想事典．伊東俊太郎編，pp.38-41，講談社，1971.
20) 宮下保司，下條信輔編：脳から心へ——高次機能の解明にいどむ．岩波書店，1995.
21) 茂木健一郎：脳とクオリア——なぜ脳に心がうまれるのか．日経サイエンス社，1997.
22) Penrose R : The Emperor's New Mind. Concerning Computers, Minds and the Laws of Physics. Oxford University Press, Oxford, 1989.（林一訳：皇帝の新しい心——コンピュータ・心・物理法則．みすず書房，1994.）
23) Russel B : Mysticism and Logic and other Essays. George Allen & Unwin, London, 1917.（江森巳之助訳：神秘主義と論理．みすず書房，1959.）
24) Ryle G : The Concept of Mind. Hutchinson, London, 1949.（坂本百大，宮下治子，服部裕幸訳：心の概念．みすず書房，1987.）
25) 澤口俊之：「私」は脳のどこにいるのか．筑摩書房，1997.
26) Schneider K : Psychiatrie heute. Thieme, Stuttgart, 1952.
27) Shaffer JA : Philosophy of Mind. Prentice-Hall, Englewood Cliffs, 1968.（清水義夫訳：こころの哲学．培風館，1971.）
28) 高林功，吉田伸一，山田敦朗ほか：老年期痴呆における人物誤認について．精神医学 39（7）；721-728，1997.
29) 養老孟司：考えるヒト．筑摩書房，1996.

パッションについて

15
精神医学の動向および随想

　2005年春から研修医が精神科に回ってくるようになった。短い1カ月の研修の中で何か他科（身体科）と異なる精神科の独自性を少しでも感じ取ってほしいと思い，そのつど思うまま適当な話題を提供してきた。その中から以下に1つ取り上げてみよう。

　研修医に「パッションとはどういう意味かな？」と問うと，「聞いたことはあるけれど，何ですかね」と答える人もいる。しかしかなりの研修医は「情熱です（か？）」と答えてくれる。そう，情熱である。パッション・フルーツのパッションであり，お笑い芸人の芸名「パッション」である。しかし，パッション passion〔英，仏〕，Passion〔独〕に，それとは異なる，それどころかまったく逆の意味があることを知る研修医は少ない。

　クラシック音楽に知識のある人は「パッション」と聞くと，即座に（キリストの）「受難劇」のことを思い浮かべる。なぜパッションが受難となるのだろうか。情熱と受難とは，何かしら相反しているように見える。さらにパッションには，「苦難，苦悩，受苦さらには病苦という意味もあるのだよ」と伝えると，一様にみな困ったような表情を浮かべる。プラスの情熱のイメージが，マイナスの苦悩のイメージと衝突してしまうのであろう。

　そもそも患者 patient〔英〕，Patient〔独〕の pat も，英文法の受動態を意味するパッシブ passive の pass も，それどころか医学の基本学である病理学

pathology〔英，仏〕，Pathologie〔独〕のpath もパッションと関係しているのであると言ったら，驚かれるであろう。

　では順次，説明していこう。これら共通の語源は，ギリシア語で「被ること」を意味する名詞 pathos（これから pathos〔英，仏〕，Pathos〔独〕が生じた），およびそれに対応するラテン語の「被る」ことを意味する動詞 *patior* に由来し，この名詞形が *passio*（これから生じたのが英仏独語 p（P）assion）なのである。だからこれら共通の語意は「被ること」である。実際，パッションはPassion として直接ドイツ語に取り入れられているが，（漢語に対する日本のやまと言葉のように）ゲルマン語では動詞 leiden が用いられ，これも「被る」ことを意味する。この leiden の名詞形は2つあり，動詞の名詞的用法 Leiden は「被ること，苦悩，受苦，病気」などの意味を有し，その名詞形 Leidenschaft は「情熱，情念」などを意味している。つまりここでも，先に述べたパッションのマイナスとプラスという相反する意味の対応関係が存在する。他方，英語で「被ること」は suffering が用いられることが多いが，これはおもに苦しみや苦難の意味で用いられている。

　ギリシア語由来のパトスは，ちなみに英語では pathos となりそれは「哀感，ペーソス，（芸術）パトス」などと日本語訳されているが，フランス語の pathos は比較的悪いニュアンスを有し「悲壮感，誇張的言辞」という意味を持つが，またドイツ語の Pathos は上記 Leidenschaft と同義に用いられることが多い。これら欧米語共通のパトスのより深い意味としては，特定の集団・民族・時代・地域などの思想・習慣・道徳などを特色づける規範を意味するエトス ethos との対比として，文化・芸術領域における個人的な情動的衝迫を意味するパトス pathos がその基底に深く存在している。

　以上ここまでのことをまとめおくなら，path と pass はパトスとパッションの語幹に由来することを確認しておこう。

　これで本論に入る準備が整った。鍵は共通の語義である「被ること」にある。古代ギリシアにおいて，食事を取ろう，トイレに行こう，友人を訪ねよう，今から買い物に行こうなどのような日常的な行動の意志は，現在もそうであるようにそれらを思う本人に帰属されていた。ところが本人の人生の軌跡を運命的に変えてしまうような，しかも本人のそれまでの意志行為からは

想像もつかないような言動の責任の帰属先は本人にあるのではなかった[2]。たとえば，普段温厚な人が突然激情に駆られて人を殺すに至ったり，またある人が美しい女性に一目ぼれしたりするようなことは，通常その人の意志行為とは見なされなかった。というのは，当時多神教が信じられていたギリシア世界においては隅々までにギリシアの神々がいて，しかも気まぐれに人間世界に介入してはいたずらをしていると考えられていたからである。だから人間のそのような激情や恋情は，怒りの神や恋の女神によって人の心に突然「ふ～っと」吹き込まれてしまったものと考えられていたのである。まさに人のハートが恋のキューピッドによって愛の矢で射抜かれるように，それは晴天の霹靂である。だから災難や事故に見舞われること，戦没すること，天変地異に遭遇したり病気に罹患する場合でさえも，神々が人間に下した神意と受け取られていたのであった。神慮であるがゆえに，有限の存在に過ぎない人間は神の無限の神意を推し量ることさえできない。だから神はいつでもどこでも何でもできたのであった。実際そのような神意をめぐる人間の葛藤は，地域は違うにせよ同時代の旧約聖書の中のヨブ記において顕在化している。

　このような神が人に何かを吹き込むことは，（ラテン語 inspirare に由来する）インスピレーション inspiration にも見ることができる。現代人は，何かのアイデアを思いつく場合，その営為をその人個人に帰する。だからこそ誰それの発明や特許という考えが生じる。しかし，inspire とは外から内に「息を吹き込む」ことであり，だからその逆は「expire 息を吐き出す」である。つまりアイデアさえも，本来は神が人にある種の霊感を吹き込んだ結果であり，超個人的現象として理解されていたのであるが，それが今やその人個人に帰属されてしまうまでに世俗化されて（堕落して）しまったのである。

　このように神が人の人生を一変させるような運命をもたらす場合，人間の側から見ればわれわれはその運命を直接的に「被ること」ことに他ならない。この視点から見直すなら，プラスに被る意味の系譜から「熱情，情熱，愛着，情念」などの意味が生じ，マイナスに意味を被る意味の系譜から「受難，受苦，苦悩，病苦」などの意味が生じたのである。だから passion は情熱であると同時に受苦を意味し，病理学 pathology は「patho 病のlogy 学」なのであり，受難劇は Passion であり，受動態が passive であることも，それどころ

か患者 patient とはまさに「病を被る人」ということにより二重（やまい，こうむる）の意味でそうであることも理解されるであろう。

　先のドイツの大統領であった Richart Carl von Weizsäcker がもっとも尊敬していた高名な叔父 Viktor von Weizsäcker は，ドイツ神経学会（ここでの神経学は Neurologie のことであるが，それは日本語では神経内科に対応し，「神経内科」は和製の言語新作であって，日本神経内科学会なる団体は存在せず，日本神経学会がそれに該当）の泰斗であり，またあくまでも臨床に根ざした医学哲学者として医学的人間学 medizinische Anthropologie を提唱したことでも知られている。そのもっとも有名な著書『ゲシュタルトクライス Gestaltkreis』3) において彼は，パトス的範疇という概念を提示した。

　このパトス的範疇とは，われわれ人間のみならず生物／生命 Leben のあり方は，「存在的なるもの Ontisches」であると同時に「パトス的なるもの Pathisches」であるということに由来する。実際，われわれは客体的には事実的次元において「今ここに存在するもの Dasein（現存在）」であるとともに，主体的には価値的次元において「まさに何かをなすべき存在 Sosein（当為存在）」でもある。ここでは詳述しないが，この二元性は，人間のみならず，生物一般，たとえば，鳥の帰巣本能やアメーバの傾光性，さらには生命現象一般にもいえる。

　このパトス的なるものとは，生物学的存在（生命）が単に存在物としてあるのみならず，「したい Wollen」，「しうる Können」，「してもよい Dürfen」，「すべきである Sollen」「せねばならぬ Müssen」というドイツ語の5つの助動詞が適用されうる状況における主体の決断に課せられているような生物学的生存の側面をいい，また同時に生きものの不確定な側面を表している。このような生命活動の領域を Weizsäcker は，パトス的範疇と呼んだ。パトス的範疇が問題となるのは，とりわけ危機 Krise においてである。真の危機においては決断自体が決断するのであり，決断が端緒であり始原となる。そしてまさに主体／生命が，事態を，世界を「被ること」において，自由と必然の間において「したい」，「ねばならぬ」，「しうる」，「すべきである」，「してもよい」の範疇が展開されるに伴ってパトス的なるものがはっきり輪郭づけられてくる。

医学をどのようにとらえるのかについては長い論争の歴史があるが，現在において圧倒的に優勢な立場は「医学は科学である medicine is science」というものであろう。しかしこれをドイツ語で表現すれば「Medizin ist Wissenschaft」となる。この Wissenschaft は科学とも訳されることが多いが，本来はそれよりももっと広い意味を有しており直訳すれば「知（智）であること」であり，語意としては学問に近い。つまり Wissenschaft は，科学をも含みさらにそれ以外の学問的対象をも射程に含んでいる概念である。生命現象に関して科学 science は存在論的対象として，つまり客体としての生命を対象として客観的に研究する（ちなみに客体，客観，対象も欧米語では object/Objekt でありみな同一）。しかしながら科学は，たとえば病気に罹患したときに主体が魂の底から発せざるをえない問い，つまり「なぜ，（他の人ではなくて）他ならぬこの私が，（他の時ではなくて）今，（他ならぬ）ここにおいて，（他ならぬ仕方ではなくて）このような仕方で苦しまなければならないのか」が生じる。しかしながら科学 sciecne は，このような根源的問いに決して答えることはないどころか，答えることさえも不可能である。なぜなら科学は，再現性のある現象しか論じることも検証することもできないからである。しかるにこの「私」は，全宇宙の歴史において唯一一回性の刻印を帯びた現象であり存在である[1]。なるほど「平均的私」や，たとえば「癌発病後の抑うつ状態について」を，客観／客体／対象的に研究することはできるであろうし，それこそが科学である。しかし時間的にも空間的にも世界に一つしかないこの「私」や「この私が癌を発病して抑うつ状態に陥ったこと」の意味を，科学的に研究しても必ずしつくせない残余がある。それらは，唯一一回性の独自性を持った主体としての主観的在り方に属するものであり（ちなみに，主体も主観もともに subject/Subjekt），それらに対して客観的記述はできず／なしえず，できるのは固有記述 Ideographpie でしかないからである。まさにこの生命それ自体の固有記述的 ideographisch 側面こそが，パトス的なものなのであり，パトス的範疇なのである。そしてそれは，決して科学 science の範疇とはなりえないのではあるが，しかし知の範疇に属する学問 Wissenschaft の対象なのである。この意味において筆者は，「医学は科学 sciencie である」という狭い立場には拠らず，むしろそれを包摂する「医学は学問 Wissenschachft」であるとの立場に拠る者である。

後者である限り，(たとえ答えの無い果てしない問いであろうとも) 病の主体にとっての根源的意味を学問的に問う営為が成立しうるのである。

実際，上記 Weizsäcker は，晩年パーキンソン病に冒されたその病床において，絶筆『パトゾフィー Pathosophie』[4] を書き終えてその生涯を終えた。パトゾフィーの sophie とは哲学 Philosophie (philo は愛すること，sophie は知，哲学とはつまり「知を愛すること」) の sophie と同じであり，patho とは今まで述べてきたことから理解されるように，情熱，パトス，苦悩，受苦，病苦，病をも意味する。彼は，生涯をかけて，パトゾフィー＝「こうむること／やまいの知」を追い求めたのである。

このように自然科学としての医学は，コインの一面に過ぎず，それと同じくらい深く広大な領野がその裏面に存在している。コインの裏面は，自然科学ではないとしても，学問としての医学には属しているのであり，そこにこそパトス的なるものとしての医学が位置している。精神医学もまた，自然科学としての身体学とパトス的範疇としての精神学という二本の柱に支えられて学問として成立しているのである。

文　献

1) 生田孝，濱中淑彦：XI. 脳と心の関係について　A 精神医学の立場から. 臨床精神医学講座第 21 巻　脳と行動. pp.226-232, 中山書店, 1999.
   [本書第 14 章]
2) Snell, Bruno (新井靖一訳：精神の発見. 創文社, 1974.)
3) Weizsäcker, Viktor von (木村敏, 濱中淑彦訳：ゲシュタルトクライス. みすず書房, 1975.)
4) Weizsäcker, Viktor von (木村敏訳：パトゾフィー. みすず書房, 2010.)

「好意」とは「敵意」なりしか

16 精神医学の動向および随想

　最近の医療関係のキーワードの一つは,「ホスピタリティ hospitality」であろう。その意味は, 相手に対して親愛の情をもって接する態度とでもいえようか。だからわれわれは, ホスピタリティの心をもって仕事に励むべきとされている。ところが, それとはまったく逆の意味をもつ「ホスティリティ hostility」(敵意, 敵愾心) もまたホスピタリティと語源的には同根であることをご存じであろうか。極端に言えば, 好意＝敵意というわけである。であるなら, ある意味において「患者に好意をもって接すること」＝「患者に敵意をもって接すること」と言えなくもない。それならば, 患者に敵意の心をもって接しても良いのであろうか。そのことについていささか論じてみよう。

　ところで, 同じ言葉なのに反対の意味を持つ言葉がいくつか知られている。以前にパッションという言葉をあげて, それが, 一方では情熱を意味し, 他方では受難や苦悩さらには病気を意味することを述べて, その相反する意味連関を論じたことがある[3]。横道にそれるが, パッションと類似のもう一つの例を取り上げてみよう。

　それは, アフェクション〔英, 仏：affection, 独：Affektion〕である。このアフェクションは, 英仏独語において意味の違いはほとんどなく, この言葉も一方では, 病気あるいは疾患の意味が, 他方では好意や愛着の意味があ

る。前者がネガティブな意味なら，後者は明らかにポジティブな意味を有している。どうしてこのような両極端の意味を同一の言葉アフェクションは持っているのであろうか。パッションを論じたときに，その共通の語義として「被ること」を取り上げたが，それと同じ論法がここでも通用する。

アフェクションに共通の語義は，主体が「襲われること，犯されること」にある。実際，動詞アフェクト〔affect, affecter, affektieren〕には，「襲う，犯す」という意味がある。マイナスの意味で人が襲われるものの典型は，身体においては病気であろう。病気は，待ち望んだから来るわけではない。それは，誰にとっても忌避すべき招かれざる客であるが，ある日突然に，あるいは徐々に，密かに，自分の身体へ我が物顔に押し入り，占拠し，乱暴狼藉を加え，最悪の場合には命さえも奪ってしまう，人間にとって命の極北である。その意味で，「襲われること」が病気を意味することはわかりやすい。だからこそその名詞アフェクションには，病気や疾患の意味があるのである。

他方，情動のレベルで主体がプラスに「襲われること」は愛であり，激情であり，感動であろう。それらは，自分の自由意志で随意的に操作できるものではない。それらは主体の外からやって来て，その人の持っている内的な何かと呼応しながら，心を情動の嵐の中に巻き込んでゆく。その意味で，名詞アフェクト〔affect, Affekt〕には感情，情動，興奮の意味が，名詞アフェクション〔affection, Affektion〕には（先の病気，疾患の意味とは対極的な）好意，愛着，愛情の意味が出てくるのである。このようにして，アフェクションとパッションでは，同形の議論が展開でき，一見すると相反する語義が同じ言葉から出てくることが，それなりに理解できるであろう。

この辺で本論に戻ろう。敵意を意味するhostilityと相手に親愛の態度を示す意味のhospitalityとが，もともとは共通の語源を有していたということはどういうことなのであろうか。ここでも相反する意味の「敵意」と「好意」が同根であることは，一見すると理解しにくい。そもそもホスピタリティhospitalityは，病院hospitalや，ターミナルケアにおけるホスピスhospis, ホテルhotel，ユースホステルのホステルhostelあるいは相手をもてなす主人としてのホストhost（さらにはその女主人であるホステスhostess）などと

同じ語源を有し，もともとはラテン語で客を意味する *hospes* に由来している。主人 host は，もともとは客 gest の意味を有していたのだが，そこからその客をもてなす人という意味が派生した。日本においてホステス hostess は，水商売に従事する女給（これもまたすでに古語・廃語の類であろうが）の意味にまで零落してしまったが，それでもいまだにもてなすという意味を保ち続けている。他方，敵意 hostility やその形容詞 hostile は，ラテン語源で敵を意味する *hostis* に由来する。

ところが語源辞典[6]に拠ると，不思議なことに後代には限局化されて敵を意味することになった *hostis* と，客を意味することになった *hospes* は，古典古代においてはほぼ同じ語義を有し，両者ともに「客や見知らぬ人あるいは敵」を意味する言葉としてラテン語で使われていた。ところが，ほぼ西暦紀元 30 年以降になって，*hostis* から「客」の意味が徐々に失われ，「敵」の意味に語の使用が限局化されるようになっていった。それに呼応するように *hospes* が「客」の意味を占有するようになり，両者の間に語義の棲み分けが行われるようになったというのである。

これで歴史的経緯はわかったとしても，「客 guest －見知らぬ人 stranger －敵 enemy」という現在から見るとまったく異なる概念が，はるか昔にどうして同一の *hospes* や *hostis* で表記されていたのであろうかという疑問が生じる。現代人から見るなら，客と敵では，あるいは好意と敵意では，まったく相反する意味しか持ちえない。さらに，その両者になぜ見知らぬ人が関係するのかを考えているうちに，三題噺つまりトリロジー trilogy が浮かんできたので，以下に述べてみよう（なお，鷲田[7]も別の観点からこれについて論じている）。

中近東に生きる砂漠の民ベドウィン族には，砂漠で出会うどんな見知らぬ人に対しても自分たちの客人として最大の敬意でもてなすという不文律の伝統（砂漠の掟）があり，これは民族の知恵であるという話をどこかで読んだことがある。もしそうだとすれば大変に麗しい伝統ではあるが，物事の裏にはたいていそれなりの合理的理由があるものである。たとえば，次のような状況を想定してみよう。ある人が砂漠で遭難したとする。その人が砂漠をさま

よい，水と食料を求めて偶然にある隊商（キャラバン）と出会った。そのとき隊商もまた砂嵐に巻き込まれてしまったあとで，目的地到着が大幅に遅れて水も食料もカツカツの状態であった。その場合に隊商の長は，偶然に出会った遭難者（それは1人でも数人でも構わない）を，邪険に見捨てるべきであろうか（hostility），あるいは慈悲深く救うべきであろうか（hospitality）。

　もし見捨てたならいったいどうなるであろうか。隊長が「われわれの分さえおぼつかないのに，見知らぬあなたたちに分け与える余裕はない」と拒絶したら，遭難者は座して死を待つしかない。彼（ら）にしてみれば，見捨てられたら死ぬこと必定であり，どうせ死ぬなら隊商を尾行し，夜陰に乗じて水と食料品を求めて急襲でもするほかに生き延びる術はないであろう。飢死でも戦闘死でも死ぬことは同じであり，それどころか襲って万が一に活路が開けぬでもない。100％の死よりも，1％であっても生の可能性にかけて，駄目もとで死を賭して襲うのが人の心ではないだろうか。

　他方，隊商にしてみれば，見捨てた後で襲われる危険を残すことは，そしてそれによって幾ばくかあるいは甚大な被害を受けることは，リスク管理上きわめて好ましくない事態である。であるならば隊長は，遭難者を（ホスピタリティの心をもって）あたたかく迎え入れ，最大限の好意をもって相手を客 guest として遇するべきであろう。私ならば，正直に「今このキャラバンは○人からなるが，予定が大幅に遅れてしまっており，しかも水も食料もこれしかないが，砂漠で出会ったからには，袖振り合うも多生の縁，少ない水と食料を皆で分かちあってお互いに協力して目的地を目指し，生き延びましょう」とでも言って，大袈裟に連帯の挨拶をするであろう。ことここに至れば，遭難者がたとえ怪しげな者や盗賊であったとしても，砂漠の中で争って流血の惨事を招くよりは，両者ともに一致団結協力しあって次のオアシスを目指すのではないだろうか。まさに最大の好意は最大の敵意によって裏打ちされるのである。

　なお本多[2]は，砂漠の旅で飢餓に苦しむ敵が救いを求めてきた場合におけるベドウィンのホスピタリティを，一種の慣習法（不文法，砂漠の掟）ととらえ，それに背離することは敵に対する侮辱である以上に，本人自身の重大な面目失墜になるがゆえに，それに命をかけることさえありうるという，筆

者の論旨とは別の文脈で読み解いていることも興味深い。

　私は以前ドイツに住んでいたことがあるのだが[4]，そこでは大都会は別としてちょっとした小都市や田舎に行くと，通りすがりの見知らぬ人同士が，お互いに「やあ」とか「おはよう」などとよく声を掛け合い，その頻度は日本の田舎よりはるかに多いように感じられた。とりわけエレベーターでは，見知らぬ人同士ほとんど必ず「こんにちは」などと何か一言挨拶を交わす。このことは，お互いに見知らぬ状況でそれぞれが敵対的ではないというサインを，挨拶として出すからだという。だから日本人が得意な沈黙ほど気味悪がられるものはない。都会でも個人商店に入るときは必ず「こんにちは」を，出るときには「さようなら」を言って出るのであるが，日本人は無言で入ってきて黙って立ち去る人が多いため，違和感や奇異の念を抱かれることがある。少しの挨拶がお互いの警戒感を和らげるのである。

　そもそもよく知り合った間柄同士では，たとえば，家族や友人では，「主人と客」の関係は成立しえない。ある程度未知の部分があるからこそ客なのである。その未知の部分が最大限に広がった人が，見知らぬ人 stranger である。ある意味において，見知らぬ人は，異人であり，稀人である。彼らは，不気味であり，危険性を内包している。そのような人と接触しなければならないとしたら，どうしたらよいであろうか。敵意で対すれば行き着くところ争いから殺し合いとなり，お互いに損害を被ってしまうであろう。そうであるなら，褒め殺しならずとも接待攻勢で行くのが，危機管理の点から見れば多少の出費はあるにせよ，きわめてマキャベリ的（功利的）なやり方ではないだろうか。そのときに，もてなす人は主人 host となり，もてなされる人は客 guest となることで，両者の関係性に一定の間だけは平穏がもたらされる。

　このように見ると，慇懃無礼の意味も理解しやすい。同様に，ホスピタリティの甘い衣をまとわせて患者をわざわざ「患者さま」と呼ぶ態度の背後にも，むしろ医療者の患者に対する敵意 hostility と迎合心を感じ取るのは，あながち私の歪んだ見方に過ぎないとはいえないであろう。実際「患者さま」という呼称は，医療倫理的にも医師患者関係においても非常に多くの問題点を内包しており，とりわけ患者の自己愛的態度と医師の患者に対する逆転移

から必然的にもたらされる弊害を論じる視点もある[5]が，本論ではこれ以上立ち入らない。

　以上の説明から，最大の好意は最大の敵意の裏返しであり，両者はコインの両面のように表裏の関係にあることが，よく理解される。だから，相手にホスピタリティの心で接しつつ，「私はこの人に敵意をもって接している」のかもしれないという視点をも持つことで，もてなしの状況を重層的に複眼的にとらえることができる。そして，両者の見方を自覚的に相互交換することで，だまし絵からもう一つの新たな図柄が浮かび上がってくるように，同じ事態を相互参照的なパースペクティブのもとで相対的に見直すことができるようになる。言い換えれば，状況把握における認知的かつメタ認知的な複眼的視点の勧めである。

　フロイト[1]は1910年に，古代の原始言語において同じ言葉が相反する意味を表現していることに注目した。たとえば，ある一つの言葉が，〈強い〉と同時に〈弱い〉をも意味しているような事態をいっている。同一の単語で，ある意味と，その否定という手段をいっさい用いずにその正反対の意味も表現していたというのである。このような単語は，現代日本語でも見いだされており，了承とその反対の拒絶をも意味する「結構」などがそれに該当するが，われわれはその意味を文脈や状況，語調や発話者の態度などによって判断することで，ほとんどその識別に困難を来すことはない。

　このような反対の意味の共存の根拠についてフロイトは，以下の2点で注目している。一つは無意識の過程において，「否定 Negation」はそもそも存在しえず，たとえば夢においては対立するものも矛盾するものも無視され，一つのものとしてまとめられて，ないしは一つのものとして現れてくるということである。この場合，相反する意味が一つに融合し合体することになる。実際，夢の奇想天外さはこれに拠るところが大きい。もう一つの論点は，ある概念が，たとえば，〈強さ〉は〈弱さ〉との対比において初めて意味の差違化が起こってくるということである。「すべての概念はその反対概念の双子の片割れのようなものだから，そもそも，ある概念が最初に考え出され，それが他人に伝えられ，その他人もその概念を考えようと努めるなどということ

が可能となったのは，反対概念を物差しとしてその概念を測った結果に相違ない」のである。「〈強さ〉という概念を手に入れるためには，〈弱さ〉との比較が絶対に必要だったから，〈強い〉という意味の単語も，〈弱い〉という概念を想起することによって初めて生まれたのであって，もともとこの後者をも同時に含んでいたのだ。本当を言うと，〈強い〉という単語は，〈強い〉でもなければ〈弱い〉でもなく，この両概念の関係および区別を意味していたのであり，両概念にとっては，この区別こそ等しくその生みの親だったのである……」，「つまり，いちばん単純でいちばん古いこれらの概念を手に入れるにあたって人類は，反対概念との対比という方法を取るほかなかったのであって，そのあとで徐々に，対立概念のそれぞれを区別し，意識的に反対概念と対比しなくても，一方の概念だけを考えることができるようになった」のである。

　そんなことを考えていたら，病院存在の不思議な意味が迫ってきた。病院に働く人にとって，病院は一つの職場であり，だから日常に過ぎない。しかし病院に縁のない一般庶民にとって，病院ほど両価性を帯びた場所はない。病院は不夜城である。真夜中も煌々と電気がつき，そこでは怪我人や重病人が運び込まれ，無影灯の光に照らし出されて内臓が露出しメスが入れられる。集中治療室では何本ものチューブが身体につながれて，人工呼吸器やモニターが作動している。他方，産室では，次々に産声が響き新たな命の誕生を告げる。その喜びに病院の玄関に駆けつける人の背後では，病院の霊安室からひっそりと遺体を乗せた車が遺族とともに出てゆく。現代の先端医療の多くは，一般庶民にとってもはや理解困難なある種の魔術性さえ帯びて感じられる。だからといって死者を復活させるほどの威力はいまだ持ちえない。病院は生と死の両極的事象が劇的に顕現する神秘的な場なのである。
　病気や怪我のときに病院は健康を取り戻す希望の城となる。しかしそれがもはや回復可能な点を越えたときには，死へと傾斜してゆく。実際，現代においては病院死の数が在宅死の数を圧倒的に上回っている。自宅で死を迎えることは，孤独死でもないかぎり，住宅事情，介護できる家族のマンパワー，さらには訪問看護のバックアップや看取ってくれる家庭医の存在などなくし

ては不可能であり，在宅死はいわば「贅沢な死」となってしまっている。その意味で，現代を生きている人々にとっては，死は限りなく遠く，もはや身近には体験できにくい事態である。その結果，死は遠くの世界の出来事ではあっても，自分の生きている世界の中では想定されていない。たとえ病気をしたとしても，あたかも故障した機械が修理されるごとく，無限の生があたかも続いているように考えられている。

　病院はだから現代における巨大な死の隠蔽装置としても作用している。現代の成人死亡の3分の1以上が悪性腫瘍による死である。そのような時代を迎えて，総合病院では癌などに対するターミナルケアの一環として緩和医療が花盛りである。それは終末期の疼痛ケアを目的とする意味で，病者の大いなる助けとなり，最後まで痛みに懊悩することなく最期を迎えることができる点で，刮目すべき医療の進歩といえよう。まさにホスピタリティの心である。だから緩和ケアは，死に対する敵意 hostility の顕現でもある。それは，死に敵対し，死の顕現を遷延化し隠蔽化しつつ，ホスピタリティで病者を包み込む運動でもある。しかし緩和ケアでは，それを直接的に被っている人，つまり闘病の当事者その人自身から，疼痛などの夾雑物が排除されて，純粋に自分自身の生の意味（だから死の意味）と向き合う機会が与えられることになる。一回限りの生は，一回限りの死があるからこそ意味を有する。無限の生は，死を内包せず，無限回の体験が可能であるからこそ，逆説的に体験は生にとって何の意味も有しないことになる。生の意味は死によって担保されるのであり，ホスピタリティもまたホスティリティによって担保されているのである。

文　献

1) Freud S：原始言語における単語の意味の相反性について．フロイト著作集 10．人文書院，1983．
2) 本多勝一：アラビア遊牧民．朝日新聞社，1966．
3) 生田孝：パッションについて．聖隷浜松病院医学雑誌 6(2)；1-4, 2006．**[本書第 15 章]**
4) 生田孝：マールブルクとブランケンブルク精神病理学 —— 私の留学体験記．福岡行動医学雑誌 14；23-31, 2007．**[本書第 12 章]**
5) 北村隆人：患者・患者さん・患者様．精神科治療学 17；1409-1416, 2002．
6) Partridge E：Origins. A short etymological dictionary of modern English. p.297, Routledge & Kegan Paul, London, 1996.
7) 鷲田清一：聴くことの意味．臨床精神病理 24；179-188, 2003．

あとがき

出典解題

　初出論文で用いられていた精神分裂病や分裂病の表記は，統合失調症に置き換えた。ただ第13章だけは，解説の原本が分裂病の表記のままになっているので，あえてそのままにしておいた。やはりこのような表記の置き換えに何かしら語呂の悪さを感じるのは，私が旧世代に属しているからなのであろうか。言葉を替えれば済むというものではない。看板を書き替えればおのずからその内容も変質してゆくということは，言霊信仰ではないとしても，ソシュールの言語学を待つまでもなく明らかなことであろう。何かがそれによって変わり失われてしまったのである。もちろんそれによって何か新しい質が獲得されたのではあろうが。しかし，そこには明らかに不連続が存在している。それを見すえてゆくことも今後の課題であろう。

語りと対話
1. 精神医学・対話・哲学
講座 生命, 2002 vol.6, pp.58-77, 河合文化教育研究所, 2002

　これは，木村敏先生が中心となって年に一度開催されている，河合教育文化研究所主催の第6回「臨床哲学シンポジウム」(2001, 名古屋)のメインテーマ「臨床哲学の可能性」についての講演をもとに『講座 生命』に分担執筆したものである。このシンポジウムは，精神医学の場に哲学者を迎えて，それぞれの専門領域に根ざしつつ境界的学際的なクロストークをおこなおうとするいわば

実験的フィールドである。私は当初より参加しているが、この回に話題を提供する役を引き受けた。当初は何回か名古屋で開催されていたが、より人の集まりやすい場所を求め、そしてマネジメント能力に長けた内海健氏（東京芸術大学）と津田均氏（名古屋大学）という世話役をえて、最近ではずっと東京で開かれている。この会で同じ演者をつとめた野家啓一氏（東北大学）と知り合い、二人の出自がほぼ同時期の物理学にあることを知り、その後の彼我の人生の軌跡の違いに思いを馳せたものである。

2. 語りからみた心身症
新世紀の精神科治療,第 7 巻 語りと聴取, pp.183-195, 中山書店, 2003

「語り」という視点から、心身症と身体表現性障害に焦点を当てて、Weizsätzkerの主体概念を取り入れて論じたものである。当時はEBM（evidence based medicine）が主流となり出した時代であり、それに対するアンチテーゼとしてNBM（narrative based medicine）の立場から、生活史的視点で患者の唯一一回性に注目した論考である。EBMという考え方自体が、すでに常識となってしまった（？）せいか、最近ではあまりEBMの考え方そのものが取り上げられることは少なくなっていると感じられる。

3. 家の継承を主題とする女性うつ病者について
―― 奥三河地方における考察 ――

日本社会精神医学雑誌, 7：193-210, 1999

これは私が、新城市民病院（愛知県）に精神科を開設して2年ほど勤務した間の臨床体験の一部をまとめたものである。新城市は愛知県の東奥三河地方に

位置する市とはいえ，準過疎地帯に指定されているいわゆる田舎である。私がいた頃よりさらに地域は疲弊し，何人かの後任の精神科医があとを引き継いだが，結局は赴任する人が途絶えてしまい，精神科は廃止せざるをえなくなった。さらに今では病院自体の存続が危機にさらされている。患者の通院圏には，今でも花祭などのような民俗学的に興味深い古来からの風習が根強く残っており，そこで私は初めて過疎地に生きる人々に接することで貴重な経験をえることができた。

妄想論

4. 統合失調症の妄想における確信の構造
—— 妄想と「反」常識 ——
臨床精神病理, 24：3-19, 2003

前著に収録した「妄想と隠喩」(1991)の論文以来，今日まで妄想は私の関心の中心的テーマであり続けている。本論は，われわれが拠って立っているはずの常識の無根拠さを示し，その点において常識は妄想と分母を共有していることを論じながら，その違いを認識論的に論じたものである。

5. 統合失調症における妄想の構造
臨床精神病理, 25：111-118, 2004

これは日本精神病理学会第26回大会（2003，つくば）のシンポジウム「妄想研究の新展開」でシンポジストとして発表したものである。論文4の内容も加味して妄想研究の概観を述べ，私の見解も加えた。そのため，4と重畳する点も多々あるが，そのまま収録した。

6. 妄想 ── 臨床的側面 ──
松下正明・加藤敏・神庭重信（編）精神医学対話, pp.3-18, 弘文堂, 2008

　妄想関連の論文をいくつか出すようになったせいか，以後，妄想に関する寄稿を依頼されることが多くなった。これはその中の一つである。本書は，生物学的精神医学と精神病理・精神療法の立場にある双方の研究者が，各テーマで論文を書き上げてから，それをお互いに交換して読みあったあと，さらに相手の論文に批評を加わえるというアイデアで作成された意欲的な本である。そこに私は，妄想を臨床的側面から書き，対論として氏家寛氏（岡山大学）が生物学的側面から書いている。後者への批判として私が記したものが，最後に収録されている。論争を回避したがる日本人の性癖に従わずに，かなり歯に衣着せずに書いたつもりである。

ブランケンブルク（生田訳）
7. 精神病理学的妄想研究の方法論的基本問題
臨床精神病理, 15：215-226, 1994

　これは私の著作ではない。日本精神病理学会第16回大会（1993, 京都）に招待されたBlankenburg教授の特別講演の翻訳である。この翻訳の経緯については，この論文の後記に記してあるように，結構苦労した思い出がある。この論文は，ドイツ本国では出版されておらず，彼に対する私の学恩を示す意味でもあえて収録した。なお彼の著作集が，以下のように発行されている。

　Wolfgang Blankenburg: Psychopathologie des Unscheinbaren. Pardos Verlag, Berlin, 2007

　現在この翻訳が，私も含めて彼のもとに留学した人たちを中心に進んでおり，いずれ出版される予定である。

> 統合失調症論

8. 幻聴と共通感覚
福岡行動医学雑誌, 15：75-78, 2008

　日本精神病理学会第13回大会（名古屋，1990）において発表したものである。構想自体は長く温めていたものであるが，福岡に発表の場をえて（後述）日の目を見た。共感覚現象と，それに対応する言語を超えて共通した共感覚の比喩的表現という興味深い制約構造に注目し，共通感覚の考え方も取り込んで統合失調症を論じた意欲作であると，私は思っている。

9. 私的言語から見た統合失調症体験
福岡行動医学雑誌, 16：14-29, 2009

　精神病理コロック（京都，1998）において発表したものである。この発表は多少の関心が持たれたようで，以後何人かから論文化を勧められていたが，そのままになっていた。しかしこれも，10年余りを経て福岡で活字にすることができた。発表したときの原稿にいささかの加筆修正が加えられているが，基本的構想は当時のままである。

10. 精神医学における直観の意義
―― 「統合失調症性」との関連において ――
医学哲学医学倫理, 15：1-13, 1997

　日本医学哲学・倫理学会第15回大会（東京，1996）において発表したものである。この学会は，医学部で医学概論や医療倫理，医哲学などを教えている教官たちを中心に構成されている学会である。この学会の存在を尾久裕紀氏（白

梅学園大学) から知って，以来会員になっている。この学会で翌年発表したもう一つの演題「精神医学における自由の問題について」は，前著に収められている。

> 精神医学の動向および随想

11. ドイツ語圏における精神病理学の最近の動向について
臨床精神病理, 28：189-199, 2007

　これは，「海外文献紹介」として「臨床精神病理」編集委員会の求めに応じて書いたものである。依頼を受けて1年ほどの猶予期間をいただいたので，関連する文献をあちこちから集めて読み出した。するとさらにその引用文献が気になりだし，それを集めて読んで……と，子から孫へ広がるようにどんどん読むべき論文数が増えて，暗澹とした気持ちになってしまった。そこで，とにかく締切り日をタイムリミットにして，一夏をこれに費やして書き上げたものである。机の上に山のように論文を積み上げて，ため息をつきながらノートに要旨をまとめつつ，一つ一つを片付けていった。ちょうど3番目の姉の肺がんが判明して，1カ月おき位に北海道に見舞いがてら帰省し，闘病生活を送っていた姉の横で論文を読んでいたことが思い出される。執筆は遅々として進まず，気ばかり焦っていたが，次第にドイツ語を読むスピードが上がり，それまで論文を精読しないとなかなか意味がつかめなかったのが，ざっと眼を通すことでもそれなりに大意がわかるようになったのが，私にとって最大の収穫であった。

12. マールブルクとブランケンブルク精神病理学
―― 私の留学体験記 ――

福岡行動医学雑誌, 14：23-31, 2007

　ある日突然，松尾正先生（福岡・行動医学研究所）から「福岡行動医学雑誌」に留学体験記でも寄稿して欲しいという依頼が届いた。この雑誌のことは，若くして夭折された樽味伸論文集『臨床の記述と「義」』（星和書店，2006）によりその存在を知った。同書に収録されなかった樽味論文を読みたいがために，同誌に連絡を取ったところ，その雑誌を松尾先生が主宰していることがわかったのである。おそらく九州大学の精神病理・精神療法グループの人たちによって発行されている雑誌のようだ。松尾先生は，統合失調症者の沈黙とその治療的接近について現象学的に深く考察されて，画期的な論文を書かれた（分裂病者との間で治療者自身が"沈黙"するとき，そこにもたらされるもの――現象学的治療論の一試み．神経精神誌，88: 509-538, 1986）ことで有名な方であり，かねてより尊敬申し上げていたので，喜んで書いたものがこれである。それが縁で毎年寄稿を求められるようになり，8と9が書かれた。

13. 文献紹介　自明性の喪失
―― 分裂病の現象学 ――

こころの臨床アラカルト　第22巻増刊号
「精神科臨床のための必読100文献」，pp.117-118, 2003

　これは雑誌「精神科アラカルト」（星和書店）の増刊号に掲載されたものである。ここで解説した本は，私がまだ理論物理を研究していた頃に，その原著を取り寄せてドイツ語で読んでいるうちに木村先生らの日本語訳が出てしまい，途中で訳書に乗り換えて読了した記憶がある。その後，木村先生，Blankenburg

教授のもとで学ぶことになるとは、当時思ってもみなかったが、私の精神科医としての出発点となった本の中の一冊である。

14. 脳と心との関係について
—— 精神医学の立場から ——

臨床精神医学講座, 第 21 巻 脳と行動, pp.226-232, 中山書店, 1999

　自然科学を専攻した出自を有する私であるからこそ、生物学的精神医学一色の世界は、原理的な困難を内包しているのではないかと以前から感じていた。その一端を文章化したものが、これである。本講座への執筆を濱中淑彦先生より勧められた経緯もあり、共著としてはいるが、文責は私にあるので、収録することにした。

15. パッションについて

聖隷浜松病院医学雑誌, 6：1-4, 2006

16. 「好意」とは「敵意」なりしか

聖隷浜松病院医学雑誌, 8：4-8, 2008

　2004 年より医師の卒後初期研修必修化にともない精神科も必修化されたので、初期研修医が当科にも回って来るようになった。われわれの職場は、当院が総合病院であるために身体科入院患者に対するリエゾン精神医療と精神科外来診療が業務の主体である。しかも当院には精神科入院病床がないため、精神保健指定医や精神科専門医を取得するには、大きな困難がある。そのため当院の初期研修医は、基本的には精神科医になる積もりのない人々によってしめられている。彼らの今後の長い医師生活において、当科の実習がおそらくは人生

一回限りの精神科研修になるであろうことを思うと，指導するわれわれにもそれなりの力が入るのであるが，結局のところ細かい知識や技術の伝達は短期間では不可能であり，せめてそのスピリットでも伝えられないかと思いつつ，院内雑誌に書いたものである。

両論文は，言葉の概念とその多義性について論じたものである。15では，パッションの内包する意味の多様性を論じ，16では，好意と敵意が，語源的には同根でありながら，まったく正反対の意味を帯びるようになったことを述べながら，その等根源性について論じたものである。同様の議論が，ほかの事柄においてできそうなので，今後の課題としたい。

私はすでに物理学専攻の時代に自分で論文を書くスタイルを身につけていた（10編弱ほどの英文論文を書いた）せいか，精神医学に移ってからは誰に相談することもなく一人で気のおもむくままに論文を書いてきた。最初の数年は，書いてから上司に眼を通してもらい，最後に謝辞を書くこともしていたが，何かしら面はゆく，それどころか自分の文責を他人に転嫁するような気がして，それもしなくなった。教授の校閲を経ないと対外的発表まかりならぬという封建的体制を維持している教室もいまだにあると聞くが，その意味では勝手気ままにやらせてくれた環境に身を置くことができたのは幸せであった。だから，以下に記した私の学問的師や先輩は，私が勝手にそう思い込んでいるだけのことで，諸先生から見れば迷惑なことかもしれないが，そのような緩やかな関係が今も続いていることは私の貴重な財産である。

以上をまとめるに当り，私の学問的師である木村敏先生，そして清水將之先生，先輩として現在に至るまで終始暖かく指導していただいた鈴木茂先生，精神科医としての生き方を示してくれた中里均先生，滝川一廣先生ほか諸先輩に，

同僚として10年以上にわたり私を支えてくれている堀雅博先生に，また当院において臨床の場を与えていただき精神科に格別な深い理解を示されている院長・日本病院会会長・堺常雄先生に，さらには前書に引き続き本書の刊行にもご尽力いただいた金剛出版・立石正信社長に，深く感謝いたします。

[初出一覧]

● 語りと対話
  精神医学・対話・哲学.
    講座 生命. vol.6, pp.58-77, 河合文化教育研究所, 2002
  語りからみた心身症.
    新世紀の精神科治療 第7巻 語りと聴取, pp.183-195, 中山書店, 2003
  家の継承を主題とする女性うつ病者について —— 奥三河地方における考察.
    日本社会精神医学雑誌, 7 ; 193-210, 1999

● 妄想論
  統合失調症の妄想における確信の構造 —— 妄想と「反」常識.
    臨床精神病理, 24 ; 3-19, 2003
  統合失調症における妄想の構造.
    臨床精神病理, 25 ; 111-118, 2004
  妄想 臨床的側面.
    松下正明・加藤敏・神庭重信編・精神医学対話. pp.3-18, 弘文堂, 2008
  ブランケンブルク（生田訳）：精神病理学的妄想研究の方法論的基本問題.
    臨床精神病理, 15 ; 215-226, 1994

● 統合失調症論
  幻聴と共通感覚.
    福岡行動医学雑誌, 15 ; 75-78, 2008
  私的言語から見た統合失調症体験.
    福岡行動医学雑誌, 16 ; 14-29, 2009
  精神医学における直感の意義 ——「分裂病性」との関連において.
    医学哲学医学倫理, 15 ; 1-13, 1997

● 精神医学の動向および随想
  ドイツ語圏における精神病理学の最近の動向について.
    臨床精神病理, 28 ; 189-199, 2007
  マールブルクとブランケンブルク精神病理学 —— 私の留学体験記.
    福岡行動医学雑誌, 14 ; 23-31, 2007
  文献紹介 自明性の喪失 —— 分裂病の現象学 ——.
    こころの臨床アラカルト, 第22巻増刊号「精神科臨床のための必読100文献」, pp.117-118, 2003
  脳と心との関係について —— 精神医学の立場から.
    臨床精神医学講座 第21巻 脳と行動, pp.226-232, 中山書店, 1999
  パッションについて.
    聖隷浜松病院医学雑誌, 6 ; 1-4, 2006
  「好意」とは「敵意」なりしか.
    聖隷浜松病院医学雑誌, 8 ; 4-8, 2008

［著者略歴］

生田 孝（いくた たかし）
医学博士，理学博士
1949年　北海道小樽市生まれ
1972年　大阪大学理学部物理学科卒業
1977年　名古屋大学大学院理学研究科博士課程（理論物理学専攻）修了
1981年　大阪大学医学部医学科卒業
1981年　岸和田徳洲会病院にて外科系内科系臨床研修
1982年　名古屋市立大学医学部精神医学教室に入局
　　　　木村敏，清水將之両先生に師事
1991～92年
　　　　ドイツ・マールブルク大学医学部精神医学教室ブランケンブルク教授のもとに留学
　　　　（アレキサンダー・フォン・フンボルト財団給費研究員）
1993年　新城市民病院精神科医長
1995年～聖隷福祉事業団総合病院聖隷浜松病院精神科部長
2002年～名古屋市立大学医学部臨床教授
2010年～日本精神病理・精神療法学会評議員，同学会誌編集委員

● 専攻　　精神病理学，精神療法，リエゾン精神医学，青年期精神医学

● 主要著訳書　ロバート・E・ラーソンJr.編『孤独なこころを支える』（共訳）朱鷺書房（1983），清水將之編『青年期の精神科臨床』（共著）金剛出版（1989），清水將之編『不安の臨床』（共著）金剛出版（1994），『臨床精神医学講座第23巻 脳と行動』（共著）中山書店（1999），『青年期心性の臨床――精神病理学の視点から』金剛出版（2000），『講座 生命』Vol.6（共著）河合出版（2002），『新世紀の精神科治療第7巻 語りと聴取』（共著）中山書店（2003），松下・加藤・神庭編『精神医学対話』（共著）弘文堂（2008），『新版増補 生命倫理事典』（共著）太陽出版（2010），『現代精神医学事典』（共著）弘文堂（2011），『脳とこころのプライマリケア4 幻覚と妄想』（共著）シナジー（2011）他

語り・妄想・スキゾフレニア
精神病理学的観点から

2011年2月20日　印刷
2011年2月28日　発行

著　者　生田　孝
発行者　立石　正信

印刷　平河工業社
製本　誠製本

発行所　株式会社 金剛出版
　　　　〒112-0005 東京都文京区水道1-5-16
　　　　電話 03-3815-6661
振　替　00120-6-34848

ISBN 978-4-7724-1186-8 C3011　Printed in Japan©2011

青年期心性の臨床
生田　孝著

Ａ５判　276頁　定価4,725円

　本書は，臨床精神病理学の視点から，精神分裂病，思春期妄想症，境界例，不安，自殺，離人症，家族否認症候群等，思春期・青年期にみられる心の障害を論じたものである。

　著者は精神医学的に見た自由との関連，自我の成立を精神疾患の事例研究を通じて論ずる。その方法論は空疎な抽象論ではなく，治療技法のレベルで実践化されうる真に演繹的な手法を駆使したものである。青年期心性の変わる部分と変わらざる部分を論じ，新しい青年期像とその行動特徴を論理的考察によって明らかにする野心的な試みである。

新訂増補 子どもと大人の心の架け橋
心理療法の原則と過程
村瀬嘉代子著

四六判　300頁　定価2,940円

　子どもの心理的援助を構造的に理論から実践まで論じた重要論文「子どもの精神療法における治療的な展開」を含む，著者の臨床の原点ともいうべき著作であり，ごく初歩的な面接の基本が平易に書かれているように見える。しかし，実践を積んだ臨床家であるならば，ここに書かれている基本の「徹底」こそが，あらゆる臨床課題の最大の骨子であることに気づくだろう。
今回改訂にあたって，大正大学における「最終講義」を新たに収録した。村瀬嘉代子の臨床の真髄がここにある。

セラピストのための自殺予防ガイド
高橋祥友編著

Ａ５判　256頁　定価2,940円

　本書では，ライフサイクルに従い，学校，会社，地域といった社会のさまざまな場所で，学生，働き盛り，高齢者等さまざまな年齢層の自殺を予防するために，どのような取り組みがなされているかを詳述する。さらに，自殺の危険の高い患者の治療にあたる際の精神療法的アプローチについて，また自殺が起こってしまった際の遺族，そして援助者自身のケアについても丁寧に解説した。精神科医，看護師，臨床心理士，ソーシャルワーカー，教師等，現場で自殺の危機と向き合い，未然に防ぐべく奮闘している援助職に必読の書。

価格は消費税込み（5％）です

詳解 子どもと思春期の精神医学

中根　晃，牛島定信，村瀬嘉代子編
B5判　684頁　定価21,000円

　本書は，脳科学や遺伝学，疫学などの知見と，各領域で活動する第一線の臨床家らの実践経験を融合したハンドブックである。
　対象となる「子ども」とは，発達学的や心理・社会的，あるいは司法的な意味を加え，0〜20歳までとしており，精神科臨床における生物−心理−社会的視点を網羅した大全書となった。
●詳細な内容を紹介したパンフレットを用意いたしました。ご請求ください。

自傷とパーソナリティ障害

川谷大治著

A5判　224頁　定価3,570円

　自傷行為を行う患者の多くが境界性パーソナリティ障害と診断される。本書は，長年パーソナリティ障害，自傷患者の治療に取り組んできた著者の患者との格闘ともいえる臨床研究の記録である。自傷行為を理解する基盤として，精神分析的アプローチによる患者への解釈を解説し，さらに著者が臨床現場からフィードバックした実践的な治療技法を詳しく提示する。「自傷とパーソナリティ障害」に関わる人々に数多の臨床的知見を提供する手引き書となるであろう。

境界性パーソナリティ障害
〈日本版治療ガイドライン〉

牛島定信編

A5判　228頁　3,570円

　本書は，厚生労働省が設置した境界性パーソナリティ障害の日本版治療ガイドライン作成に関する研究班の6年間の成果を書き下ろしたものである。
　さらに本書では，ガイドラインを肉付けするかたちで，揺れ動くBPDの診断の変遷，長期予後，特有の対人パターンへの対処法，救急医療，外来・入院治療の現状，薬物療法，病名告知と心理教育などを，著者らの豊富な臨床経験および研究にもとづいて詳解している。

価格は消費税込み（5％）です

発達障害と少年非行
藤川洋子著

Ａ５判　232頁　定価3,360円

　本書は，少年による重大犯罪を家庭裁判所調査官として扱いながら，事件を多角的に見ることによって不可解さの要因を解明し，適切な処遇につなげたいとした著者渾身の論文集である。著者は，少年たちの置かれている状況，虐待やいじめ，そしてさまざまな生物的要因と犯罪・非行の関係をわかりやすく解説し，脳科学の著しい進展を視野に，処遇における医療関係者，教育者，家族をはじめとする地域の人々が連携しあうことの重要性に論及する。非行臨床・司法面接の第一人者による，実践に裏打ちされた臨床指導書であり，青少年の逸脱行動にかかわる臨床家必読の書。

統合失調症を持つ人への援助論
人とのつながりを取り戻すために

向谷地生良著

四六判　244頁　定価2,520円

　人が生きる，現実に暮らすとはどういうことか。精神障害を抱える当事者たちの活動拠点「べてるの家」の設立に関わった著者は，独創的な当事者研究，ＳＳＴを取り入れた専門家としての手法，など，クライエントの側からの心理援助で知られている。
　精神医療に必要なのは，当事者の力を前提とした援助である。著者は，真に当事者の利益につながる面接の仕方，支援の方法をわかりやすく解説し，精神障害者への援助の心得を詳述する。

精神療法の工夫と楽しみ
原田誠一著

Ａ５判　244頁　定価3,780円

「……まじめでありながらユーモアを忘れず，生き生きと折衷の活動を舞っている。読者は泉のごとき知恵を得，シャープな機知に揺さぶられるだけでなく，嬉々とした彼の活動から癒しの気をもらうことになろう。『工夫と楽しみ』題して妙なり」

——**神田橋條治**「序」より——

　精神療法入門者だけでなく，毎日の治療に新しいヒントが欲しい経験者にも役立つ，アイディア溢れる１冊である。

価格は消費税込み（5％）です

統合失調症の語りと傾聴
EBMからNBMへ
加藤　敏著

Ａ５判　250頁　定価3,780円

　本書は，生物学的アプローチや操作的診断体系が興隆してゆく精神医学の知の限界を明らかにし，これを補完するために，精神科臨床の基本として統合失調症治療にNBM（Narrative Based Medicine）の視点を導入することを試み，患者の語りに対する治療者の傾聴，また精神療法的接近の仕方を探るものである。
　前著『分裂病の構造力動論』に続く本書では，その理論に基づく精神科治療の実践がはじめて明らかにされる。

説得と治療：心理療法の共通要因
Ｊ・Ｄ・フランク，Ｊ・Ｂ・フランク著／杉原保史訳

Ａ５判　380頁　定価5,670円

　本書は，心理療法が共有する有効成分は何なのかという，心理療法における永遠のテーマを扱った名著の待望の邦訳である。心理療法のみならず，幅広い範囲の治療的・説得的活動であるシャーマニズム，聖地への巡礼，信仰復興運動，カルトによるマインド・コントロール，思想改造，プラシーボ投与なども検討される。本書においては，心理的プロセスと身体的プロセスの相互作用にも相当の注意が払われており，身体疾患に対する心理的な治療についても多くの紙数を割いて考察。その斬新な心理療法観はこの領域に重要な議論を刺激するものとなっている。

精神鑑定の乱用
井原　裕著

Ａ５判　200頁　定価3,360円

　「心神喪失者の行為はこれを罰せず，心神耗弱者の行為はその刑を減軽す」（刑法39条）。凶悪事件の場合，被害者感情としては犯人を許せないという気持ちは無視できないが，責任能力のないものを罰しないのは，刑法の基本といえる。このように刑法39条は「乱心者免責」の精神を基底に持っている。しかし，重大事件が起こるたびに犯罪者の責任能力は大きな争点となる。　本書は，重大事件の精神鑑定を手がけてきた著者による司法臨床現場からの緊急報告である。近年注目を集める広汎性発達障害患者の責任能力に論及。裁判員制度の時代における精神鑑定の問題点を明らかにした画期的論考。

価格は消費税込み（5％）です

患者の自殺
K・M・ワイナー著／高橋祥友訳　患者の自殺というセラピストにとっての個人的トラウマ，悲嘆を乗り越えるための必読書。すべてのセラピスト必読！　　2,940円

不登校
田嶌誠一編　不登校理解のための基礎理論から現場での取り組みまでをさまざまな立場の専門家が呈示した，実践的な一冊である。　　3,360円

初回面接
M・J・ピーブルズ著／神谷栄治監訳　面接の具体的な進め方など，心理療法の現場におけるさまざまな疑問に応えた，詳細な実践的テキスト。　　4,725円

うつ病治療ハンドブック
大野　裕編　うつ病・抑うつ症状についてのデータ，理解の仕方，多面的治療法，それらを補う「臨床的知見」や治療のこつが述べられる。　　4,830円

山上敏子の行動療法講義 with東大・下山研究室
山上敏子，下山晴彦著　行動療法の大家・山上敏子による，若手臨床家のための実践本位の東大講義！　　2,940円

精神療法面接の多面性
成田善弘著　治療関係と構造，面接の方針，臨床現場における多面的な課題を取り上げ，精神療法面接をいかに行うべきかをわかりやすく解説。　　2,940円

精神分析臨床家の流儀
松木邦裕著　個人心理療法の基本とも言うべき「精神分析」の学び方を解説し，その基本的技法を身につけるための実践的な方法論を説く。　　2,730円

児童精神科の入院治療
山崎　透著　入院治療によって，深刻化した子どもの身体症状や問題行動を改善させるためのさまざまな援助技術を解説。　　3,360円

関係からみた発達障碍
小林隆児著　自ら携わった23の事例を折りまぜ，実践から得た「関係発達臨床」について語る。著者の臨床経験の集大成ともいえる書。　　3,360円

SSTテクニカルマスター
舳松克代監修／小山徹平編集代表　SSTの基本訓練モデルをマスターし，ワークブック形式で，さらにそれを効果的に使うことを目指した１冊。　　2,940円

緩和ケアと時間
小森康永著　がんによる痛みや辛さをやわらげるための「緩和ケア」の正しい知識を多くの人に知ってもらうための格好の手引き。　　2,940円

精神分析的精神療法セミナー［障害編］
高橋哲郎著　［障害編］では，全14講にわたって，特定の障害により適した接近法を探り，現場で応用可能な知見を提供する。　　4,410円

学校における自傷予防
D・ジェイコブ他著／松本俊彦監訳　本人，保護者，教師が一体となって取り組むプログラムを，実施マニュアルとDVDを用いて解説する。　　2,940円

治療者のための女性のうつ病ガイドブック
上島国利監修／平島奈津子編著　女性特有の症状，経過，治療について詳述し，合併症や社会的な状況など全方位的な視点から捉えた臨床ガイド。　　5,040円

価格は消費税込み（5％）です